U0250695

疼痛护理管理

Pain Management Nursing

主编 王 蓓 彭 飞 张晓菊 李舒玲

上海科学技术出版社

图书在版编目（CIP）数据

疼痛护理管理 / 王蓓等主编. -- 上海 : 上海科学
技术出版社，2023.1
ISBN 978-7-5478-5805-9

Ⅰ．①疼… Ⅱ．①王… Ⅲ．①疼痛－护理学 Ⅳ.
①R473

中国版本图书馆CIP数据核字(2022)第144610号

疼痛护理管理

主编 王 蓓 彭 飞 张晓菊 李舒玲

上海世纪出版(集团)有限公司
上 海 科 学 技 术 出 版 社 出版、发行
(上海市闵行区号景路 159 弄 A 座 9F - 10F)
邮政编码 201101   www.sstp.cn
上海盛通时代印刷有限公司印刷
开本 787×1092   1/16   印张 14.5
字数 230 千字
2023 年 1 月第 1 版   2023 年 1 月第 1 次印刷
ISBN 978 - 7 - 5478 - 5805 - 9/R · 2567
定价：138.00 元

内 容 提 要

　　本书围绕疼痛护理进展、术后疼痛的护理管理、癌性疼痛的护理管理、临终关怀期疼痛的护理管理等当下疼痛护理管理重点关注的领域进行阐述,旨在让医护人员掌握疼痛护理的方法及管理的关键点。同时,通过具体的实践案例,呈现不同时期疼痛管理心得,从而规范医护人员对患者的疼痛管理,减轻患者的痛苦,促进患者的康复,调整患者的心理状态。

　　本书的读者对象为临床护理人员,尤其是疼痛科、肿瘤科、外科、老年科护理人员。

编者名单

主　编　王　蓓　彭　飞　张晓菊　李舒玲

副主编　冯欣伟　陈凤珍　王　燕　李　冬

编　者（按姓氏笔画排序）

马健健　王　芳　王　蓓　王　燕

文　凤　冯欣伟　任雪敬　牟秀丽

李　冬　李景怡　李舒玲　杨敏怡

汪　洋　张珊珊　张思路　张晓菊

陈凤珍　赵文娟　荆　瑶　彭　飞

前　言

　　疼痛不但使患者遭受痛苦,而且对心血管系统、呼吸系统、免疫功能、凝血功能、内分泌功能等均造成不良影响。疼痛刺激还可以使患者出现焦虑、恐惧、失眠等心理问题,严重影响其与他人的正常交往。疼痛给患者、医疗系统以及社会均造成不同程度的影响。

　　有效的疼痛管理对患者而言,可以提高其生活质量,减少其对疼痛的恐惧,减轻其痛苦,降低并发症的发生率,提高术后恢复效果,减少住院费用等;对整个医疗系统来说,既增加患者的依从性、缩短住院时间、提高患者及家属的满意度,又减轻医护人员的工作量,转变医护人员对疾病的治疗观念,提高医护人员的疼痛管理水平;对社会而言,可以避免药物滥用、减少毒麻类药物的成瘾性、减少因疼痛而导致的抑郁发生。

　　经过几十年的发展,目前疼痛护理学已经初步形成独立的理论、技术和学科管理体系,人才培养体系正在逐渐成熟。但国内疼痛护理学的总体规模相对较小,各地发展尚不均衡,学术规范还需增强,服务能力有待提升,疼痛科学研究仍应深入,人才培养机制亦要完善。这些正是当下中国疼痛护理学科进一步发展需要面对和完成的课题。

　　本书围绕疼痛护理管理的发展趋势以及面临的问题,系统地从疼痛的概述、术后疼痛的护理管理、癌性疼痛的护理管理、临终关怀期疼痛的护理管理四个部分进行阐述,并在第二、三、四章分别进行了案例分享,旨在通过对疼痛学知识的系统归纳,提高护理人员的疼痛管理水平,减轻疼痛护理工作量,提高患者及家属的满意度,提高患者的生命质量。

　　本书注重突出临床实用性,理论结合实际。由于编者能力有限,书中不足之处在所难免,恳请读者不吝指正。

主编

2022 年 3 月

目 录

第一章
概　论

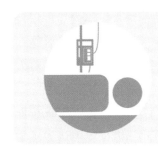

通过本章阅读,你会了解:

- 疼痛的概念
- 疼痛的分类与评估
- 疼痛的治疗
- 疼痛护理的组织管理

　　疼痛是最常见的临床症状之一,多数人深受疼痛的折磨,严重的疼痛不仅会影响或剥夺患者的劳动力,甚至会使患者丧失生活的勇气。在漫长的人类发展史中,疼痛是最早被重视和探索的医学问题之一。千百年来,人类在寻求缓解、解除疼痛的道路上不断探索,特别是近几十年来,随着医学模式的转变和科学技术的进步,疼痛备受医学界的重视,越来越多的学者开始重视疼痛给人类造成的痛苦,并不断研究出有效镇痛的方法,逐渐趋于专业化、精准化,疼痛医学应运而生。与此同时,疼痛护理学也逐渐成为一门独立的护理学分支。本书系统地介绍了疼痛的基础理论知识,疼痛的相关护理,总结了临床实践经验,具有实用性和可操作性。

第一节　疼痛概述

　　疼痛是组织损伤或潜在组织损伤所引起的不愉快感觉和情感体验,或是具有感觉、情绪、认知和社会层面的痛苦体验。疼痛是主观的,每个人在生命的早期就通过受损伤的经历学会了表达疼痛的相关词汇。疼痛包含两重意思:痛觉和痛反应。

一、疼痛研究的发展史与未来趋势

在医学史中,疼痛是一个古老而又从未过时的议题。人类对疼痛的认识经历了一个从初级向高级发展的过程,这一过程是非常艰难而漫长的,回顾疼痛研究所走过的道路可以更客观并全面地评价现在,明确今后的奋斗方向。

(一) 人类早期对疼痛的认识

远古时期的人比较容易理解创伤会引起疼痛,但他们对疾病所致的疼痛感到困惑不解。非创伤疼痛往往被认为是某种物质或邪恶的精神侵入机体内。古埃及和巴比伦人认为,疼痛是上帝在惩罚人类,疼痛魔鬼在黑夜里从鼻孔或耳朵等钻入人体,而人是通过血管和心脏感受疼痛。古印度人认识到疼痛是一种感觉,会对人的情感造成巨大影响。

古希腊学者对感觉的本质有着浓厚的兴趣,并提出了许多假说。毕达哥拉斯的弟子 Alemaeon 认为,感觉和思维的中枢在大脑而不在心脏;柏拉图则认为感觉是原子运动产生的,并通过静脉传递到灵魂;Polypus 则认为,体液成分缺失或过剩会导致疼痛。在众多的观点中,最有影响力的当属以亚里士多德为代表的疼痛理论,他认为,当生命热能过剩时,触觉敏感性增加而产生疼痛,疼痛起自人的肉体,通过血液传递到心灵,痛觉是一种很强烈的不愉快的精神感受,尽管此后有很多学者提出了与之相悖的观点并列举出客观的依据,但亚里士多德疼痛理论的统治地位仍持续了两千多年。

最初,人们在疼痛时祈求上帝,驱赶魔鬼或用最原始的方法如抚摸、按压、揉搓身体的某一部位以缓解疼痛,后来发明了古老的热敷技术,用热泥、热石等敷在疼痛的部位以达到减轻疼痛的目的,而后又相继出现了外敷天然草药、拔罐镇痛等方法。19 世纪以前,在西欧,人们就已开始用冰敷、放血或压迫肢体神经干使某一部位失去知觉以镇痛等止痛方法。

需要特别指出的是,我国传统医学曾对"疼痛"的研究和治疗做出了巨大的贡献。距今两千多年前的《内经·举痛论》中对疼痛的病因、病机、病性以及疼痛的特征、性质等进行了比较全面的论述,并详细记载了针灸镇痛的方法、原则、适应证和禁忌证等内容,一直沿用至今。而三国时期的神医华佗更是发明了"麻沸散"这一世界最早的全身麻醉药物,据《后汉书·华佗传》记载:"疾发于内,针药所不能及者,令先以酒服'麻沸散',即无知觉,因剖腹破背、抽割积聚;若在胃肠,则断截煎洗,除去疾秽,即而缝合……四、五日创愈。"

(二) 近代关于疼痛机制与治疗的探索

关于疼痛的科学研究始于 19 世纪上半叶,当时生理学已成为一门实验性科学。而真正推动疼痛科学研究的是 Weber 和 Muller 两位学者。1846 年 Weber 撰文指出,触觉与痛觉是两种完全不同的感觉,触觉是皮肤所特有的感觉,而痛觉是皮肤和其他器官共有的感觉。几乎同时,Muller 发表了"特异性神经能量"一文,其中指出,脑只能通过感觉神经接收外界和机体内部的各种刺激信息,每种感觉的产生都有能量特异性。

此后的 50 年中,在上述两位学者的理论基础上,逐渐形成了关于疼痛的两个重要学说,特异性学说和型式学说。特异性学说的主要观点是:疼痛不同于触觉和其他感觉,有自己独立的感受器和传入神经;型式学说则认为过度的外周刺激而导致的神经冲动模式,在中枢会解释为疼痛。

19 世纪末,关于疼痛的本质产生了 3 种完全不同的理论学说:特异性学说、型式学说和传统的亚里士多德的理论。支持前两种学说的主要为生理学家和少数心理学家,而支持传统理论的主要为哲学家和心理学家。1886—1895 年,3 种理论的支持者进行了非常激烈的争论。为了使各派的意见统一,1895 年心理学家 Strong 提出疼痛包括最初的感觉以及由这种感觉引起的心理反应,这一观点很快被众人接受。至 20 世纪上半叶,特异性学说和型式学说仍难分伯仲,而传统的理论则已销声匿迹了。

在上述的近一个世纪里,疼痛的治疗也逐步发展起来。如最早的局麻药是从安第斯山人经常咀嚼的古柯树中提出的可卡因。1884 年 Hall 首次将可卡因用做临床口腔手术的麻醉药;1885 年 Corning 将可卡因注入狗的蛛网膜下隙,从而发现了区域性镇痛。1905 年首次合成了普鲁卡因,此后陆续发现了各种局部麻醉药和全身性麻醉药并迅速推广,孕育诞生了麻醉技术和麻醉专业人员。

近年来,镇痛药物和镇痛方法研究的进展在疼痛诊疗领域中起到了促进作用。但总体来说,与卫生领域取得的其他成就相比仍滞后很多。长期处于徘徊状态的原因,一方面是关于疼痛特别是慢性疼痛的病因和病理方面的知识有限;另一方面是基础理论研究和临床治疗脱节。

(三) 现代疼痛医学的发展

1936 年美国麻醉学教授 EA Rovenstine 在纽约创办了专门治疗疼痛的诊疗机

构"Pain Clinic",起到了划时代的作用。从此,疼痛治疗走上了专业化的道路。1942年2月,神经精神学研究会对当时的疼痛基础理论与临床研究进行了系统的总结和讨论,堪称疼痛研究史上的里程碑。此后越来越多的学者关注疼痛的问题,并为此呕心沥血,在疼痛的发生机制、病理生理、临床诊疗以及疼痛治疗的组织机构等方面均取得了一系列进展和成果。

1. 对疼痛发生机制的进一步认识　1965年,Melzack和Wall提出了闸门控制学说,并于1983年进行了补充修改,该学说认为疼痛是闸门控制系统、作用系统和中枢控制系统相互作用的结果。闸门控制系统是指胶质细胞粗纤维传导时,兴奋胶质细胞使之释放抑制物质,闸门关闭传入中枢的信号减少,疼痛感知减少;细纤维传导时胶质细胞受到抑制,闸门开放传入中枢的信号增加,疼痛感知增加;作用系统包括两个平行的系统,即驱动情感系统和感觉辨别系统;中枢控制系统包括脊髓和脑。闸门控制系统和中枢控制系统障碍都可能导致疼痛。闸门控制学说比较充分地解释了特异学说和型式学说所不能解答的问题,有力地推动了各种疼痛治疗技术和方法的研究,特别是电刺激镇痛技术的研究,是疼痛研究史上的另一个重要里程碑。

2. 疼痛动物模型的研制　20世纪70年代以来,为了能更好地研究疼痛的相关问题,有关专家研究了多种疼痛的动物模型。Perl通过猫的伤害感受器活性模式研究发现,反复的炎症或其他刺激会使伤害感受器致敏并显著降低痛阈;Wall用大鼠动物模型研究神经瘤和周围神经损伤,为临床诊疗灼性神经痛、反射性交感神经营养不良、周围神经病以及慢性神经阻滞导致的中枢神经系统功能性改变提供了有价值的客观参考依据。

其他学者也进行了类似的研究,建立多种动物模型研究慢性神经阻滞对脊髓、脑干、丘脑和大脑皮质的影响。Black在猫的三叉神经核内找到了一慢性实验性癫痫病灶,刺激该病灶,动物会出现与人三叉神经痛相类似的临床表现。Kryzhanovsky向动物三叉神经核内注入破伤风毒素得到了同样结果,同时他还发现向脊髓后脚注射破伤风毒素可诱导出中枢性疼痛。Anderson和Westrum分别观察了三叉神经切断术、拔牙以及慢性牙髓损伤时,三叉神经核内的神经电生理变化和超微结构的改变。Dubner等建立了灵长类动物的疼痛研究模型。以上各种动物实验模式的建立,对疼痛的研究发展起到了巨大的促进作用。

3. 慢性疼痛神经生理和病理生理变化的研究　20世纪70年代癌症被列入医学科学领域的主攻项目之一。随着癌症病情的发展,50%以上患者会出现中度或剧烈疼痛。因慢性疼痛而暂时中断工作或永久丧失工作能力的人群逐年上升。慢性疼痛给国家和社会所带来的经济损失是难以估量的。由此可见,痛症不仅是医学问题,而且是不容忽视的社会问题。因此,慢性疼痛一直是从事疼痛基础研究学者和临床治疗专家所关注的热点之一。

Hallin 等运用经皮微电极技术研究灼性神经痛时人的伤害性传入神经和非伤害性传入神经的生理功能变化,这一无创检测技术在研究慢性疼痛综合征患者周围神经功能状况方面具有广阔的应用前景。Loeser 等研究截瘫痛患者的神经生理改变,发现脊髓截断后会出现突发性的神经活动异常。还有学者研究了局部麻醉下行开放性手术时,刺激慢性疼痛综合征患者神经系统中与疼痛有关部位所产生的效应。

这一时期关于慢性疼痛比较重要的研究还包括破坏神经系统中与伤害感觉有关结构中的某一环节对慢性疼痛综合征的治疗作用等。

4. 疼痛心理方面的研究 近年来,心理学家和精神病学家在疼痛患者心理方面的研究也有了较大进展。Sternbach、Merskey 以及 Spear 等很多学者的研究都从多角度证实了急性疼痛与慢性疼痛患者的心理上存在明显不同。很多临床试验都证实,人的经验、个性、情感、动机以及社会因素都会对患者的疼痛感觉产生影响。这也进一步解释了为什么同样的伤害性刺激对于不同的人或同一个人在不同环境、心理状态下会出现不同的疼痛体验和反应;为什么慢性疼痛患者会产生焦虑、抑郁、多疑及其他不良心理表现;以及为什么有人会出现心因性疼痛、精神性疼痛等问题。

5. 疼痛学术组织的建立与学术交流的发展 许多其他医学专业的学术组织也关注相关专科的疼痛研究,如美国口腔研究学会设立了口腔和颌面部疼痛的研究项目,癌症学会专门投资支持癌痛的研究,神经病学、交流障碍及中风研究会长期支持疼痛的神经生理研究学。20 世纪 60 年代以后,美国、日本等国先后成立了研究疼痛的专业学术组织。

但是,随着疼痛基础研究和临床治疗工作的发展,越来越多的学者认识到需要一个专门研究疼痛的跨国界的学术机制,以利于具备多学科知识基础的专家联合起来,共同研究协作,攻克顽固痛症。1973 年,国际疼痛研究学会(International Association for the Study of Pain,IASP)成立,其是世界上最大、最国际化和学科交叉最多的聚焦于疼痛研究和治疗领域的组织。会员已经超过 8 000 人,包括来自128 个国家的进行基础研究的科学工作者、临床医生、牙科医生、心理学家、护士、理疗师、药剂师以及在疼痛领域从事其他健康管理的同行。IASP 组织的年会每两年召开一次，来自世界各地疼痛学科的科学家、临床医生和医疗保健提供者汇聚一堂，共同探讨疼痛领域的最新研究和进展。IASP 促进了各国疼痛研究及临床工作的交流，各发达国家均成立了相应的专业机构。目前在美国及欧洲的一些国家和日本，疼痛诊疗被规定为医院的一项基本医疗服务内容，疼痛诊疗中心和疼痛科遍及各级医院，形成网络，有疼痛诊疗医生考试和管理制度，负责疼痛医生的注册、年检、考试和监督。IASP 出版了《疼痛诊疗中的必备条件》，并不断更新。自 2004 年开始，IASP 确立每年 10 月 11 日为"世界镇痛日"，并于每年制定不同的疼痛管理年主题。

我国规范化的疼痛治疗工作起步较晚，20 世纪 80 年代初，我国一些大专院校和基层医疗单位纷纷开设了疼痛治疗门诊和病房。1988 年 9 月在河北承德召开了首届全国疼痛治疗专题学术会议，并成立了中华医学会麻醉学会疼痛治疗专业组。1989 年 9 月在北京召开了第 1 届东西方疼痛会议，会议期间成立了跨学科的中华疼痛研究会(Chinese Association for the Study of Pain，CASP)。1990 年在澳大利亚阿得莱市举行的第 6 届国际疼痛大会上，中华疼痛研究会入选为国际疼痛学会的下属分会(China Chapter)，这标志着我国疼痛治疗工作已进入了国际专业研究行列。近年来，我国疼痛的研究与治疗工作飞速发展，有关疼痛治疗的专著不断问世，并相继创办了《中国疼痛医学杂志》《中国麻醉与镇痛》和《疼痛》等杂志。纵观我国近年来有关疼痛研究文献，不难发现我国学者不仅十分注重运用现代生物、医学的先进手段研究疼痛问题，而且充分发挥祖国医学的优势，在疼痛基础研究和临床诊治方面都取得了显著成绩。

近几年，随着医学模式和护理模式的转变，我国临床护理专业的同行们对患者的疼痛问题也给予了越来越多的关注。例如：疼痛的评估与护理、癌性疼痛与创伤性疼痛的管理、疼痛的教育、舒适度、生活质量等。

(四) 疼痛研究与诊疗的发展趋势

1. 普及疼痛知识 2006 年北京大学的韩济生教授获得了 IASP 疼痛专科医生的教育项目，同年上海长海医院赵继军教授也获得了 IASP 护士的疼痛教育项目，2009 年赵继军教授再次获得了 IASP 的疼痛专科护士培训的教育项目，这足以说明国际上对我国的疼痛管理现状的关注。虽然疼痛的研究与诊疗都已有了显著进步，但是，临床上疼痛控制不足仍是一个普遍现象。综合国内外的临床经验，影响疼痛充分治疗的障碍可来自多方面：患者不愿如实报告疼痛,担心分散医师治疗原发病的注意力；担心被认为不是"好"患者；担心镇痛药成瘾、耐药和不良反应等；而医护人员中也普遍存在对疼痛给患者所造成的机体的损害和心理的痛苦认识不足；疼痛评估不主动不及时、疼痛治疗知识和技能缺乏等问题。因此,有学者指出,在医疗护理等相关院校大专、本科和研究生教程中应涵盖足够的关于疼痛管理的内容,以便于临床工作者能有效评价和处理疼痛。临床医护工作者应向患者及家属进行健康教育,使其了解疼痛对身心的损害,绝大多数疼痛可以被控制,疼痛管理需要患者、医生和护士等的共同协作。

2. 走多学科相结合的道路 2008 年 IASP 第 12 届年会的主题是"全世界携手为缓解患者的疼痛而共同努力(Working Together for Pain Relief Throughout the Word)"。很多国家,尤其是亚洲国家的疼痛门诊隶属于麻醉科,目前我国的疼痛治疗模式亦多是如此,应该说是这一模式比较符合我国现阶段的国情。但放眼未来,我们必须看到,"疼痛"是一个跨学科的生理或病理现象,疼痛科接待的患者可以为各种年龄、性别,甚至可以来自各个科室,而且患者还常常带有不良的"情绪"色彩,甚至有心理障碍。2007 年 7 月,卫生部签发了"卫生部关于在《医疗机构诊疗科目名录》中增加疼痛科诊疗项目的通知"文件(卫医发〔2007〕227 号),确定在《医疗机构诊疗科目名录》(卫生发〔1994〕第 27 号文附件 1)中增加一级诊疗科目"疼痛科"。根据这一文件,应在二级以上医院开展"疼痛科"诊疗服务。目前我国有些医院进行了积极响应,有些疼痛科包括麻醉、康复、中医、骨科等专科医师和疼痛护理专业特色的护士。中国抗癌协会癌症康复与姑息治疗专业委员会和中国关怀协会均为缓解患者的疼痛,提升患者的生命质量做着卓有成效的努力。在欧美,20 世纪 70 年代就有学者提出了关于慢性疼痛诊断治疗多学科队伍(multidisciplinary team)的概念,上海长海医院也成立了急性疼痛服务团队(acute pain service,APS)和慢性疼痛服务团队(chronic pain service,CPS),在治疗、护理中发挥综合优势,拓宽了诊疗范围,提升了疼痛管理质量。

3. 促进基础研究与临床实践的结合 与医学的许多其他问题一样,疼痛的基础研究与临床实践是密不可分的,基础研究的课题来自临床实践,而基础研究的成果又促进临床诊疗水平的提高和发展。基础与临床严重脱节是疼痛医学长期以来发展缓慢的重要障碍之一。因此,在今后的研究中必须进一步加强各方学者之间的学术交流,通过专著、期刊和召开学术会议等方式加强学术传播,为有关人员提供更快、更新的学术信息,促进疼痛医学的发展和整体水平的提高。2021 全国疼痛科建设发展高峰论坛邀请了国内专业领域的著名专家对疼痛诊疗质量控制、疼痛学科宣传等焦点问题进行精彩演讲和热烈互动。专家们从更高维度、更广视角带来疼痛医学和学科建设的头脑风暴,最大程度上推动疼痛学科的发展,助力疼痛基础研究和临床应用的交叉融合,带动疼痛领域产学研用的立体化发展,让更多的疼痛发展理念、管理制度、科研成果和临床技术能够惠及广大慢性疼痛患者,让他们得到科学、先进、规范、及时的诊断、治疗、预防和管理。

4. 促进疼痛管理工作的正规化发展　随着各种类型的疼痛诊疗机构的相继建立,疼痛管理理念、知识和技能在医护人员中的普及,亟待在疼痛治疗的体制建设、疼痛的治疗原则、镇痛药物配方、医疗、护理和药剂等各专业的职能等方面形成比较统一的标准和规范化的程序,这些问题已引起有关专家和管理层的重视并正在着手解决,其中成效比较显著的是世界卫生组织推行的癌症患者的 3 阶梯镇痛方案,国家卫生部 2006 年对医生和护士长进行的麻醉药品规范化的培训,国际医疗卫生机构认证联合委员会(Joint Commission International,JCI)制定了医疗服务标准中对疼痛的规范化管理标准。加强疼痛诊疗工作的科学管理,促进疼痛诊疗工作走向正规化、规范化是疼痛医学取得成功的关键环节之一。

二、护士在疼痛管理中的地位和作用

疼痛管理专业需要多学科相结合,护士作为这一专业中必不可少的成员之一,负责全面照顾患者,配合医师工作,协调各方面的关系。可以说,良好的护理是保证有效镇痛的重要环节。近年来很多学者指出,要想更好地控制各种急慢性疼痛,在研究各种新的先进镇痛技术的同时,还必须探索更合理的服务机制,这促进了疼痛服务模式的探索与完善。欧美国家的疼痛研究发生了 2 次转变:一是从疼痛控制转变为疼痛管理;二是疼痛管理专业的组成人员以麻醉医师为主体的模式转向以护士为主体的模式(nurse-based,anestheisologist-superised model),护士在疼痛管理中独特的关键作用正日益显现出来。

(一) 护士是患者疼痛状态的主要评估者

疼痛评估是进行有效疼痛控制的第一步和关键环节。护士与其他医务人员最大的区别在于,护士与患者在一起的时间最多,她们 24 小时守护在患者身边,施以全身心的照顾,最先了解患者各种不适症状。护士通过语言沟通或观察患者的面色、体态以及各项生命体征等客观表现,判断疼痛是否存在以及疼痛的部位、性质、程度并制定相应的护理措施。对于正在接受疼痛治疗的患者,护士还有责任观察镇痛效果、有无不良反应,根据实际情况决定是否应报告医师。目前,在一些发达国家的医院内,分布在重症监护病房(intensive care unit,ICU)、恢复室以及其他临床科室的患者,对其镇痛的评价首先依赖于护士的观察评估和记录。

(二) 护士是镇痛措施的具体落实者

由于大部分镇痛措施都是由护士完成的,因此护士的知识基础、观察能力和技术水平都直接影响疼痛控制的效果。护士除了要执行有关医嘱、按时给予镇痛药物外,有时还要根据具体情况决定是否给予镇痛药或何时给予镇痛药,如备用医嘱的执行。此外护士还可以在自己的职权范围内运用一些非药物的方法为患者减轻痛苦,减少其对镇痛药的需求,常用的方法有冷敷、按摩、改变体位、活动肢体、呼吸调整、分散注意力、改善环境、改善情绪等。

(三) 护士是其他专业人员的协作者

护士作为患者整体身心健康的照护者,必须与各方面医务人员密切合作,为患者提供最合适的服务。护理管理人员从避免和减少因医护人员操作所引起的疼痛、减少患者痛苦的角度出发,制定协调的工作程序,如为男患者留置导尿由麻醉前改至麻醉后;为多发创伤的患者换药、复位固定、创面引流等医疗操作和翻身、整理床单位等护理操作,安排在镇痛药物发挥作用后再有序进行。护士应参与疼痛治疗方案的制定,提出建议以确保其合理性和个体化,疼痛专业护士除了协助医师完成各种常规护理外,还要配合医生完成一些特殊镇痛操作,如神经阻滞。护士对患者的疼痛评估记录可为医生诊断治疗提供重要的参考。

(四) 护士是疼痛患者及家属的教育者和指导者

美国《癌症疼痛治疗临床实践指南》中指出:"在医务人员的治疗计划中,应包括对患者和家属进行疼痛及其治疗方面的教育。"护士向负责患者及家属进行疼痛相关知识的宣教,教育他们如何应用疼痛评估工具、如何表达疼痛,让那些不愿意报告疼痛、害怕成瘾、担心出现难以治疗的不良反应的患者解除疑虑和担忧,保证疼痛治疗的有效性,同时指导患者进行疼痛的自我管理,如对自控疼痛(patient-controlled analgesia,PCA)的患者,护士必须向患者及家属讲授有关疼痛评估、给药时机、仪器操作方法、药物镇痛作用的特点、不良反应评价等方面的内容。

(五) 护士是疼痛患者权益的维护者

2002 年第 10 届国际疼痛大会上提出"消除疼痛是患者的基本权利"。护士作为患者最亲密接触者,要向患者和家属介绍临床常用的镇痛方法,根据患者的病情、年龄、经济状况、环境等个体化因素,协助患者进行利弊分析,选择适合的镇痛措施。护士应承担疼痛管理质量的保证和促进职责,在镇痛效果保证和镇痛措施使用的安全等方面,及时动态地进行监测,使患者的疼痛管理达到满意的状态。

基于护士在疼痛诊疗工作中上述几方面的作用,决定了护士在这一领域的重要地位,疼痛科室的护士必须具备比较扎实的疼痛理论基础和临床实践技能,进行疼痛科护士的教育培训是提高护理人员认知的有效方式。护士经过疼痛护理的专项培训,疼痛护理的认知水平和技能得到明显提高,患者对疼痛护理的满意度也有较大幅度提高。有效地疼痛管理可以减少患者住院时间,改善其功能状况,提高患者的生活质量,减少住院花费。因此,加强疼痛专科护士的教育与培训尤为重要。但即使是其他科室护士,也应具备与本科疾病有关的疼痛知识,才能更好地履行职责,在临床实践中更好的贯彻整体护理思想,提高护理质量。

第二节 疼痛的分类与评估

一、疼痛的分类

疼痛涉及范围广,可发生于身体的各个部位,病因错综复杂。疼痛的分类尚无统一的标准。

(一) 按疼痛的机制与持续时间进行分类

1. 按病理生理学机制分类 主要分为伤害感受性疼痛及神经病理性疼痛。

(1) 伤害感受性疼痛是由于有害刺激作用于躯体或脏器组织,使该结构受损而导致的疼痛。伤害感受性疼痛与实际发生的组织损伤或潜在的损伤相关,是机体对损伤所表现出的生理性痛觉神经信息传导与应答的过程。伤害感受性疼痛包括躯体痛和内脏痛。躯体性疼痛常表现为钝痛、锐痛或者压迫性疼痛。内脏痛通常表现为定位不够准确的弥漫性疼痛和绞痛。

(2) 神经病理性疼痛是由于外周神经或中枢神经受损,痛觉传递神经纤维或疼痛中枢产生异常神经冲动所致。神经病理性疼痛常表现为刺痛、烧灼样痛、放电样痛、枪击样疼痛、麻木痛、麻刺痛。幻觉痛、中枢性坠胀痛常合并自发性疼痛、触诱发痛、痛觉过敏和痛觉超敏。治疗后的慢性疼痛也属于神经病理性疼痛。

2. **按发病持续时间分类** 分为急性疼痛和慢性疼痛。

（1）与急性疼痛相比较，慢性疼痛持续时间长，病因不明确，疼痛程度与组织损伤程度可呈分离现象，可伴有痛觉过敏异常疼痛、常规止痛治疗疗效不佳等特点。

（2）慢性疼痛与急性疼痛发病机制既有共性也有差异，慢性疼痛的发生，除伤害感受性疼痛的基本传导调制过程外，还可表现出不同于急性疼痛的神经病理性疼痛机制，如伤害感受器过度兴奋、受损神经异位电活动、痛觉传导中枢机制敏感性过度增强、离子通道和受体表达异常、中枢神经系统重构等。

（二）按疼痛的性质进行分类

1. **钝痛** 酸痛、胀痛、闷痛。
2. **锐痛** 刺痛、切割痛、灼痛、绞痛、撕裂样痛、爆裂样痛、钻顶样痛。
3. **其他描述** 跳痛、压榨样痛、牵拉样痛等。

（三）按疼痛的部位进行分类

广义疼痛可分为躯体痛、内脏痛和心因痛3大类，其中按躯体解剖定位又可分为：头痛、颌面痛、颈项痛、肩背痛、胸痛、上肢痛、腹痛、腰骶痛、盆痛、髂髋痛、下肢痛。

（四）按疼痛的系统进行分类

神经系统疼痛、心血管系统疼痛、血液系统疼痛、呼吸系统疼痛、消化系统疼痛、内分泌系统的疼痛、泌尿系统的疼痛、运动系统的疼痛、免疫系统的疼痛和心理性疼痛。

二、疼痛的评估

疼痛是主观的感受。2002年第10届国际疼痛大会上，提出疼痛是继体温、呼吸、脉搏、血压之后的第5大生命体征。临床镇痛的根本目的是消除患者的疼痛，解除患者的痛苦，提升患者的生存质量，促进患者的身心康复。有效地镇痛必须建立在明确诊断的基础之上，而疼痛评估是有效镇痛的第一步，也是重要的步骤之一。因疼痛不像其他 4 项生命体征一样,有客观的评估依据,这要求医务人员对从病史采集、体格检查及辅助检查等方面收集的全部临床资料进行分析,对疼痛的来源、程度、性质等要素做出一个综合的判断。强调医护人员和患者家属要鼓励患者说出疼痛,要认真询问、耐心观察和了解患者的疼痛状况,为疼痛控制提供依据。

(一) 疼痛的程度评估

WHO 推荐的"0~10"疼痛量表(图 1-1),是目前国内临床上较常使用的并且比较简单准确地测量主观疼痛的方法。这一量表容易被患者理解,可以口述也可以记录。

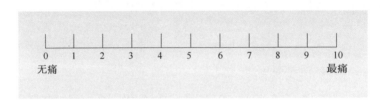

图 1-1 0~10 疼痛量表

1. 0~10 数字疼痛量表(numerical rating scale,NRS) 此方法从 0~10 共 11 个点,表示从无痛到最痛。此表便于医务人员掌握,容易被患者理解,可以口述,可以视觉模拟,也可以记录。但此量表分度难以掌握,个体随意性较大,尤其是在疼痛管理专业背景不强的环境中运用,有时会出现困难。

2. 0~5 级描述疼痛量表(verbal rating scale,VRS) 见下。

0 级——无疼痛。

1 级——轻度疼痛:可忍受,能正常生活睡眠。

2 级——中度疼痛:适当干扰睡眠,需要镇痛药。

3 级——重度疼痛:干扰睡眠,需要麻醉镇痛药。

4 级——剧烈疼痛:干扰睡眠较重,伴有其他症状。

5 级——无法忍受:严重干扰睡眠,伴有其他症状或被动体位。

此方法是加拿大 McGill 疼痛量表的一部分,客观存在的每个分级都有对疼痛程度的描述,也容易被医务人员和患者接受。

3. Prince-Henry 评分法 此方法主要用于胸腹部大手术后的患者、气管切开插管不能讲话者,术前训练患者用手势表达疼痛的程度,按 0~4 分分为 5 级,评分方法如下。

0 分——咳嗽时无疼痛。

1 分——咳嗽时才有疼痛发生。

2 分——深度呼吸时才有疼痛发生,安静时无疼痛。

3 分——静息状态下即有疼痛,但较轻,可以忍受。

4 分——静息状态下即有剧烈疼痛,难以忍受。

此方法简便可靠,易于临床应用。

4. 疼痛的面部表情量表(图 1-2) 不同程度疼痛的面部表情不同。面容 0:表示完全无疼痛;面容 1:极轻微疼痛;面容 2:疼痛稍明显;面容 3:疼痛显著;面容 4:重度疼痛;面容 5:最剧烈疼痛。

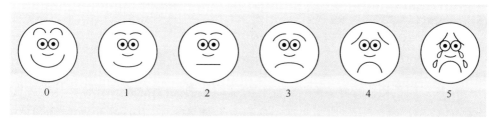

图 1-2 **疼痛的面部表情量表**

5. 五指法 此方法分类形式与 Prince-Henry 评分法相似。评估时向患者展示五指,小指表示无痛,环指为轻度痛,中指为中度痛,示指为重度痛,拇指为剧痛,让患者进行选择。

6. 长海痛尺 赵继军教授借鉴 Jensen 1986 年所做的痛尺选择的研究方法,将 NRS 的 0、2、4、6、8、10 的疼痛评分对应 VRS 的 0、1、2、3、4、5 的疼痛描述进行配对使用,研制了长海痛尺(图 1-3)。该痛尺得到了国内外专家的认可,在临床得到广泛应用。

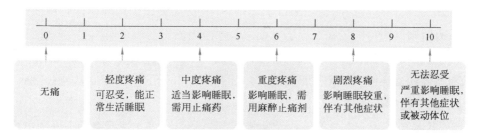

图 1-3 **长海痛尺**

(二) 疼痛的部位评估

多数疼痛性疾病,疼痛的部位就是病变的所在部位。详细了解、反复询问疼痛部位对疼痛的诊断非常重要,除分清头面、颈项、胸、腹、背、腰骶、臀髋、下肢等躯体部位外,还要问准疼痛发生所在的具体部位,如头面部疼痛,要问准是哪一侧,哪一部位,是额区、顶区后枕区还是眼部、唇部、下颌部等。有时患者同时有几处疼痛或者某一范围内痛,或除病变范围以外的部位存在疼痛,则应看其范围是否与神经支配有关系。深部组织疾病如深部软组织损伤、骨性疾病等,其疼痛部位及范围往往也不确切。

可以给患者提供人体正反面线条图,请患者在感到疼痛的部位画上阴影,并在最痛的部位画"x"。

(三) 疼痛的综合评估

1. 性别和年龄 有许多疼痛病症有明确的性别、年龄之差。如肋软骨炎多发生在 20 岁左右的青年女性;丛集性头痛初发多是 20～30 岁的青年男性。同时腰背痛,在老年,多见于退变性疾病、转移癌;在中年,多见于劳损、椎间盘突出症、肌筋膜综合征;在青少年,多见于外伤、畸形、结核、强直性脊柱炎。

2. 职业 在没有明显损伤时,颈、腰区的疼痛可以是由于不正确的用力、不适合的体位或长时间保持一种姿势引起,如粉刷天花板、搬运物品、长时间伏案工作等。因此,应仔细询问职业、工种、劳动时的体位姿势、用力方式、工作环境的温度、湿度等。患者常常对这些不完全了解,经仔细询问才能发现。

3. 疼痛的诱发因素与起病情况 许多疼痛性疾病有明显的诱发因素,如功能性疼痛在潮、湿、凉的环境中易发病;神经血管性疼痛在神经紧张时易发病;偏头痛易在月经前发作。许多疼痛的出现或加重也有明显的诱因,如咳嗽、大便、憋气时出现肢体放射性疼痛的病变多来自椎管;韧带损伤及炎症在某种体位时疼痛明显加重,有时则有明显的压痛点或诱发点。

应注意发病开始的时间,最初疼痛的情况,如有无外伤、外伤时的体位和部位等,对判断起病原因及部位有重要意义。如睡眠后开始的颈区疼痛常为颈区肌肉痉挛,或落枕、颈椎病等。

4. 疼痛的性质 疼痛是一种主观感觉,对疼痛性质的表述受多种因素的影响,包括患者的文化素质、疼痛经历。因此,患者常对疼痛表述不清,或找不到恰当的词语来形容,但是疼痛的性质对诊断具有重要的意义,如软组织内血肿、脓肿、外伤后水肿为局部肿胀或跳痛;酸痛多为肌肉组织的功能性疼痛;神经根或神经干受压常引起放射痛;晚期肿瘤疼痛多呈部位固定、持续性且逐渐加重;风湿痛多为游走性;神经痛为阵发性剧痛;血管痉挛或肌痉挛性疼痛常有明显的间歇期,有时呈波浪形即时轻时重,并与诱发因素有关等。

5. 疼痛伴随症状　了解疼痛的伴随症状在疼痛疾病的诊断与鉴别诊断中是非常重要的。各种疼痛性疾病都通常有各自的伴随症状,掌握这些规律可使诊断局限到某种疾病或某个疾病。如关节疾病伴有肿胀、晨僵者多为类风湿性关节炎;疼痛伴有发热者考虑感染性疾病、风湿热等;丛集性头痛的特征为头痛伴有痛侧流泪、睑结膜充血、鼻塞流涕。

疼痛的伴随症状比较复杂,几乎每个剧烈疼痛病例均伴有烦躁不安、心率增速、呼吸加快、瞳孔缩小等交感神经兴奋的症状。常见的伴随症状还有:头痛时伴有头晕、恶心、呕吐、视物模糊、眼前闪金星、耳鸣、鼻塞等;颈痛伴手麻、腿软、眩晕、心慌等;腰痛伴泌尿系统、生殖系统或消化系统症状等。

6. 精神状态及有关心理社会因素　在了解患者的病史时,应观察患者的精神状态和心理反应,这会有助于发现那些需要特殊精神心理支持的患者,以便做出相应的支持治疗,这是全面评估患者疼痛的一个重要部分。

绝大多数癌痛患者都存在不同程度的恐慌、愤怒、抑郁、焦虑和孤独等心理障碍。如果不能发现这些心理障碍,并努力加以解除,即使给患者足量的镇痛药,其痛苦仍得不到满意地解除。

7. 其他　既往史、家族史、婚姻史、感染史、肿瘤史及手术史、应用激素史、疼痛的诊断及治疗过程、效果等都应当引起重视。

(四) 镇痛效果的评估

镇痛效果的评估是有效缓解疼痛的重要步骤,也是护理程序的步骤之一,它包括对疼痛程度、性质和范围的重新评估,包括对治疗效果和治疗引起的不良反应的评价,为下一步疼痛管理提供可靠的依据。镇痛效果评估的主要依据为患者的主诉,但在临床实践中,患者的情况有时会对疼痛评估产生障碍,如不报告疼痛、表达有困难等。有时还应评价患者的客观指征,如呼吸、神志、躯体变化等,作为疼痛评估的辅助。可将评估结果,所用药物、剂量、途径、时间、效果及药物产生的不良反应等进行记录。

1. 疼痛评估量表的选择　最简单易行的方法有通过疼痛量表做动态评估,如"0~10 评分""0~5 评分""长海痛尺"等方法。

2. 镇痛效果评估量表的选择

(1) 百分比量表:见图 1 - 4。

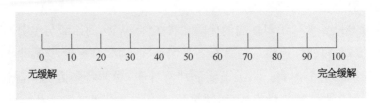

图 1 - 4　百分比量表

(2) 4 级法。完全缓解(complete relief,CR):疼痛完全消失;部分缓解(partial relief,PR):疼痛明显减轻,睡眠基本不受干扰,能正常生活;轻度缓解(mild relief,MR):疼痛有些减轻,但仍感到有明显疼痛,睡眠生活仍受干扰;无效(not relief,NR):疼痛没有减轻。

(五) 疼痛评估的记录

首次疼痛评估主要包括:疼痛强度与性质的评估;详细病史;社会心理评估。体格检查强调神经系统的检查和适当的诊断检查以确定疼痛的原因。采用简单易行的疼痛评估工具和记录表格来准确评估记录疼痛的强度、疼痛缓解的程度及其他与疼痛有关的指标。临床评估和记录疼痛的常规可概括为:

(1) 定时询问疼痛情况并给予系统地评估。

(2) 相信患者及其家属报告的疼痛和什么方法能使疼痛缓解。

(3) 推荐和选择适于患者及其家属的疼痛处理方案。

(4) 以及时、合理、协作的方式实施疼痛管理方案。

(5) 教会患者及其家属让他们主动报告疼痛情况,最大限度地参与镇痛方法的选择。

(6) 因疼痛已被正式定义为第 5 生命体征,故近年来已将疼痛评估结果记录于生命体征记录单上。

有些疾病的疼痛评估和记录需要有一定的连续性,如慢性癌痛、风湿性疼痛等。有些疾病的疼痛需短期地评估和记录,如术后、创伤后、产后疼痛等。

第三节　疼痛的治疗

一、药物镇痛

药物治疗是疼痛治疗最基本、最常用的方法。在药物治疗疼痛时，选择的药物种类很多，主要分 3 种：① 阿片类镇痛药，如吗啡、哌替啶、芬太尼、阿芬太尼、美沙酮（美散痛）、喷他佐辛（镇痛新）、羟氢可待酮等；② 非阿片类镇痛药，如水杨酸类药物、苯胺类药物，非甾体抗炎药（non-steroidal anti-inflammatory drugs，NSAIDs）等；③ 其他辅助类药物如激素、解痉药、维生素类药物、局部麻醉药和抗抑郁类药物等。临床上在选择药物时，首先要明确诊断，以免因镇痛而掩盖病情，造成误诊，如急腹症；其次，要明确疼痛的病因、性质、部位以及对镇痛药的反应，选择有效的镇痛药或者联合用药，以达到满意的治疗效果；另外在治疗的同时，还应密切观察用药后的情况并评估其药效，使用药量更加个体化。对药物的不良反应，要积极处理，以免患者因不适而拒绝用药。

（一）镇痛药物

一般来说，镇痛的定义为：疼痛的缓解，不伴有意识丧失。镇痛药物常分为麻醉性和非麻醉性两大类，或阿片类和非阿片类两大类。本文采用后一种分类方法。两者的主要区别在于阿片类镇痛药可产生耐受性和身体依赖性，镇痛效果比非阿片类镇痛药更好，在剂量足够的情况下可以缓解各种情况的疼痛，而非阿片类镇痛药仅局限于缓解轻度到中度的疼痛（如头痛、肌肉和关节疼痛等）。

1. 阿片类镇痛药　阿片类镇痛药又称为麻醉性镇痛药，它能提高患者的痛阈从而减轻或消除疼痛，一般不产生意识障碍，除非大剂量可产生睡眠或麻醉。常见的阿片类镇痛药有以下几种。

（1）吗啡（morphine）：吗啡来自阿片，是植物未成熟果荚汁液的干燥物，其基本的化学结构为Ⅰ、Ⅱ、Ⅲ、环氢化菲核，环Ⅰ的 3 位和环Ⅲ的 6 位上分别有一个羟基，发挥着重要的药理作用。

［药动学］　吗啡口服后易从胃肠道吸收，部分经肝脏代谢进入体循环，在肝细胞内与葡萄糖醛酸结合而失去药理作用，故口服生物利用度较低。皮下注射 30 分钟后 60％被吸收，其中约 1/3 与血浆蛋白结合。血浆中游离的吗啡迅速分布全身

组织,吗啡亲脂性很低,只有少量透过血-脑屏障、发挥药理作用。吗啡肌内注射吸收良好,15～30分钟即起效,45～90分钟产生最大效应,持续作用近4小时,而静脉注射约20分钟即产生最大效应。其血浆半衰期为2～4小时,代谢产物及少量吗啡(其中约1%以原型排出)24小时内大部分从尿中排出。7%～10%从胆汁、粪便排出。清除率为14.7～18 ml/(kg·min),老年人清除率减少1/2,所以用量要减少。

[药理作用]

1) 中枢神经系统作用:吗啡镇痛作用特别强,皮下注射5～10 mg,即明显减轻或消除疼痛,可持续4～5小时。其作用是由于吗啡作用于中枢神经系统的不同部位所致,如脊髓、延髓、丘脑、中脑等。另外,对蓝斑和第四脑室底部所产生的抑制作用可消除恐怖、惊吓和焦虑等状态,产生良好的镇静作用;对延髓的极后区催吐化学感受区有兴奋作用而产生恶心、呕吐。

2) 呼吸系统作用:吗啡对呼吸有抑制作用,其作用主要是使延髓的呼吸中枢对二氧化碳的反应性降低,另外,还抑制脑桥呼吸调整中枢,并且还降低颈动脉体和主动脉体化学感受器对缺氧的反应性。吗啡对呼吸的抑制呈剂量依赖性,其临床表现为呼吸频率减慢,使每分钟通气量减少,潮气量则可以增加、减少或无变化。

由于吗啡具有释放组胺作用,可引起气管、支气管收缩,诱发哮喘。同时,吗啡对延髓的咳嗽中枢也有作用,故有较强的中枢性镇咳作用。

3) 心血管系统作用:治疗剂量的吗啡对血容量正常者无明显心血管系统的影响,而对容量不足的患者,由于吗啡对周围血管有明显的扩张作用和释放组胺的作用,可加重低血压,进而造成低血容量性休克。

4) 消化系统作用:吗啡兴奋迷走神经并对平滑肌产生直接作用,从而增加胃肠道平滑肌和括约肌的张力,使消化道蠕动减慢,食糜停留于小肠内时间延长,在大肠水分被大量吸收,粪便失去水分,产生便秘;对胆道平滑肌可使其张力增加,奥狄括约肌收缩,导致胆道内压力增加。

5) 泌尿系统作用:吗啡可作用于下丘脑-垂体系统而使抗利尿激素的分泌增加,因而肾小球滤过率减少,肾小管重吸收增加,尿量减少。它还增加输尿管平滑肌张力和收缩幅度而导致输尿管痉挛;膀胱括约肌收缩而导致尿潴留。

6) 其他作用:吗啡可引起组胺释放而致皮肤血管扩张。吗啡兴奋交感神经中枢,促使肾上腺素释放,引起肝糖原分解增加,血糖升高。由于体温中枢受抑制,加上外周血管扩张,体温丧失增加,体温可下降。

　　[临床应用]　吗啡主要用于治疗中度到重度各种急、慢性疼痛，以及癌性疼痛、麻醉前给药、术后镇痛，以及血压正常的心肌梗死和绞痛等。其特点是对内脏痛及深部软组织痛效果较好，对持续性钝痛的效力大于间歇性锐痛。

　　成年人常用剂量为 8～10 mg。皮下注射或肌内注射。对休克患者及老年体弱者剂量宜酌减。

　　[不良反应]　① 皮肤瘙痒、恶心、呕吐。② 便秘、尿潴留。③ 呼吸抑制、血压下降。④ 胆道痉挛。⑤ 成瘾。

　　[禁忌证]　① 分娩镇痛及待产和哺乳期妇女。② 支气管哮喘及肺心病患者、上呼吸道梗阻患者。③ 血容量不足有休克表现患者。④ 肝功能障碍患者。⑤ 伴颅内高压的脑外伤及颅内占位患者。⑥ 1 岁以内婴儿。

　　(2) 可待因(codeine)：又称甲基吗啡，属弱效阿片类药物，是阿片所含的另一种生物碱，约占阿片的 0.5%，通过用甲基取代吗啡结构上的酚羟基而自裁制成。一般不易产生依赖，但长期服用也会产生依赖性和耐受性，但比吗啡要轻。

　　[药动学]　口服后容易吸收，在肝中代谢主要是脱甲基，一部分脱甲基后形成去甲可待因，约 10% 转化为吗啡，其余部分在肝内结合排出体外。给予治疗量的可待因，可在尿中发现游离型和结合型的吗啡。

　　[药理作用]

　　1) 镇痛：作用强度为吗啡的 1/6，持续时间与吗啡相似，在镇痛效应达到一定程度后，再增加剂量，效应也不增加，其镇静作用不明显。

　　2) 镇咳：可待因具有较强的中枢性镇咳作用。

　　[临床应用]

　　1) 主要用于中等程度的疼痛。

　　2) 较剧烈的咳嗽。

　　[不良反应]　与吗啡相比，可待因抑制呼吸、呕吐、欣快感及依赖性较弱。剂量较大时，可发生兴奋、烦躁不安等。

　　(3) 哌替啶(pethidine, meperidine)：临床上常称度冷丁(dolantin)，其化学名为 1-甲基-4-苯基哌啶-4-羧酸乙酯。

　　[药动学]　口服胃肠道吸收生物利用度仅为肌内注射的 50%，1～2 小时血浓度即达峰值，若皮下或肌内注射则吸收更快，20%～40% 的药物与血浆蛋白结合，其余迅速分布至全身各部位。主要在肝内代谢，代谢产物为哌替啶酸及去甲哌替啶，再以结合型或游离型从尿中排出，半衰期为 3.7～4.4 小时。

［药理作用］ 与吗啡相似。镇痛强度约为吗啡的 1/10,其作用时间为吗啡的 1/2~3/4。镇静作用较吗啡稍弱,也可产生轻度欣快感。反复使用也容易产生依赖性。对呼吸有明显的抑制作用,其程度与剂量相关。哌替啶有奎尼丁样作用,降低心肌应激性。其他作用,如引起呕吐、抑制胃肠蠕动、增加胆道内压力等,与吗啡相似,但较弱。

［临床应用］ 与吗啡基本相同。最初实施神经安定镇痛时,与氟哌啶醇合用,组成所谓的 I 型神经安定镇痛(neuroleptanalgesia,NLA),现已少用。另外哌替啶与异丙嗪、氯丙嗪合用,称为冬眠合剂,可用于深低温麻醉或难治性晚期癌痛患者。

［不良反应］ 有时类似阿托品中毒,表现为口干、心动过速、兴奋、瞳孔扩大,进而出现谵妄、幻觉、失去定向力。少数患者发生恶心、呕吐、头晕、头痛、荨麻疹等,尿潴留少见。不良反应明显低于吗啡。

［禁忌证］ 与吗啡相同。

(4) 芬太尼(fentanyl):是人工合成的苯基哌啶类药物,于 1960 年合成。化学名为 1 -苯乙基- 4 -(N -丙酰苯胺)哌啶。

［药动学］ 芬太尼脂溶性很高,故易于通过血-脑屏障而进入脑,也易于从脑重新分布到体内其他组织,尤其是脂肪和肌肉组织。芬太尼可以口服,经皮肤、黏膜吸收,静脉注射其药代学变化为开放式二室模式,血药浓度立刻达峰值,半衰期很短约 20 分钟,但 20~90 分钟又出现第 2 个较低峰。肌内注射约 15 分钟起效,持续 60~120 分钟。反复注射可产生蓄积作用。芬太尼主要在肝内经广泛生物转化,去甲基、羟基化和酰胺基水解,形成多种无药理活性的代谢物,随尿和胆汁排出,不到 8% 以原型从尿中排出。

［药理作用］

1) 中枢神经系统:芬太尼是纯阿片受体激动药,镇痛效果强,是吗啡 80~100 倍,但持续时间短,仅为 30 分钟。

2) 呼吸系统:一般均能引起呼吸抑制,肌肉僵硬,主要表现为呼吸频率减慢,注射后 5~10 分钟最明显,持续约 10 分钟。

3) 心血管系统:芬太尼对心肌收缩力无抑制作用,不影响血压,但可引起心动过缓。

［临床应用］ 主要用于临床麻醉,作为复合全麻的组成成分。芬太尼与氟哌利多合用,组成所谓的 II 型 NLA。还用于术后镇痛。

［不良反应］ 可引起恶心、呕吐、心动过缓及呼吸抑制。特别是快速静脉注射

时可引起胸壁和腹壁肌肉僵硬而影响通气。可产生依赖性,但较吗啡和哌替啶轻。

1) 舒芬太尼(sufentanil)是苯基哌啶衍生物,1974 年合成。舒芬太尼的亲脂性约为芬太尼的 2 倍,与血浆蛋白结合率较芬太尼高,虽其半衰期较短,但与阿片受体亲和力较强,故镇痛效价更大,作用持续时间也更长。也在肝内经广泛生物转化,形成 N-去羟基和 O-去甲基的代谢物,然后随尿液和胆汁排出。去甲舒芬太尼的药理活性约为舒芬太尼的 10%。不到 1% 以原型从尿中排出。

舒芬太尼的镇痛效价为芬太尼的 5~10 倍,作用时间约为其 2 倍。对呼吸也有抑制作用,主要表现为呼吸频率减慢,对心血管影响很轻,主要引起心率慢,与芬太尼一样,反复注射可在 3~4 小时后出现迟发性呼吸抑制。

2) 阿芬太尼(alfentanil)也是苯基哌啶衍生物,1976 年合成。其脂溶性较芬太尼低,与血浆蛋白的结合率较高,消除半衰期最短,故其作用时间也最短。阿芬太尼在肝内迅速转化为无药理活性的代谢物,不到 1% 以原型从尿中排出。其效能比芬太尼弱 10 倍,起效快,1 分钟能达峰值,消除半衰期为 1.2~1.5 小时,镇痛时间维持约 10 分钟,不良反应同芬太尼,只是表现程度上有所差异。

(5) 盐酸羟考酮控释片:有效药物成分羟考酮(oxycodone),又称为 14-羟基二氢可待因酮、羟可酮、氧可酮。化学式为 5-环氧基-14-羟基-3-甲基吗啡烷-6-酮盐酸盐,是从生物碱蒂巴因提取合成的半合成阿片类药。

[药动学] 口服用药吸收较充分,吸收几乎不受食物种类及胃肠道 pH 的影响和干扰。口服生物利用度 60%~87%。主要的代谢物有去甲羟考酮、羟氢吗啡酮和 3-葡萄糖醛酸苷,因量极低,无实际临床意义。清除半衰期较短,口服用药后清除半衰期约 4.5 小时。代谢物主要经肾脏排泄。

羟考酮与吗啡的实际转换剂量比例为 1∶1.5~2.3,吸收达峰值时间明显早于吗啡控释片,吸收率稳定性也优于吗啡控释片。

[药理作用] 主要作用于 μ 受体,中枢神经系统是其主要作用部位,其次是平滑肌。

[临床应用] 适用于中度和重度的慢性疼痛患者,包括癌性疼痛和非癌性疼痛。是纯阿片受体激动药,无极量封顶效应。

[不良反应] 不良反应>5%,为便秘、恶心、呕吐、头痛、口干、出汗、虚弱和嗜睡等,随着用药时间的延长,剂量增加不良反应就逐渐减轻。

(6) 喷他佐辛(镇痛新)(pentazocine,talwin):是苯丙吗啡烷类的合成物,对阿片类药物兼有激动和拮抗两种作用。

[药动学] 作用机制类似其他阿片类药物。口服及胃肠外均可投药。通常多

用于口服,但生物利用率很低,与蛋白结合率为35%～65%,易透过胎盘及血-脑屏障。皮下或肌内注射镇痛强度略有增强。血浆半衰期为2～3小时,在肝脏内代谢成葡萄糖醛化物随尿排出。

[药理作用] 镇痛效能主要激动κ受体所致,与纯阿片受体激动药合用可发生拮抗作用,镇痛强度为吗啡的1/4～1/3。

[临床应用] 可用于中度和重度的慢性疼痛患者,包括癌性疼痛和非癌性疼痛。

[不良反应] 有呼吸抑制、嗜睡、抑制咳嗽反射、恶心、呕吐、幻觉等。长期使用后突然停药可引起严重戒断综合征。大剂量时可致心动过速、血压升高及胃肠道和胆道压力上升。激动δ受体可产生焦虑、烦躁不安等反应。引起的呼吸抑制和中毒宜用纳洛酮拮抗。

(7) 硫酸吗啡控释片(morphine sulfate controlled-release tablets):为强效中枢性镇痛药,作用时间可持续12小时。本药对呼吸有抑制作用,可引起恶心、呕吐、便秘及排尿困难,长期应用可产生耐受性、身体依赖性和成瘾性。主要用于晚期癌症患者第3阶梯镇痛。常有恶心、呕吐、便秘、眩晕、排尿困难、直立性低血压。耐受性和依赖性也可能发生。

2. 非阿片类镇痛药 非阿片类镇痛药,包括水杨酸类、丙酸类、乙酸类、灭酸类、昔康类和吡唑酮类,其中主要是非甾体抗炎药、中枢性镇痛药和其他类型的镇痛药等。为了提高非阿片类药物的疗效,可增加剂量,但超过极限,不能产生额外镇痛作用。本节重点介绍常见的代表性药物及新药。

(1) 阿司匹林(aspirin):又名乙酰水杨酸,为白色结晶或粉末状,难溶于水,易溶于乙醇、乙醚和氯仿。

[药动学] 口服后小部分在胃,大部分在小肠迅速吸收,0.5～2小时血药浓度达高峰,吸收率受药物分解和溶解率、胃内pH和食物以及胃排空的影响。吸收后,迅速被胃肠道黏膜、血浆、红细胞及肝中的酯酶水解成水杨酸。因此,阿司匹林血浆浓度低,血浆半衰期约15分钟。

水解后生成的水杨酸以盐的形式迅速分布到全身组织,也能进入关节腔及脑脊液,并可通过胎盘。水杨酸盐主要经肝药酶代谢,大部分(70%)代谢与甘氨酸结合,小部分(20%)与葡萄糖醛酸结合后,自尿排出。

[药理作用]

1) 解热作用:水杨酸药物能使发热患者的体温降低,而对体温正常者无影响。

其机制是通过抑制中枢前列腺素(prostaglandin,PG)合成而发挥解热作用的。

2）镇痛作用：镇痛的原理是抑制环氧合酶和脂氧合酶，从而使花生四烯酸生成减少而影响前列腺素的合成，所以不可能有中枢镇痛作用。

3）抗炎作用：研究发现 PG 是参与炎症反应的重要活性物质，水杨酸类药可抑制炎症反应时 PG 的合成，从而缓解炎症。

4）抗血小板聚集作用：阿司匹林对血小板聚集有特异性抑制作用，从而引起凝血障碍，延长出血时间。

［临床应用］

1）解热镇痛：有中等程度的镇痛作用，常与其他解热镇痛药配方治疗各种疼痛，如头痛、牙痛、神经痛、肌肉或关节痛以及痛经等。

2）抗风湿：目前仍是首选药，其作用较强，可使急性风湿热患者用药后 24～48 小时退热，关节炎症消退，减轻及延缓关节损伤的发展。

3）术后疼痛的预防：各种手术前 30 分钟、60 分钟、90 分钟肌内注射或口服可改善术后镇痛的效果。

4）术后镇痛：主要用于各类手术后轻度或中度疼痛的治疗。镇痛药物联合使用的目的是对手术后镇痛达到相加的作用。

5）冠心病的预防：目前临床常用小剂量肠溶阿司匹林口服预防冠心病的发作。

［不良反应］

1）胃肠道反应：最为常见。小剂量引起上腹区不适、恶心，大剂量引起胃溃疡及不易察觉的胃出血。

2）呼吸系统：引起明显通气频率和深度的增加，出现呼吸性碱中毒。

3）中枢神经系统：可出现头痛、耳鸣、恶心和呕吐，甚至出现可逆性失明、幻觉、抽搐。

4）心血管系统：毒性剂量引起循环和血管运动中枢抑制。

5）出血倾向：抑制合成前列腺环素内过氧化物酶的环氧酶。

特别是并存有肝肾功能异常、凝血障碍、贫血、胃肠道有溃疡者应避免使用；对于支气管哮喘、Reye 综合征者应禁用。

(2) 对乙酰氨基酚(acetaminophen,paracetamol)：又名扑热息痛、醋氨酚，是苯胺衍生物。

［药动学］　口服对乙酰氨基酚可使血药浓度在 0.5～1 小时达高峰；在肝内代

谢,60%对乙酰氨基酚与葡萄糖糖醛酸结合,35%与硫酸结合失效后经肾脏排泄,有极少部分对乙酰氨基酚可进一步代谢为对肝脏有毒性的羟化物。

［药理作用］ 对乙酰氨基酚抑制中枢 PG 合成酶的作用强度与阿司匹林相似;但在外周,对此酶的抑制远比阿司匹林弱。

［临床作用］ 解热镇痛作用缓和、持久,强度类似阿司匹林;它的抗炎作用弱,特别是无抗血小板功能。

［不良反应］ 患慢性酒精中毒和肝病的患者使用常规剂量能够发生严重肝中毒,包括黄疸。过量也可产生高铁血红蛋白血症,溶血性贫血。

(3) 保泰松(phenylbutazone):属吡唑酮类。

［药理作用］ 较强的抗炎、抗风湿作用,但解热镇痛作用较弱。

［临床应用］ 主要用于风湿性和类风湿关节炎、强直性脊柱炎。

［不良反应］ 不良反应发生率高,占 10%～45%。

1) 胃肠反应:最常见。

2) 造血系统:抑制骨髓造成白细胞和血小板减少。

3) 水钠潴留。

4) 其他:皮疹、皮炎等。

(4) 吲哚美辛(indomethacin,indocin):又名消炎痛,属吲哚衍生物,为类白色或黄色结晶性粉末。不溶于水,微溶于苯和乙醇,略溶于乙醚和氯仿,可溶于碱性溶液,易溶于丙酮。

［药动学］ 口服迅速吸收完全,生物利用度高为 98%,1～4 小时后血药浓度达峰值。与蛋白结合率为 90%,广泛分布于组织液中,仅小量进入脑脊液,约 50%经肝去甲基代谢,部分与葡萄糖醛酸结合或经脱酰化。半衰期为 2 小时,50%48 小时内从尿液中排出,部分从胆汁和粪中排出,有肝肠循环。

［药理作用］ 吲哚美辛是最强有力 PG 合成酶抑制药之一,有显著抗炎及解热作用,对炎性疼痛也有明显镇痛效果,它也是白细胞移动的抑制药。但不良反应多,一般不常规用于镇痛或解热,故仅用于其他药物不能耐受或疗效不显著的病例。

［临床应用］

1) 镇痛:吲哚美辛有良好镇痛作用,50 mg 吲哚美辛的镇痛效果相当于 600 mg 的阿司匹林。

2) 抗炎解热:可用于急性痛风性关节炎、骨关节炎以及强直性脊柱炎,解热效果好,可用于治疗顽固性和恶性肿瘤发热。

［不良反应］ 不良反应较多,发生率高达35％～50％。主要是消化道反应较多,如食欲缺乏、上腹区不适、恶心、腹泻、胃溃疡、胃穿孔。另外,中枢神经系统症状也多见,如头痛、头晕、幻觉、精神错乱等。同时对肝、造血系统也有损害。

(5)布洛芬:又称异丁苯丙酸(ibuprofen),是苯丙酸的衍生物。呈白色结晶粉末,不溶于水,易溶于乙醇、乙醚、氯仿、丙酮及碱性溶液。

［药动学］ 该药口服吸收迅速,生物利用度为80％,1～2小时血药浓度达峰值。与血浆白蛋白结合率可达99％,半衰期为2小时。主要经肝代谢,代谢物主要经肾排出。

［药理作用］ 布洛芬是有效的PG合成酶抑制药,具有抗炎、解热及镇痛作用,且作用比阿司匹林、保泰松、对乙酰氨基酚(扑热息痛)强。

［临床应用］ 主要用于治疗风湿性和类风湿关节炎,也可用于软组织损伤,对炎性疼痛比创伤性疼痛效果好。对于轻、中度疼痛,通常成年人的剂量每4～6小时200 mg或400 mg,每日不超过3 200 mg。主要特点是胃肠反应很少,患者耐受良好。

［不良反应］ 偶有消化道不适、皮疹、变态反应等,严重者也可以引起消化道溃疡、出血和穿孔。

(6)酮咯酸(ketorolac):酮咯酸是一种新的、不成瘾、非甾体抗炎药,有显著镇痛、消炎作用;是一种新的α替代基芳香乙酸。

［药动学］ 肌内注射后酮咯酸的代谢方式为线性二室模型。吸收迅速完全,口服后吸收亦完全,生物利用度为80％～100％。临床上肌内注射酮咯酸后10分钟即产生镇痛效应,75～150分钟达镇痛高峰,维持6～8小时;口服后30～60分钟起效1.5～4小时达镇痛高峰,维持6～8小时。

不易透过血-脑屏障,能透过胎盘屏障。主要与葡萄糖醛酸结合,其次为对位羟化,另外还有少量极性代谢。消除半衰期平均为4～6小时,代谢物主要经尿排泄,2天内排出91％;少量经胆汁入粪便排出,3天内排出6％。肾损害者酮咯酸的消除减少。对有明显肾损害患者,应用酮咯酸时应监测并调整剂量。

［药理作用］ 药理作用与其他非甾体抗炎药相似,其作用机制尚不完全清楚。

1)镇痛作用:酮咯酸通过抑制外周或中枢PG合成而产生镇痛作用,因而不直接改变痛阈,也不能制止外源性PG或已合成PG所引起的疼痛。它对阿片受体无作用。镇痛效应比其他NSAIDs强,分别为阿司匹林、保泰松、萘普生和吲哚美辛的 180～350 倍、180～350 倍、25～50 倍和 3～6 倍。

2）抗炎解热作用：抗炎作用部分来自抑制炎症组织合成和释放 PG，作用机制目前尚未明了。抗炎作用是保泰松的 36 倍，吲哚美辛的 2 倍，萘普生的 2 倍，比阿司匹林强 100～200 倍。

3）胃肠作用：酮咯酸可致胃黏膜损伤而诱发溃疡和出血。

4）血液系统作用：由胶原和花生四烯酸所致的血小板聚集作用可被酮咯酸抑制，因而出血时间延长，但不影响血小板计数、凝血酶原时间或部分凝血酶原激酶时间。

5）其他作用：连续应用酮咯酸不产生戒断症状，也不引起呼吸抑制，不影响心、脑和血流动力，也不影响精神运动功能。

［临床应用］

1）中度至严重痛症的短期治疗。

2）术后疼痛。

3）急性肌肉骨骼的疼痛。

4）产后痛。

5）其他疼痛情况：如癌痛、坐骨神经痛、纤维肌痛、非关节慢性软组织痛综合征、骨关节病，以及作为肾绞痛和胆绞痛的辅药。

［不良反应］ 与其他非甾体抗炎药相似。主要表现在神经系统和胃肠道。

（7）吡罗昔康（piroxicam）：又名炎痛喜康，为微黄绿色结晶粉末，不溶于水，而溶于氯仿、丙酮、乙醚、吡啶或碱性溶液中。

［药动学］ 口服易吸收，血浆半衰期可长达 45 小时，由于有肝肠循环，1 次服药后可出现多次血药峰值，并不会在血中聚积，作用迅速而持久。

［药理作用］ 本品抑制 PG 合成，并通过抑制白细胞凝集及钙的移动而发挥抗炎作用。作用迅速而持久，为一长效非甾体类抗风湿药，具有抗炎镇痛作用，长期服用耐受性较好。

［临床应用］

1）主要治疗风湿性、类风湿关节炎。

2）对骨关节炎、粘连性脊柱炎、急性痛风也有效。

3）腰肌劳损、肩周炎等。

［不良反应］ 少数患者出现消化道和中枢神经系统症状，如胃部不适、腹泻、便秘、头晕等，但停药后即可消失。长期服用注意复查血象和肝、肾功能。

(8) 曲马多(tramadol)：是人工合成的中枢性镇痛药,兼有弱阿片和非阿片两种性质。阿片性质类似 μ、δ 和 κ 阿片样受体的激动作用。非阿片性质则是抑制去甲肾上腺素能和 5-羟色胺能神经递质的释放和突触前重摄取而参与调节伤害性传入的下行性抑制通路的激活。曲马多的化学名为 1-(间甲氧基苯基)-2-(二甲氨基甲基)-1-环己醇盐酸盐。易溶于水。

[药动学]　口服吸收良好,生物利用度为 64%±16%,显著高于吗啡、哌替啶等阿片类药物。与血浆蛋白结合率很低,约为 4%。口服后 20～30 分钟起效,2 小时达血药浓度高峰,作用持续 4～8 小时。在肝脏代谢,所有其他代谢产物均丧失药理活性。原型药物和代谢产物主要从肾脏排出体外。80% 以上的代谢产物在 72 小时内由尿排出。其分布半衰期为(0.78±0.68)小时,消除半衰期为(6.0±0.8)小时。

[药理作用]

1) 镇痛作用：曲马多的主要代谢产物,单-氧-去甲马多(mono-O-desmethyl tramadol)具有镇痛作用,与阿片受体有较高的亲和力,胃肠外曲马多与哌替啶有等效镇痛作用,为吗啡效力的 1/10,对中枢的 κ、μ、δ 受体均有亲和力,这种镇痛作用可为纳洛酮所对抗,其镇痛效价小于吗啡。长期应用也不成瘾。

曲马多的镇痛效果与其他镇痛药相比,其次序由弱至强为：可待因、氨酚待因、喷他佐辛(镇痛新)、美沙酮、曲马多、丁丙诺啡、哌替啶、吗啡、芬太尼、双氢埃托啡。用于硬膜外镇痛时,其镇痛效果与哌替啶相似,但远不如吗啡和芬太尼。

2) 镇咳与催吐作用：对咳嗽中枢也有抑制作用,抑制咳嗽反射,产生镇咳效应,镇咳作用相当于可待因。曲马朵可兴奋延髓催吐化学感受区,引起恶心、呕吐对中枢神系统有轻度抑制作用。

3) 循环系统：单纯静脉注射,心率、平均动脉压、心率收缩压乘积、体循环血管阻力指数呈一过性轻度增加,10～15 分钟恢复。硬膜外腔注入,无一过性心血管兴奋作用,可有心率、心脏指数及心率收缩压乘积轻度降低。

4) 胃肠道、胆道及其他：对胃肠运动、泌尿道及电解质排泄无影响。

[临床应用]　适用于中、重度急慢性疼痛。

[不良反应]　可引起恶心、呕吐、口干、头晕及镇静嗜睡等作用。当用量显著超过规定剂量时可能有呼吸抑制。不宜与单胺氧化酶抑制药合用。与等效镇痛量的阿片类药物相比,曲马朵的呼吸抑制作用和便秘要少得多。

(9) 环氧合酶-2 抑制药(COX-2 inhibitor)：环氧合酶(cyclooxygenase, COX)是前列腺素生物合成所必需酶之一。其主要作用机制在于催化花生四烯酸形成前列腺素 H2(PGH2)和前列腺素 G2(PGG2)，后两者经组织特异性酶的作用合成具有广泛生理活性的前列腺素族(PG12、PGE2、PGF2)和血栓素 A2(thromboxane, TXA2)。常用的 NSAID 的作用机制就是通过抑制 COX 活性，阻断 PG 的合成，达到解热、消炎镇痛的功效，但同时伴随胃肠道溃疡、出血、血小板功能障碍和肾功能损害等不良反应。

[药动学] 吸收速度很快，到达峰浓度的时间为 3 小时，代谢和消除半衰期为 11.2 小时。

[药理作用] 1991 年，研究发现 COX 可分为两种形式，即环氧合酶-1(COX-1)与环氧合酶-2(COX-2)。而 COX-2 在生理状态下仅在脑、肾皮质等个别器官中存在，存在外源性刺激时，COX-2 则大量增加，COX-2 合成的 PG 主司机体的炎症反应和疼痛。

目前所用的选择性 COX-2 抑制药在有效剂量范围内均高选择性地作用于 COX-2，而对于 COX-1 基本无作用。

[临床应用] 主要用于治疗类风湿关节炎、骨关节炎和急性疼痛。

[不良反应] 大量的试验证明使用 3~6 个月内，胃溃疡的发生率与安慰剂组无差别，但显著低于萘普生和双氯芬酸钠组。

3. 局部麻醉药 局部麻醉药(简称局麻药)是一种能暂时、完全和可逆地阻断神经传导功能的药物。在临床麻醉和疼痛治疗时应用极为广泛，自首次应用局麻药至今已百余年历史，种类已达 10 余种之多，但仍在研制一种起效快、毒性低、时效长，适合多种途径给药的安全可逆的局麻药。按其分类，目前主要有 2 种分类方法：① 按化学结构分类分为酯类局麻药和酰胺类局麻药。前者如普鲁卡因，后者如利多卡因。② 按作用时效的长短分为短效局麻药如普鲁卡因和氯普鲁卡因；中效局麻药如利多卡因、甲哌卡因和丙胺卡因；长效局麻药如布比卡因、丁卡因和依替卡因和罗哌卡因。

[药动学]

(1) 吸收：局麻药的吸收入血受注射部位、剂量、局部组织血液灌注情况及药物组织结合和是否加用血管收缩药的影响。

1) 剂量：血内局麻药浓度与剂量直接相关，在相同容量前提下，浓度越高，吸收越快，毒性也就越大。

2) 注射部位：局麻药注射部位不同其吸收速度也不同，如各种神经阻滞的吸收速度，肋间神经阻滞＞骶管阻滞＞硬膜外阻滞＞臂丛神经阻滞＞坐骨神经、股神经阻滞。特别注意的是局麻药的吸收快慢与该部位的血液灌流充足与否直接相关。为降低局麻药的吸收速度，延长作用时间，减少不良反应，临床上常加用1：20万的肾上腺素。但对有心血管疾病或甲状腺功能亢进者不用，对指（趾）或阴茎部位行局部阻滞时应禁用。

3) 组织血浆蛋白：神经膜含有丰富的脂质和蛋白质，局麻药脂溶性越大，越易与注射部位的组织结合。吸收入血的局麻药将与血浆蛋白（主要是脂球蛋白）相结合而暂时失去药理活性，所以低蛋白血症患者易发生局麻药中毒。

4) 理化因素：局麻药的吸收也受其 pH 和注射局部 pH 的影响。一般酸性溶液中，局麻药复合盐只能离解出较少的碱基，而影响药效，如局部有感染者，因该部位有较多的乳酸和其他酸性物质使 pH 下降，导致局麻药的效能降低。

（2）分布：注射局麻药后经毛细血管吸收分布至各器官。一般先是血流丰富的器官，如心、脑、肝和肾，然后是血流较差的肌肉、脂肪和皮肤。

［临床应用］ 常用局麻药：普鲁卡因、丁卡因、利多卡因、甲哌卡因、布比卡因、罗哌卡因。

［不良反应］ 局麻药的不良反应分为局部和全身性 2 种类型。

（1）接触性不良反应

1) 组织毒性：临床上罕见，主要是指局麻药引起肌毒性。

2) 神经毒性：一般在神经或神经束内直接注射局麻药，因其物理因素（压力）的作用，可导致神经功能或结构上的改变。

3) 细胞毒性：表现为红细胞溶解。常用浓度一般不会影响红细胞的完整性。

（2）全身性不良反应

1) 高敏反应：对局麻药的耐受性个体差异很大。若应用小剂量局麻药或用量低于正常用量或极量时，患者就发生毒性反应的征兆，则考虑为高敏反应。

2) 变态反应：非常罕见，占局麻药不良反应的 2%，但后果严重，临床上可出现荨麻疹、呼吸道黏膜水肿、支气管痉挛、呼吸困难、低血压甚至威胁生命。

（3）中枢神经系统毒性反应：当血中局麻药浓度骤升时，可出现一系列毒性症状，如头痛、头晕、舌唇麻木、耳鸣、倦睡、视物模糊、注视困难、言语不清、精神失常、肌肉震颤和抽搐。

［毒性反应的预防和治疗］

（1）预防：由于局麻药的不良反应重者可危及生命，因此，预防非常重要。

1）选择合适的局麻药并严格控制用量。

2）局麻药中加用肾上腺素。

3）注射时常规回抽，以防将局麻药直接注入血管内。

4）边注射边观察，有无毒性反应的先兆。

5）注药前可应用非抑制量的巴比妥类药物，以预防毒性反应的发生。

（2）治疗：一旦发生抽搐，应采取如下措施。

1）保护患者防止意外损伤。

2）吸氧。

3）维持血压稳定，患者宜平卧位头稍低，及时补液，按需给予升压药。

4）静脉注射地西泮 2.5～5 mg 或硫喷妥钠 50～100 mg，必要时注射肌松药，控制肌肉阵挛性收缩，同时行人工通气控制呼吸。

4. 神经破坏药 神经破坏药对周围神经有破坏作用，毁损其结构，使神经细胞脱水、变性，导致神经组织的传导功能中断，从而达到较长时间的痛觉消失。

常用的主要是苯酚和乙醇，此外，单纯甘油、冷盐水、高张盐水与亚甲蓝亦有暂时性镇痛作用。

［临床应用］

1）癌痛。

2）顽固性或复发性剧烈疼痛用各种方法难以制止者，如三叉神经痛等。

3）某些需多次重复进行神经阻滞的疾病。

［注意事项］

1）精确定位，并严格限制其用量。

2）注药前先注少量局麻药能减轻药物本身所致的疼痛。

3）双侧疼痛或需双侧阻滞治疗的疼痛宜分侧进行，间隔 3～5 天。

4）蛛网膜下隙注射神经破坏药必须在万能手术台上操作，以精确调整患者体位，避免损伤前根和运动神经纤维。

5. 糖皮质激素 糖皮质激素是由肾上腺皮质束状带分泌，化学结构属于类固醇的化合物，为环戊烷多氢菲的衍生物。其生成与分泌均受垂体前叶促肾上腺皮质激素（adreno-cortico-tropic-hormone，ACTH）正性调节。

［药理作用］

1) 抗炎作用：对各种致炎因素引起的炎症反应均有明显的抑制作用，能减轻炎症早期的渗出、水肿，毛细血管舒张，白细胞浸润及吞噬反应，从而改善红、肿、热、痛等症状。

2) 免疫抑制作用：可影响免疫反应的多个环节，间接地抑制抗体的产生，还能抑制补体参加免疫反应。

3) 抗毒素作用：对内源毒素或外源毒素没有直接的对抗或破坏作用，但可提高人体对有害刺激的应激能力。

4) 抗休克作用：解除小动脉痉挛，增强心肌收缩力，改善微循环。

5) 代谢的影响：影响水盐代谢，但作用较弱。能使肝、肌糖原增高，血糖升高，促进肝外组织蛋白的分解，促进脂肪组织中脂肪的分解。

6) 其他作用：能提高中枢神经系统的兴奋性，可出现欣快、激动、失眠等，偶可诱发精神失常。

［临床应用］

1) 癌痛治疗：对晚期癌痛患者应用糖皮质激素，可通过抑制前列腺素的合成与释放产生和加强镇痛作用，并可改善患者的全身状况及增进食欲、振奋精神。由于其抗炎作用，有助于消除肿瘤周围炎症，缓解肿瘤引起的软组织肿胀的疼痛，并减轻脊髓受压及颅内压升高引起的骨痛和头痛，以及因肿瘤侵及支气管丛、肋间神经或腰骶丛所致的疼痛。

2) 慢性炎症性疼痛的治疗：具有显著的抗炎作用，而常用于慢性炎症性疼痛的治疗。

［不良反应］

1) 研究表明，即使小剂量单次硬膜外注射皮质激素，也会对下丘脑、垂体、肾上腺系统产生抑制。

2) 长期应用的不良反应：① 类肾上腺皮质功能亢进综合征、高血压、糖尿病等。② 诱发和加重感染。③ 诱发和加重胃、十二指肠溃疡，甚至出血和穿孔。④ 骨质疏松、肌肉萎缩等。

［禁忌证］ ① 有严重精神疾病。② 有胃、十二指肠溃疡，角膜溃疡等。③ 骨折或伤口修复期。④ 有严重高血压、糖尿病。⑤ 有严重感染。⑥ 孕妇。

6.其他药物

(1) 阿米替林：为三环类抗抑郁药。

［临床应用］ 主要用于慢性、顽固性疼痛,如偏头痛、紧张性头痛、纤维肌痛综合征、肌筋膜炎、关节炎和癌痛等。

［不良反应］ 口干、嗜睡、便秘、视物模糊、排尿困难、心悸是常见的不良反应。

［禁忌证］ 严重心脏病、青光眼、前列腺肥大以及尿潴留等患者。

(2) 维生素 B_1:为水溶性维生素,是糖代谢所必需的辅酶,能维持机体神经、心血管、消化系统的正常功能。主要用于神经炎和神经痛的治疗以及慢性疼痛的治疗,如面神经炎、三叉神经痛、慢性腰腿痛等。

(3) 维生素 B_{12}:为细胞合成核苷酸的重要辅酶。促进琥珀胆碱辅酶 A 的生成,保持有髓神经纤维的完整功能;促进脂肪和蛋白质的代谢,具有修复神经髓鞘、促进神经再生等作用。主要用于神经性疼痛的治疗。

(二) 药物镇痛原则

1. 药物治疗原则

(1) 无创用药,尽量减少对人体的干扰。

(2) 辅助药物的应用。如焦虑、抑郁等的治疗。

(3) 选择合适剂量。疗效不佳时不宜随便换药,可先增量以求满意效果。长期治疗出现耐药或时效缩短,亦应适当增量。注意不能超过中毒量。

(4) 注重临床效果的观察。如起效时间、维持时间、镇痛程度、副作用等。

2. 二、三阶梯止痛治疗原则

按阶梯给药:指应当根据患者疼痛程度,有针对性地选用不同强度的镇痛药物。如果能达到良好的镇痛效果,且无严重的不良反应,轻度和中度疼痛也可考虑使用强阿片类药物。

1) 第一阶梯——非阿片类镇痛药:用于轻度癌性疼痛患者,主要药物有阿司匹林、对乙酰氨基酚(扑热息痛)等,可酌情应用辅助药物。

2) 第二阶梯——弱阿片类镇痛药:用于当非阿片类镇痛药不能满意止痛时或中度癌性疼痛患者,主要药物有可待因,一般建议与第一阶梯药物合用,因为两类药物作用机制不同,第一阶梯药物主要作用于外周神经系统,第二阶梯药物主要作用于中枢神经系统,两者合用可增强镇痛效果。根据需要也可以使用辅助药。

3) 第三阶梯——强阿片类镇痛药:用于治疗中度或重度癌性疼痛,当第一阶梯和第二阶梯药物疗效差时使用,主要药物为吗啡,也可酌情应用辅助药物。

3. 无创给药　便于长期用药,可以减少依赖性和成瘾性。

(1) 口服给药:最方便,经济。

(2) 经皮用药:透皮贴剂。

(3) 直肠给药:无法口服者。

(4) 舌下含化:适用于胃肠道功能障碍,不能吸收者。

4. 按时给药　指按规定时间间隔规律性给予止痛药。按时给药有助于维持稳定、有效的血药浓度,以保证疼痛的持续缓解。目前强调以控缓释阿片药物作为基础用药的止痛方法,在滴定和出现爆发痛时,可给予即释阿片类药物对症处理。

5. 个体化给药　指按照具体病情和癌痛缓解药物剂量,制定个体化用药方案。阿片类药物无理想标准用药剂量,应当根据个体病情,使用足够剂量药物,使疼痛得到缓解。同时,还应鉴别是否有神经病理性疼痛的性质,考虑联合用药可能。

6. 注意具体细节　使用止痛药时要加强监护,密切观察疼痛缓解程度和机体反应情况,注意药物联合应用的相互作用,并及时采取必要措施尽可能减少药物的不良反应,以期提高生活质量。

(三) 镇痛药物依赖

某些药物被人们反复使用后,受用者将会对该药产生"嗜好"或"瘾癖",药物的这种特性称为药物依赖性(药物成瘾性)。世界卫生组织将药物依赖性定义为:药物与机体相互作用所造成的一种精神状态,有时也包括身体状态,它表现出一种强迫需要连续或定期使用该药的行为和其他反应,其目的是为了感受它的精神效应,或者是为了避免由于断药所引起的不适感而去追求使用某些药物。

一般将药物依赖性分为生理依赖性和心理依赖性。

生理依赖性是指长期使用依赖性药物使机体产生一种适应状态,这时必须有足量甚至超量的药物维持,才能使机体处于一种平衡或相对正常状态。如果突然停药,生理功能将发生紊乱,而产生一种不适感或者出现一系列严重反应,此种反应称之为戒断症状或戒断综合征。戒断症状实际上是一种反跳现象,临床表现出与该药原来的作用相反的症状,这种状况又称为身体依赖性。

心理依赖性是由某些药物对中枢神经系统的作用所产生的一种特殊的精神效应,药物受用者产生一种希望和追求用药的强烈欲望。这种欲望,一般有两种情况:一种是基本能自我控制的欲望,如失眠症,希望借助催眠药促使睡觉;另一种是不易自我控制的渴望,这种欲望使用药者不顾一切地去寻求药物以满足自己的欲望,这种"觅药行为"或用药者的"用药行为"或"方法",支配着自己的一切,这种状况又称为精神依赖性。精神依赖性和身体依赖性不同的是在断药后是否产生明显的戒断症状。

药物滥用并形成依赖,是当今社会面临的一个十分严峻的社会问题。尤其是阿片类药物依赖,不仅广受世界关注,而且也困扰着对痛症的治疗。

1. 阿片类药物依赖的临床表现

(1) 身体依赖性:即戒断症状。表现为精神和身体方面一系列特有的症状,给人造成痛苦并难以忍受。戒断综合征一般多在停药后8~12小时左右出现,开始表现为呵欠、流泪、发冷等类似感冒的症状,随之可出现瞳孔扩大、周身不适、起鸡皮疙瘩、厌食、恶心、呕吐、肌肉酸痛、血压及心率的变化。继续发展可出现烦躁、焦虑、易激惹及攻击行为。如果恢复用药,上述症状可迅速缓解。如果不继续用药,戒断症状在2~3天内达到高峰,然后趋向缓和,大部分症状于7~10天内得到缓解,身体开始恢复,但恢复正常生理功能的时间则难以确定。

(2) 精神依赖性:指已形成药物依赖性的个体对药物的强烈心理渴求和用药后得到的欣快和轻松的内心体验。对于药物依赖者来说,难以消除的是精神依赖性,而不是身体依赖性。因为在身体依赖性解除后,精神依赖性还会存在很长时间,这也是导致重新用药的重要原因。

(3) 阿片类药物过量或中毒:阿片类药物过量或中毒问题,在依赖者中时有发生,其原因可能主要是蓄意自杀或是误服过量。

2. 阿片类药物依赖的诊断　符合下列2种情况的可诊断为阿片类药物依赖综合征。

(1) 有长期反复使用阿片类药物的历史。

(2) 对阿片类药物有强烈的渴求和耐受性,并且有下述情况的两项:① 不能摆脱使用阿片类物质的欲望。② 对觅取阿片类物质的意志明显增强。③ 为使用而经常放弃其他活动和爱好。④ 明知阿片类物质有害,仍继续使用或为自己诡辩,或想不用或少用,但做不到或反复失败。⑤ 使用时体验到快感。⑥ 对阿片类物质耐受性增大。⑦ 停用后出现戒断综合征。

符合下列四种情况的可诊断为阿片类药物戒断综合征。

(1) 有阿片类药物依赖史。

(2) 在停用或少用阿片类物质后至少出现下列精神症状的三项:① 情绪改变,如焦虑、抑郁、烦躁、易激惹等;② 意识障碍;③ 失眠;④ 疲乏、倦睡;⑤ 运动性兴奋或抑郁;⑥ 注意力不集中;⑦ 记忆减退;⑧ 判断力减退;⑨ 幻觉或错觉;⑩ 妄想,人格改变。

(3) 伴有以下躯体症状或体征至少两项:① 恶心、呕吐;② 肌肉或身体各处疼痛;③ 瞳孔改变;④ 流鼻涕、淌眼泪或打哈欠;⑤ 腹痛、腹泻;⑥ 烦躁感或体温升高;⑦ 严重不适;⑧ 抽搐。

(4) 症状的性质与严重程度随阿片类物质的种类与剂量而定,再次足量使用可使戒断综合征迅速消失。

3. 阿片类药物依赖的治疗 治疗阿片类药物依赖的首要任务是治疗躯体依赖,帮助成瘾者解除戒断综合征。

(1) 纳曲酮是阿片受体拮抗药。自身不产生依赖性和耐受性,作用时间较长,1 次用量可维持 12 小时,但由于它能促发阿片类药物依赖者产生戒断综合征,因此不能用于治疗药物依赖,只能作为脱毒后的巩固治疗、预防复吸的一种措施。

(2) 美沙酮是目前国内外较常用的替代药。它是一种人工合成的强镇痛药,口服效果好,虽有成瘾性,但毒性比海洛因低。它已成为阿片类药物依赖的主要治疗药物。

(3) 丁丙诺啡替代治疗,其是阿片受体的激动-拮抗药,适用于术后镇痛。

(4) 可乐定(可乐宁)脱瘾治疗。

(5) 福康片具有解毒镇痛、扶正祛邪、安神等功效。通过调节机体整体功能,有效地抑制戒断症状的出现。

二、物理镇痛

(一) 物理镇痛概述

物理镇痛:是应用自然界中及人工的各种物理因子作用于人体,以治疗和预防疼痛的一门学科,简称理疗镇痛。

物理因子种类很多,大致可分为两大类:大自然的物理因子,如日光、海水、空气、矿泉等;人工产生的物理因子,如电、光、声、磁、热、冷、水等。

(二) 基本分类

① 电疗法。② 光疗法。③ 超声波疗法和冲击波疗法。④ 冷疗和温热疗法。⑤ 磁疗法。⑥ 水疗法。⑦ 生物反馈疗法等。

(三) 注意事项

物理镇痛要收到预期的效果,除了考虑病情和病程以及患者机体状态外,还应正确掌握物理因子的种类、剂量以及使用方法,并根据治疗的进展及时调整,方能收到较好的效果。

1. 部位 根据不同疾病选择了物理因子的种类后,应首先决定采用什么部位,是用局部治疗还是用反射疗法,然后根据各部位的敏感性考虑物理因子剂量的大小。

2. 时间、频率和疗程 时间是构成治疗剂量的第 1 因素,时间的长短同剂量成正比;频率是影响治疗剂量的另一因素,物理治疗应用一两次往往不见效果,一般要连续治疗多次,而每次治疗间隔的时间因物理因子种类而不同;疗程的长短同样影响治疗效果,疗程的间歇期应考虑物理因子的痕迹效应(后作用)。

3. 环境、条件和休息 物理治疗时应尽可能做到定时、定床、定机器和定工作人员,尽量减少环境和条件的变化,以加强物理因子的作用。治疗后的休息即可维持物理因子的治疗效应,延长其反应时间,又有利于预防疾病,如热疗后感冒的预防。

4. 综合应用 综合应用几种物理因子可以提高疗效、缩短病程,但需注意物理因子应用的顺序、配伍的禁忌,过多过频的应用可能导致事倍功半。

5. 掌握禁忌证 多数物理因子无绝对禁忌证,但有的物理因子可促使疾病恶化,应严格掌握。

(四) 常用的物理镇痛方法

1. 直流电及药物离子导入疗法

(1) 直流电疗法

[作用特点] 以较低电压(80~100 V)的直流电作用于机体,达到治疗疾病目的的方法,称直流电疗法,亦称 Galvani 电疗,是电疗中应用最早的一种。

1) 人体导电的基础:人体构造固然复杂,但主要含有 12 种基本元素(C、H、O、N、S、P、Cl、Na、K、Ca、Mg、Fe)及其他微量元素(Co、Zn、Mn、Cu 等),这些元素相互化合,构成水、蛋白质、脂肪、糖、无机盐等。水是最重要的,占体重的 60% 左右,水经常微量地离解为 H^+ 及 OH^-,加之其中盐类及蛋白质形成的各种类型,所以人体是导电的。人体组织按导电能力大小分为:优良导体(血液、淋巴液、胆汁、脑脊液)、良导体(肌肉、肝、神经、脑、肾)、不良导体(结缔组织、干皮肤、脂肪、骨)和绝缘体(干的头发、指甲)。组织的导电性并非一成不变,不仅有个体差异,同一个体不同时间导电性也不同。

2) 直流电的理化作用基础:① 离子迁移:体内的离子在直流电作用下,由于同性相斥、异性相吸的关系,分别向阳、阴极移动,结果两极下离子浓度发生变化,影响组织的生理功能。② 电泳和电渗:是胶体溶液在直流电作用下出现的电荷移动,结果影响蛋白的分布和密度,从而改变对生理功能有一定作用的胶体渗透压、黏度等。③ 电解:是正负离子在直流电作用下分别移动到阴、阳极下,放出自己的电荷,沉积于电极,或者离解为离子,在电极下参与化学反应的过程。④ 极化:由于膜的选择性通透作用,部分离子在膜附近,妨碍和排斥后来的离子流动,即极化作用。极化的存在是人体组织对直流电和低频电流阻力大和在直流电及低频电疗中不能无限延长通电时间的主要原因。⑤ 产热:直流电的产热无治疗意义。

[临床应用]

1) 对组织兴奋性的影响:直流电作用时,阳极下的兴奋性下降,阴极下的兴奋性增加,这种改变可扩至电极周围 2 cm 左右,并持续至断电后几分钟到几十分钟。

在实际工作中,可利用直流电阴极增加兴奋性的特点,以提高神经肌肉的紧张度;利用阳极降低兴奋性的特点以镇痛。

2) 对细胞代谢的影响:细胞的代谢是通过膜内外的物质交换来完成的,膜由蛋白质及脂质构成,人体蛋白质的等电点偏酸,因此酸能使组织蛋白接近等电点而沉聚凝结,碱的作用相反。通电后,阴极区碱度增加,阳极区酸度增加,故阴极下膜蛋白分散,膜组织疏松,物质经膜交换增加,代谢加快。实际工作中利用阴极的这种作用对治疗慢性炎性病灶和长期不愈的溃疡有意义。

3) 对组织水分的影响:由于电渗的关系,直流电疗时,水向阴极移动,结果阴极下组织含水增加,阳极下组织不同程度的脱水。临床上利用这一特点,用阴极能使瘢痕软化;用阳极来消除局部组织肿胀,或使渗出多的病灶干燥。

4) 对神经系统的影响:直流电对中枢神经系统的作用是多方面的,且因极性、刺激强弱、机体的功能状态而起不同的反应,利用上行(阳极于脊髓下端)、下行(阳极于脊髓上端)电流在调整血压和中枢神经功能方面有临床应用价值。

作用于皮肤的直流电,可反射性地通过自主神经引起某些部位或器官的反应,并刺激皮肤感觉神经末梢,作用于脑神经及感觉器官的直流电可产生视觉、听觉、味觉等反应,可为临床诊断提供帮助。

5）对骨折愈合的影响：适量的直流电(10～20 μA)阴极刺激具有促进骨再生和修复的作用,可能由于阴极引起的低氧、偏碱和高钙环境所致。

6）对静脉血栓的作用：近来发现强度大的直流电对静脉血栓有独特的促进溶解退缩作用。实际工作也证明,直流电对深、浅静脉中发生的血栓性静脉炎有良好的治疗效果。

7）对血管和血液循环的作用：直流电疗会引起局部血管扩张,皮肤发红,持续时间也较长,在阴极下尤为明显。这种作用可以改善局部的供氧,改善营养和代谢,加速病理产物的排除,利于炎症的消散和功能的改善。

（2）直流电药物离子导入疗法

[作用特点]　利用直流电场的作用,使药物离子经过皮肤或黏膜进入人体,达到治疗疾病的目的,称直流电药物离子导入疗法。离子导入系根据电场中带电荷的离子,依同性相斥、异性相吸的原理进行移动。故应用时,要导入的药物应置于同名电极下。

1）药物离子导入的特点：① 直流电和药物的双重作用。② 导入的药物是有治疗作用的部分。③ 药物直接进入治疗部位。④ 作用时间长。⑤ 避免内服、注射的不良反应。⑥ 缺点为药量较少、只入表浅层。

2）离子进入人体的途径及转归药物离子是通过皮肤的汗腺、皮脂腺开口及毛囊进入机体。药物离子进入机体后可在局部直接与组织发生反应,或在皮肤内形成离子堆,或被血液或淋巴液带到全身,或集中于对该离子有亲和力的器官(趋向性)。药物离子导入人体后上述 4 个方面的分配不是平均的,受药物性质、导入方法、导入部位、人体的功能状态以及外加其他物理因子等因素的影响。

[临床应用]　直流电药物离子导入疗法的治疗作用是直流电和药物的综合作用。这种作用可能是两种作用的相加,也可能与单纯直流电作用相反。至于在直流电药物离子导入过程中哪种因素起主要作用,则要具体分析。

目前在临床上应用的有碘、透明质酸酶可消除慢性炎症、软化瘢痕和粘连；普鲁卡因治疗疼痛；抗生素治疗感染伤口等。

2. 电水浴疗法　将人体需治疗部位浸于盛有水(溶液)的容器内,把各种电流引入溶液中,应用治疗疾病并镇痛的方法,称为电水浴疗法。

（1）全身直流电水浴：是物理镇痛中对人体各系统器官刺激作用最强的一种全身疗法。应用该方法应先在浴盆内注入 36～38 ℃的温水,让患者半卧于盆内,水位要没过治疗部位。在确定各电极的极性无误后,打开电源开关,缓慢增加电流强度,一般为 50~150 mA。每周治疗 1~2 次。水浴中可加鞣酸制剂或少量碳酸氢钠,提高浴水的导电率,减轻电流对皮肤的刺激,鞣酸制剂还可使浴水变成黑色,遮住显露的治疗部位。

该方法一般适用于:① 神经系统疾病。神经衰弱、失眠、疲劳综合征、运动性共济失调、多发性神经炎、感染、中毒或创伤后的周围神经麻痹。② 运动系统疾病。风湿性及类风湿关节炎、痛风、骨性关节炎。③ 心血管系统疾病。早期高血压病、冠心病、心脏神经官能症。④ 代谢性疾病。肥胖症。

(2) 四槽直流电水浴:仅将四肢置于水槽中利用直流电进行治疗的一种方法。治疗时应先检查治疗部位的皮肤有无破损,若伤口较大或化脓不宜进行治疗。然后向各槽注入温水(36~38 ℃),注意在左右两侧浴槽水量相等,以免电流分布不均。手槽 3~5 L,水没过臂的下 1/3。足槽 6~10 L,水面达小腿上 1/3。但病变限于手指、足趾或腕踝关节时,应减少水量,以刚好浸过病变部位为宜。因为电流主要分布于靠近水面的部分。治疗时患者坐于平台的木椅上,取舒适体位,然后将需治疗的肢体入浴槽内。连接好导线,确定极性无误后打开电源,缓慢增加电流强度至治疗量的 1/2~2/3。因为治疗中随着皮肤电阻下降,电流强度会自动上升。一般按每 10~15 mA 计算,如阴、阳极各接两槽时,电流强度可达 20~30 mA。治疗时间:每次治疗 5~30 分钟,每日 1 次或隔日 1 次。治疗完毕后休息片刻方能离开。

本方法一般适用于:① 运动系统疾病。多发性关节炎、痛风性关节炎等。② 周围血管性疾病。雷诺现象、肢体慢性淋巴循环障碍、静脉曲张及早期血栓闭塞性脉管炎等。③ 周围神经性疾病。多发性神经炎、坐骨神经痛、臂丛神经及胫腓神经损伤等。④ 自主神经功能障碍、肢端感觉异常、早期高血压病及动脉粥样硬化等。

3. 低、中频电疗法

(1) 低频电疗法

[作用特点] 医学上把频率 1~1 000 Hz 的脉冲电流称为低频电流。应用这种电流治疗疾病即低频电疗法。

低频电流作用于机体,有下述特点:① 均为低电压,低频率。② 电解作用不显著(长时仍有)。③ 对感觉、运动神经刺激较强。④ 有较好的镇痛作用、低频电疗的镇痛作用通常用神经学说和体液学说来解释。

[临床应用] 低频电流在机体内引起离子和带电胶体的冲击式移动,根据其

波形的不同,临床有不同的应用,较常用的有以下几类。

1) 感应电疗法:是应用电磁感应原理产生的双向不对称的低频脉冲电流的治疗方法,这种脉冲电流可兴奋正常的运动神经与肌肉,引起肌肉的收缩,临床上可用于防止因神经失用,或是制动术后的失用性肌肉萎缩,同时肌肉的收缩和松弛,有利于肌肉内的血管、淋巴管的回流,促进病理产物的吸收,并能防止和松解肌肉与周围组织的粘连,感应电流可降低感觉神经的兴奋性,解除表浅的神经痛,并且还是一种有效的暗示疗法,临床上可用于各种神经痛、癔症性瘫痪、神经性呃逆、软组织的扭挫伤等。

2) 间动电疗法:间动电流是将 50 Hz 的正弦交流电整流后叠加在直流电之上而构成的一种脉冲电流。其目的主要在于强化正弦电流同直流电的协同镇痛效果,并避免人体组织出现适应现象。常用的间动电流有 6 种:① 疏波(治疗痉挛性痛);② 密波(治疗局部循环不良、镇痛);③ 疏密波(肩周炎、扭伤、神经痛);④ 间升波(肌痛、关节痛、肩周炎、神经痛);⑤ 断续波(肌萎缩、术后粘连);⑥ 起伏波(同间升波,适于较敏感的患者)。

3) 经皮神经电刺激疗法:经皮肤将特定的低频脉冲电流输入人体,利用其所产生的无损伤性镇痛作用,来治疗疼痛为主疾病的电刺激疗法称经皮神经电刺激疗法(transcutaneouselectrical nerve stimulation,TENS)。治疗时电极通过接触剂可置于疼痛区域或疼痛周围,亦可置于相应的传入神经区域,或我国传统医学的针灸穴位。每次治疗时间为 30～60 分钟,强刺激型 TENS 一般为 15～30 分钟。至于选择哪种波型疗效最好,目前尚未统一,但一般认为持续治疗,且不断变换波型及电极放置位置,可增强治疗效果。每日 1 至数次,治疗骨痂未形成时电极在病灶处对置或交叉,有石膏时置于石膏的远端,3～4 次/天,每次 30～60 分钟,连续数月。

治疗时需要注意:① 若疼痛部位皮肤有瘢痕、溃疡或皮疹时,电极应避开这些部位,以免电流过于集中,引起烧伤。② 对恐惧不安的患者,应先解释 TENS 镇痛机制,如"TENS 通过阻断疼痛信息的传导来治疗疼痛",这样可取得患者的积极配合。治疗前先将电极置于正常部位,让患者体会电刺激感觉,再将电极移置疼痛区或手术伤口周围,以消除恐惧心理。③ 在给小孩治疗时,最初 2～3 次不必达到治疗要求,以弱电流使其消除恐惧感,再将电流调至治疗量。④ 条件允许,应先采用温热疗法,再用 TENS 镇痛,这样可以减少皮肤电阻,提高疗效。⑤ 应向患者说明必要时还应服用镇痛药物,TENS 能减少用药量,但不能完全替代药物治疗。

⑥ TENS 主要用于治疗各种头痛、颈椎病、肩周炎、神经痛、腰腿痛等症。

（2）中频电疗法：应用频率 $1\,000 \sim 100\,000$ Hz 正弦电流治疗疾病的方法，称为中频电疗法。

［作用特点］

1）中频电刺激的综合效应中频电流单个脉冲周期的刺激不能引起一次兴奋，必须综合多个周期的连续作用才可以引起能够传播的兴奋。

2）无极性区别不会产生电解作用。

3）对感觉神经刺激小可通以较大的电流。

4）对横纹肌有良好的作用在足够强度下可以引起强烈的肌肉收缩，但主观感觉比低频电刺激要舒适得多。

［临床应用］　目前临床上常用的中频电疗有音频电疗法、干扰电疗法、正弦调制中频电疗法和音乐电疗法 4 种。

1）音频电疗：是应用频率 $1\,000 \sim 5\,000$ Hz 的等幅正弦电流来治疗疾病的方法，也称等幅中频电疗法。常用治疗频率 $2\,000$ Hz。

其治疗作用主要有：① 消炎、消肿作用。音频电疗有显著的消炎、消肿作用。治疗多种感染性和非感染性炎症能收到较好的疗效，治疗扭挫伤所致肿胀和系统性红斑狼疮所引起的水肿等，也有显著作用。② 镇痛作用。音频电疗具有较好的镇痛作用，可用于治疗神经痛、带状疱疹及扭挫伤等痛症。③ 松解粘连作用。不论是瘢痕粘连、肠粘连，音频电疗大都有效，但治疗时间要长，一般都需 3～5 个疗程以上。④ 促进瘢痕组织的吸收。术后早期应用有预防瘢痕增生的作用。⑤ 调节血管神经功能，促进血液循环恢复。⑥ 促进周围神经和中枢神经功能恢复的作用，对周围神经损伤及其后遗症、神经炎、偏瘫等有一定的治疗作用。

应用音频电疗时，患者治疗部位金属物品（如手表、发夹、首饰、别针等）应予除去，体内有金属异物（如骨科金属固定物、气管插管、金属碎片、金属节育环等）的部位，应严格掌握电流强度，<0.3 mA/cm^2 方可避免组织损伤。同时注意在安装心脏起搏器者及孕妇腰腹部位均不得进行中频电疗。治疗时电流量的调节应参考治疗的要求和患者的感觉，一般以感觉阈或运动阈为准，电流密度通常为 $0.1 \sim 0.3$ mA/cm^2，最大不宜超过 0.5 mA/cm^2，瘢痕部位、浅感觉或血运不佳的部位治疗时，电流强度调节不应以患者感觉为准。

治疗时还应注意避免电极、导线夹等直接接触皮肤或电极不平而使电流密集某处，造成皮肤损伤。预防皮损的唯一方法是治疗时务使电极下电流平均分布。

患者感到电极下疼痛时应立即终止治疗。皮肤局部出现斑点状潮红时应立即涂烫伤油膏或者碘伏等药物或照射紫外线,这可使损伤逆转或减轻,并能预防感染。

2) 干扰电疗:将2组或3组不同频率的中频电流输入身体,在电力线交叉部位形成干扰场,在深部组织产生有如低频电的治疗作用,这种治疗方法称干扰电疗。干扰电疗法治疗时输入机体深部电流较多,并兼有低、中频的双重效应。

其治疗作用主要有:① 促进局部血液循环和淋巴回流。可用于局部淋巴淤滞、水肿或血肿的吸收。② 镇痛作用。可用于颈椎病、神经痛、扭挫伤等多种痛症的治疗。③ 对运动神经及肌肉组织的作用。治疗周围神经损伤时甚至优于低频电。④ 对胃肠平滑肌的作用。可改善胃肠平滑肌张力,改善内脏的血液循环,调整支配内脏的自主神经,临床上用于治疗内脏下垂、习惯性便秘等。

治疗时可以根据需要选用固定法和运动法进行治疗,但无论应用哪种治疗方法,均应将两组不同的电极交错放置,使病灶处于4个电极的中心,即电流交叉处。根据治疗需要选择不同的差额,每次治疗选1~3种差额,每种差额治疗5~15分钟,总治疗时间20~30分钟。每日或隔日治疗1次,15~20次为1个疗程。

该方法多用于坐骨神经痛、关节疾病(如关节扭伤、肩周炎、退行性骨关节病)、软组织损伤(如软组织扭挫伤、挤压伤、肌筋膜炎、肌肉劳损)、骨折、平滑肌张力低下(如胃下垂、弛缓性便秘、子宫脱垂、真性压迫性尿失禁、急迫性尿失禁、大便失禁及术后肠麻痹、尿潴留等)、肌力低下、肌肉萎缩、颈椎病、腰椎间盘突出症、周围神经麻痹等。干扰电作用于颈、腰交感神经节及肢体,可以使雷诺现象、早期闭塞性动脉内膜炎患者的肢体血管痉挛解除、血流改善。

3) 正弦调制中频电疗法:正弦调制中频电流是以一种低频(10~150 Hz)来调制的中频电流,是在干扰电疗法基础上发展起来的较新的中频电疗法。其特点是机器内将中频电调制好,然后再输入到机体,因此治疗操作简单,又兼有低、中频电流的作用。目前临床应用的电脑中频电疗多属于该项治疗方法。

调制的主要形式有连续调制(连调)、间歇调制(间调)、交替调制(交调)和变频调制(变调)4种。不同波形或频率的交替出现可以促进人体对电流的适应。目前认为其作用主要有镇痛,改善局部血液循环,锻炼肌肉和消炎等方面。

其治疗技术和治疗注意事项同前述音频电和干扰电相似。

4) 音乐电疗法:用音乐产生的电流治疗疾病的方法称音乐电疗法,也属于中频电疗法的一种。治疗时可以根据需要分别选用电板法、电水浴法、音乐电针法(穴位通电法和刺激神经法)等治疗技术。

治疗时用于物理镇痛常用 3 组或 4 组音乐,该组参数对疼痛、瘫痪、麻痹、病程长者效果较好,宜用强刺激。对头面部及体质较弱者用弱刺激,每日或隔日治疗 1 次,每次治疗 3~8 分钟,1 520 次为 1 个疗程。

音乐电治疗适应于各种神经痛、神经炎、周围型面神经麻痹、脑血栓恢复期、神经官能症、血管性头痛、高血压病、胃肠功能紊乱、关节炎、肩周炎、软组织损伤及关节软组织损伤、腰腿痛、纤维组织炎(肌肉风湿)、颈椎病(极型)以及某些内脏器官疾病。

附治疗音乐编组:根据目前临床治疗的经验,大体分以下 6 组。

● 1 组音乐:旋律舒展、优美,节奏平稳,调性明朗(一般大调性居多),速度、力度适中,如"军港之夜"。

● 2 组音乐:旋律深沉、忧郁,节奏平稳,调性暗淡(一般小调性居多),速度缓慢,力度较弱,如"妹妹找哥泪花流"。

● 3 组音乐:旋律活泼、愉快,节奏紧凑,调性明朗(大、小调都有),速度较快,力度各有不同,如"玛依拉"。

● 4 组音乐:旋律热情、火爆,节奏激烈(该组调性作用居次,主要是节奏),速度快,力度强,如"西班牙斗牛士"。

● 5 组音乐:旋律雄壮、庄严,节奏平稳有力,调性明朗(多为大调),速度不快,力度较强,如"国际歌"。

● 6 组音乐:旋律个性较小,节奏平稳、松散,调性模糊游离,速度缓慢,力度较弱,如"摇篮曲"。

4. 高频电疗法 应用频率 100~300 kHz 的振荡电流来治疗疾病的方法,称高频电疗法。

[作用特点] 高频电流通过人体时,既有电场的作用,又有磁场的作用。

1) 作用:① 热作用。高频电流通过机体时,由于传导电流和位移电流分别引起机体内的导电损耗和递质损耗,因而在各种组织中产生程度不同的内源性温热作用。产热量多少主要取决于离子的迁移速度和机体不同组织的介电常数,此外在一定频率范围内,频率愈高热作用愈大,超过一定范围,组织生热作用可逐渐下降。高频电流所产生的热一般具有下列治疗作用:镇痛、消炎、改善局部血液循环、降低肌肉张力、加速组织生长修复、提高机体免疫功能,大剂量的高频电流可用于治癌。② 热外作用。热外作用确实存在,如中枢神经系统功能变化,神经纤维再生加速等,但机制尚有待深入研究。

2) 特点：① 对神经肌肉无兴奋作用。② 产热明显。③ 有多种能量输出方式。④ 无电解作用。

［临床应用］ 根据其波长和频率的不同，临床上较常用的高频电疗法包括短波疗法、超短波疗法和微波疗法。

1) 短波疗法：应用波长 10～100 m、频率 3～30 MHz 的高频电流作用于人体的治疗方法，称短波疗法，也称感应透热疗法，常用短波电疗机波长为 22 m，频率为 13.56 MHz。

短波疗法的主要治疗作用有：① 对神经系统的影响。作用于感觉神经，可使其兴奋性降低，可用于坐骨神经痛等症的慢性期或恢复期。② 对血液循环的影响。使血管扩张，循环改善，适用于很多慢性、亚急性炎症的治疗。③ 对肌肉组织的影响。横纹肌、平滑肌紧张度均反射性地降低，尤其是肌痉挛时比较明显（无论是肌肉本身受刺激或反射性引起的），可治疗食管、胃肠道、血管等痉挛。④ 对其他器官的影响。如作用于脑下垂体，可使甲状腺亢进功能恢复正常，作用于胰腺，可使血糖降低，作用于卵巢时能使其功能恢复等。

临床应用短波疗法时应注意：电缆之间不得直接接触、交叉，以免接触、交叉处形成短路而减弱其远端的输出，或使电缆烧坏。同时电缆不得打圈，以免打圈处所形成的线圈在通过高频电流时由于电磁感应而产生反方向的感应电流与磁场，抵消原有的电流与磁场，减弱打圈处远端的输出。

短波主要适用于：① 内科疾病。胃炎、溃疡病、结肠炎、胃肠痉挛、胆囊炎、肝炎、肺炎、支气管哮喘、支气管炎、膀胱炎、肾盂肾炎、急性肾衰竭。② 外科疾病。术后粘连、肩周炎、关节炎、前列腺炎、肌炎、纤维织炎、肌痛、扭挫伤、血肿等。③ 妇科疾病。盆腔炎、附件炎、子宫发育不全等。④ 神经科疾病。神经痛、神经根炎、脊髓炎、周围神经损伤、多发性硬化。⑤ 肿瘤科疾病。短波高热疗法配合放疗、化疗可用于较深部肿瘤治疗。

2) 超短波疗法：应用波长 1～10 m，频率 30～300 MHz 的高频电流于临床治疗的方法，称超短波疗法。又称超短波电场疗法，常用波长 6 m，有大功率、小功率超短波治疗机之分。

超短波的主要治疗作用：① 消炎作用。② 对神经系统的作用。可抑制感觉神经起到镇痛作用，小剂量可促进神经生长。③ 对心血管系统的作用。小剂量可使微血管扩张，改善微循环。④ 对血液系统的作用。中小剂量可促进造血器官功能。⑤ 对新陈代谢的影响。小剂量使分解代谢增加，组织淀粉酶耗量增加，血糖增加,糖耐量降低,大剂量使同化过程增加,血糖降低。⑥ 对性腺器官较敏感,大剂量时抑制其功能。

临床上主要用于急性炎症、急性扭挫伤,治疗效果最好。如:皮肤、皮下及软组织的急性炎症、支气管炎、肾炎、五官科的急性、亚急性炎症等。

3)微波疗法:应用波长为 1 mm 至 1 m,频率 300~300 000 MHz 的特高频电流作用于人体以治疗疾病的方法,称微波疗法,是一种定向性电磁波辐射疗法。

微波分为 3 个波段:① 分米波。波长 10 cm~1 m,频率为 300~3 000 MHz。② 厘米波。波长 1~10 cm,频率为 3 000~30 000 MHz。③ 毫米波。波长 1 mm~1 cm,频率为 30 000~300 000 MHz。临床常用的是 12.25 cm(频率 2 450 MHz)的分米波。

物理镇痛时应用微波多选用非接触式辐射器(半球形、圆柱形、长形、马鞍形辐射器)用于体表,与体表保持 10 cm 左右的距离,可用于面积较大的病灶治疗,此外还有聚焦式接触辐射器以及用于外耳道、阴道、直肠等部位的治疗。

按微波应用剂量的大小,临床应用较广泛:① 小剂量微波疗法。组织温度在 42~45 ℃,作用同短波和超短波相似,主要用于镇痛、解痉、促进炎症消散和加速创面生长修复等。② 剂量微波疗法。主要是热效应,组织温度在 42~50 ℃,用以治疗各种肿瘤,即高温治癌。并可辅助其他治癌方法,如高温辅助放疗、高温辅助化疗、高温辅助光动力治疗以及高温辅助栓塞治疗等。③ 大剂量微波疗法。组织加温达 60 ℃以上,产生组织凝结效应。如利用其凝结和摧毁组织效应可治疗肝、肺、膀胱、子宫颈等恶性肿瘤;利用其止血显著并可切割组织的特性,可治疗消化道出血、子宫出血、颌面部巨大海绵状血管瘤、前列腺增生。此外利用微波终止妊娠,辅助病理诊断,微波消毒等方面都有成功的报道。

临床应用微波物理镇痛时需注意:① 老年人及儿童要慎用微波治疗。因为老年人血管功能较差,脆性增大;儿童对热不敏感,易烫伤。② 用于有循环障碍的局部时应谨慎,一般应从小剂量开始,逐渐增加剂量。③ 眼部治疗时,量不宜过大,不应超过 20~25 W,距离不小于 5~7 cm。头、胸部治疗时,患者应戴上防护眼镜。④ 微波对成长中的骨组织有损害,能破坏骨骺,因此,成长中的骨骺及骨折后骨痂未形成前,不宜在该局部辐射。⑤ 要避免辐射睾丸部位,靠近睾丸部位治疗时应用铅橡皮加以防护。⑥ 操作时不要扭转、曲折输出同轴电缆,否则容易损坏。

5. 光疗法 利用各种光辐射能(自然的或人工光源)作用于人体来达到预防和治疗疾病与康复的一种物理疗法,称为光疗法。光疗法一般分为红外线、紫外线、激光和可见光线疗法。

(1) 红外线疗法：太阳光谱中波长 760 nm～400 μm 的一段称为红外线，系不可见光线，主要由热光源产生。可分为短波红外线（近红外线，波长 760 nm～1.5 μm）和长波红外线（远红外线，波长 1.5～400 μm）。

红外线照射体表后一部分被反射，另一部分被皮肤吸收。红外线对人体的作用主要是热的作用，所有生理作用的产生都是建立在这个基础上的，包括：① 改善血液循环，促进组织代谢。② 消炎消肿作用。③ 镇痛解痉作用。

治疗时可以根据需要选用局部照射和全身照射，应注意以下问题：① 红外线照射眼睛可引起白内障和视网膜烧伤，故不宜采用红外线照射眼睛。照射头面部或上胸部时应让患者戴深色防护眼镜或用棉花蘸水敷贴在眼睑上。② 植皮术后、新鲜瘢痕处、感觉障碍者（如老年人、儿童、瘫痪患者）用红外线照射时要适当拉开照射距离，以防烫伤。③ 急性创伤 24～48 小时内局部不宜用红外线照射，以免加剧肿痛和渗血。

临床主要适用于扭挫伤、腰肌劳损、周围神经损伤、冻伤、术后粘连、腱鞘炎、关节痛、风湿性肌炎、慢性胃肠炎等。此外红外线常与推拿、医疗体育、直流电药物导入等疗法综合应用。

(2) 紫外线疗法：紫外线系 180～400 nm 的不可见光线，紫外线疗法是利用人工紫外线照射人体来防治疾病与康复的一种物理疗法。

[物理特点]　紫外线光谱一般可分为 3 个阶段。

1) 波段（UVA）即长波紫外线，波长 400～320 nm，生物作用弱，有明显色素沉着作用。

2) 波段（UVB）即中波紫外线，波长 320～280 nm，有较强的生物学效应，是物理治疗中应用最广泛的波段。

3) 波段（UVC）即短波紫外线，波长 280～180 nm，可引起蛋白质和类脂体结构的变化，对细菌和病毒有明显的杀灭或抑制其生长繁殖的作用。

[临床作用]

1) 杀菌作用：杀菌紫外线主要应用短波紫外线，细菌细胞中核酸吸收紫外线后，使 DNA 失去正常功能，影响细菌的正常代谢、繁殖、发育和生长，以致细菌死亡。

最常用于消毒空气和饮水，如换药室、手术室、病房、实验室的消毒，但由于紫外线的穿透能力差，对物品的消毒作用不够彻底。

2) 促进维生素 D 形成的作用：紫外线照射后可使分泌至皮肤表层的 7 - 脱氢胆固醇转变成维生素 D_3，同时可使酵母和食物油中的麦角固醇转变成维生素 D_2。

因此，适量的紫外线照射是防止和治疗小儿佝偻病和成人骨软化症的重要环节，对某些人群，如矿工、暗室工作人员和潜艇战士等可予预防性照射。

3) 红斑反应：皮肤接受一定剂量的紫外线后，经过一定时间，照射区的皮肤逐渐潮红，即为紫外线红斑反应，其实质是一种非特异性急性炎症反应。

利用紫外线的红斑反应可使血液循环改善，细胞吞噬功能增强，产生明显的消炎抑菌作用，尤对蜂窝织炎、丹毒等表浅炎症明显。利用紫外线的红斑反应还可使皮肤感觉阈值增加，有较强的镇痛效应，可用于带状疱疹等症的镇痛；红斑反应产生的组胺类物质还可加强组织的再生能力，可用于促进伤口愈合和溃疡面愈合。此外，风湿性关节炎患者服用水杨酸钠的同时，如采用红斑量紫外线照射能加强该药物的作用。

4) 色素沉着作用：系反复少量或 1 次大量照射，经数天后渐出现着色均匀，边缘清楚，呈黑褐色的色素沉着。该作用既可防止进一步的紫外线照射，又可观察人体对紫外线照射后的反应指标，判断治疗效果。

5) 脱敏作用：紫外线照射后在机体内产生与蛋白质相结合的组胺，具有一定的抗原性能，可促进机体分泌组胺酶以破坏体内过量的组胺，从而起到非特异性脱敏的作用，这种作用与剂量有明显关系，只有多次照射，而且剂量足够大时才有作用。假如剂量过小，只照射 1 次，反而使机体敏感性加强。许多变态反应性疾病如风湿、支气管哮喘等适当的应用紫外线有良好的效果。

6) 光敏反应：包括光毒反应和光变态反应。如补骨脂素（psoralen）配合长波紫外线（UVA）可用于治疗牛皮癣、白癜风（PUVA 疗法）就是利用紫外线的光毒性反应。

常用的紫外线光源有高压水银石英灯、低压水银石英灯、黑光灯（低压汞银荧光灯）等，前两者用于体表照射，黑光灯主要用于光敏治疗。高压水银石英灯的水冷式体腔灯头和低压水银灯加上石英导子可进行体腔、伤口和窦道照射。

紫外线是临床最容易显效的物理因子，治疗的关键是掌握适当的治疗剂量。紫外线剂量测量方法较多，临床主要用"生物剂量"来表示照射剂量，所谓一个生物剂量（minimal erythema dose，MED）是指紫外线灯管与皮肤一定距离时，照射皮肤引起最弱红斑所需的照射时间，单位是秒。不同个体、疾病不同阶段对紫外线的敏感度亦不同，故治疗前必须测定生物剂量。

紫外线照射方法有全身照射、局部照射、体腔照射和光敏治疗等几种。紫外线照射时应注意保护患者和操作者的眼睛,以防发生电光性眼炎,非照射部位应严密遮盖,避免超面积、超剂量照射。

临床主要用于皮肤、皮下急性化脓性感染、急性神经痛、急性关节炎、感染或愈合不良的伤口、佝偻病、软骨病,此外也可用于银屑病、白癜风、变态反应性疾病(如支气管哮喘、荨麻疹)等。

(3)激光疗法:激光(laser)是受激辐射式光频放大器(light amplification by stimulated emission of radiation)的简称。

[作用特点]　激光产生形式不同于普通光,故具有一些独特的物理性能:① 单色性好:激光是接近单一波长的光线。② 方向性强:这一特性对于显微外科手术意义重大。③ 相干性好:激光为相干光,可用于医学上的全息照相术。④ 亮度高(能量高):可用于切割、烧灼、凝固、炭化或汽化组织。

[临床应用]　激光具有热效应、压力效应、电磁效应和光化效应,目前临床用于物理镇痛的主要是氦-氖激光。

氦-氖激光是最早研究成功的气体激光器,因结构简单、使用方便、工作可靠,临床应用广泛。其波长是 632.8 nm,输出功率 5~50 mW,可直接照射治疗部位。其作用基础主要是热效应和光化学反应。治疗作用有:

1)消炎作用:局部血管扩张,血液循环改善;改变血管壁通透性,减轻充血和水肿;增加机体免疫功能,提高局部抗感染能力,有明显消炎作用。

2)镇痛作用:能提高痛觉阈值,降低末梢神经兴奋性;减轻局部充血、水肿;加快致痛物质的排除,抑制致痛物质的合成,达到镇痛目的。

3)促进组织生长:增强酶的活性,提高代谢,刺激蛋白质合成和胶原纤维、成纤维细胞的形成,加速伤口、溃疡的愈合,促进毛发和断离神经再生。

4)刺激和调节作用:刺激穴位,向穴位输入能量,有"光针"作用;刺激神经反射区的神经末梢,反射作用于相应节段和全身,有调节神经功能和免疫功能的作用。

临床应用氦氖激光主要用于局部炎症、皮肤黏膜溃疡、窦道、瘘管、变态反应性鼻炎、咽炎、神经炎、神经痛、带状疱疹、斑秃等。

(4)可见光线疗法:能使视网膜产生光感的辐射能,称可见光线,波长为760~400 nm,包括红、橙、黄、绿、青、蓝、紫等七色光,其能量从红色光至紫色光逐渐增高。利用可见光治疗疾病的方法称为可见光疗法(visible light therapy)。理疗中常用的可见光有红光和蓝光。

可见光对人体的作用主要是通过皮肤和视觉器官起作用。

1）对神经系统的作用：各种颜色光的刺激对基础代谢和整个人体活动有明显作用，如红、橙、黄色光使呼吸、脉搏加快，蓝、紫、绿光则相反；此外，红光使神经反应加速，肌张力增加，具有兴奋作用，蓝光则使神经反应减慢，降低神经兴奋性，具有镇静作用。

2）对皮肤、黏膜作用：红光对组织穿透力较其他可见光、紫外线、红外线强，对皮肤、黏膜的作用主要是热作用，因而对人体的治疗作用与红外线相同，但热刺激较红外线弱。蓝光的刺激作用较温和，有镇静作用。

治疗用的红光或蓝光通常是在太阳灯前加红光或蓝光滤过板获得，也可用特定的红光、蓝光灯泡进行治疗。红光照射距离一般 10～20 cm，蓝光 5～10 cm，其余操作技术同红外线。红光的适应证同红外线相同；蓝光适用于急性、亚急性湿疹、带状疱疹、烧灼性神经痛、新生儿核黄疸。

6. 超声波疗法　人耳可听见的声音频率在 20～20 000 Hz，大于 20 000 Hz 时，人耳不能听见，称为超声波。物理治疗中应用的超声波频率为 800～1 000 kHz。

［作用特点］　超声波是利用某些晶体的逆压电效应产生的一种机械振动波，其传播遵循声波的规律，折射、反射定律同样适用于超声波，其反射的程度取决于两种媒质的声阻，声阻相差越大，反射也越大，由于人体组织和空气两者声阻相差 1 万倍左右，故诊断治疗时均需要在声头和组织间涂耦合剂，以减少反射。

［临床应用］　利用超声波的机械、热和生物化学效应作用于组织器官，将对其产生相应的影响。

1）对皮肤的作用：超声波作用于皮肤可有轻微的刺感及温热感，但无组织形态学上的改变。能改善皮肤营养，促进真皮再生。

2）对肌肉、结缔组织的作用：超声波可使挛缩肌肉松弛解痉，软化消散结缔组织的过度增生。

3）对骨骼的作用：小剂量可促进骨痂生长，但小儿的骨骺部位应禁用超声波。

4）对神经系统的作用：小剂量可降低神经兴奋性，减慢神经传导，有明显的镇痛作用。

5）对血管的作用：小剂量可改善血液循环，对冠心病患者有扩张冠脉及解除血管痉挛的作用。

6) 对消化系统的作用：适量的超声波可增强胃肠的分泌和蠕动。

7) 对生殖系统的作用：较敏感,小剂量对卵巢功能有刺激作用,可用于治疗不孕症。

8) 对眼睛的作用：小剂量可改善血循环,减轻炎症反应,促进吸收,加速组织修复,刺激角膜再生。

此外,超声波可用于超声药物透入疗法、超声雾化疗法、超声针疗法和超声波低中频混合疗法等。

7. 冷疗和热疗

(1) 冷疗法：冷疗法(cryotherapy)是应用比人体温度低的物理因子(冰、冷水等)刺激来达到治疗目的的一种物理疗法。冷疗法取材方便、操作简单。如鼻出血时用冷水敷头及鼻区;发热时用冷毛巾敷头部降温;烫伤时用冰敷或冷水敷。

人体对温度刺激的反应是通过局部作用与全身反应来体现出来的,反应的主要基础是局部组织温度的改变。

1) 对神经系统的影响：冷可阻滞神经传导(运动及感觉神经),具有镇静、麻醉及解痉等作用。

2) 对血液循环的影响：使周围血管收缩,减少周围血流量,还可改变血管通透性,因而具有防止水肿及渗出的作用。

3) 对组织代谢的影响：组织细胞代谢降低,需氧量减少,治疗一些末梢血管疾病。

4) 对胃肠道的影响：腹部冷敷可使胃、肠反射性活动增加,促进胃分泌作用。但直接饮用冷水则抑制胃排空,减少胃的血流,抑制胃酸及胃蛋白酶原的分泌。

5) 对肌肉的影响：肌肉的收缩期、松弛期及潜伏期延长,降低肌张力及肌肉松弛与松弛的速度,肌肉的电兴奋性减弱,因而有解痉的作用。

临床可应用冷疗法于：偏头痛、落枕、腰痛、冻疮、急性表浅静脉炎、胃出血、软组织损伤、烧伤早期、早期蛇咬伤辅助治疗、急性炎症如疖肿、丹毒等,以及术后腹胀及胃肠功能紊乱。

应用冷疗镇痛时应注意：① 治疗时注意掌握治疗时间,观察局部情况,防止过冷引起组织冻伤。② 非治疗部位注意保暖,观察全身反应,如出现战栗,可在非治疗部位进行温热治疗或停止冷冻疗法。③ 对冷过敏出现局部瘙痒、红肿疼痛、荨麻疹、关节痛、血压下降、虚脱时应立即停止治疗。

(2) 温热疗法：以各种热源为递质,将热直接传至机体达到治疗作用的方法称为温热疗法,也称传导热疗法。在温热疗法中应用的热源有石蜡、热空气以及蒸汽、泥、沙等,以前两者临床应用较多,后者多用于疗养院等。

1) 石蜡疗法:是利用加热溶解的石蜡作为温热的递质,将热能传至机体达到治疗目的的方法。石蜡治疗通过局部血管扩张,血流速度加快,对全身功能状态也有影响。石蜡热容量大、导热性小,有良好的可塑性和黏滞性。方法简单易行,疗效肯定,因此临床应用广泛:① 其温热作用用于治疗炎症或急性外伤时,能防止淋巴液和血液的渗出,减轻组织水肿并促进渗出的吸收,有助于炎症的消散吸收,并具有镇痛和加强再生的效果。② 其机械压迫作用和化学作用能使皮肤保持弹性和柔软,防止皮肤过度松弛,对瘢痕组织及腱挛缩有较好的松解作用。

常用的石蜡疗法有以下几种:① 浸蜡(蜡浴)法。需治疗的肢体迅速浸入蜡液内并迅速取出,稍冷却形成蜡膜后再浸入,反复多次,每次浸入深度不超过第 1 次蜡膜的范围,直至形成 1 cm 厚度的蜡套,保温至所需治疗时间。此法适用于四肢远端。② 蜡饼(蜡盘)法。将已经熔化的蜡倒在浅盘中,厚度 2 cm 左右,待冷却成饼,表层温度 50 ℃ 左右时,取出蜡饼敷于治疗部位,用塑料布和棉垫包裹保温。此法可用于体表各部。③ 刷蜡法。用软毛排笔蘸取加热后的石蜡,在治疗部位皮肤上迅速而均匀地涂刷。每次涂刷的边缘不应超出第 1 层蜡膜,反复涂刷使蜡厚度达到 1～2 cm,然后用棉垫包裹保温。

石蜡疗法一般每日或隔日 1 次,每次治疗 30～60 分钟,10～20 次为 1 个疗程。石蜡容易燃烧,使用和保存时应注意防火。治疗时还应防止烫伤。

该疗法主要用于扭伤、挫伤、劳损、瘢痕、粘连、外伤性滑囊炎、腱鞘炎、关节炎、关节强直、肌炎、神经炎和神经痛、冻疮、冻伤后遗症、营养性溃疡等,还可用于关节炎、肩周炎、关节挛缩、骨折后关节肿胀与功能障碍、慢性扭伤、腱鞘炎、瘢痕增生等。

2) 干热空气浴疗法:用一定的热源,使患者治疗部位的周围空气变热,以热空气作为递质,将热能传至机体达到治疗作用的方法为干热空气浴疗法。如电光浴疗法(辐射热疗法)即是较常用的一种干热空气浴疗法。

治疗作用以温热效应为主,适用于外伤性或代谢性关节炎、肌炎、神经痛、神经炎、盆腔炎、肥胖症等。

8. **磁疗法** 应用磁场作用于人体穴位或患处的方法称为磁疗法,磁疗法在我国有悠久的应用历史,该法经济、简便,对某些疾病有不同程度的疗效。

[作用特点] 磁疗法对人体的影响同多种因素有关,如恒定场和交变场、均匀场和非均匀场、强磁场和弱磁场等,磁场对生物体的作用基础是由于磁场影响体内

生物电和生物高分子磁矩取向作用,使生物体产生一系列理化反应,也有人提出磁场对机体的作用是磁场能量和机体原子、分子的基本能量之间发生的磁共振,而加速或减慢生物体的生化反应,影响酶的活性。

[临床应用]

1) 镇痛作用:磁场有较好的镇痛作用,不仅对创伤性疼痛、神经性疼痛、炎症性疼痛、痉挛性疼痛有效,甚至癌性疼痛也可尝试。其主要机制在于磁场可以提高痛觉阈值。

2) 镇静作用:磁场有改善睡眠、延长睡眠时间、缓解肌肉痉挛、减低肌张力等作用,常用于神经衰弱和失眠的辅助治疗。

3) 消炎作用:磁场通过对组织理化反应的改变、血液循环的改善以及免疫功能的影响产生较好的消炎作用,对磁场作用范围内的浅层炎症效果满意,临床可用于睑腺炎、脉管炎、肌腱炎、软骨膜炎及皮肤的浅层炎症。

4) 消肿作用:磁场使局部血液循环改善,致使渗出吸收,对局部或肢体的肿胀有缓解效果,治疗急性扭挫伤、产后会阴水肿、耳廓假性囊肿、外伤性血肿、炎性外痔等有效。

5) 降压作用:临床证明磁场有一定的降压作用,尤其对早期高血压,目前认为其降压机制可能是磁场通过穴位,调整了自主神经功能,解除了毛细血管痉挛,减少了外周阻力。

磁疗法可根据需要选择永磁材料贴敷(磁片、磁珠、磁带、磁块)、旋转磁疗机、磁按摩机、电磁感应治疗机、磁水处理器等多种技术,并根据个体情况选择适当的剂量、时间和疗程。

临床应用磁疗可用于软组织损伤、血肿、神经炎、神经痛、关节炎、神经衰弱、高血压、颈椎病、肩周炎、面肌抽搐、乳腺小叶增生、颞颌关节炎、支气管炎、哮喘、视网膜炎、痛经等。

9. 水疗法　水疗法(hydrotherapy)是利用水的温度、静压、浮力及所含成分,以不同方式作用于人体来防治疾病和促进康复的方法。水的医疗价值在于它有很重要的物理性质:① 热容量大、导热性强,具有明显的温度作用;② 具有静压力和浮力,并通过人工加压的方式使其产生冲击力,有较好的机械作用;③ 水是良好的溶剂,可溶解多种物质而发挥治疗作用。

[治疗作用]

1) 温度作用:冷水擦浴可降低体温或兴奋神经;不感温水(当物体温度与皮肤

温度相同时,没有任何温度感觉,此种温度称为不感温度,一般为 33~35 ℃)可治疗失眠症;热水浴可促进血液循环,降低韧带紧张度,缓解痉挛,减轻疼痛。

2)机械作用:包括静压作用、浮力作用和冲击按摩作用。① 静压作用:产生的静压可压迫周围血管和淋巴管,促进体液回流;压迫胸廓、腹部可促进呼吸运动。② 浮力作用:人体在水中失去的重量约为体重的 9/10,故在大气中运动较困难的肢体在水中可借助浮力较容易地运动。③ 冲击按摩作用:水由一定高度向人体冲击,或通过人工加压以特定的方式(直喷浴、针状浴等)作用于人体时,将产生冲击作用,可治疗腹壁松弛、肥胖症等;此作用与冷水作用结合,通过皮肤感受器可调节神经功能。

3)化学作用:取决于溶解在水中的各种矿物质、气体、药物和放射性物质的作用。

[治疗技术]

1)水疗法种类:① 按作用部位分为:局部和全身水疗。② 按作用温度分为:冷水(低于 25 ℃)、低温(25~33 ℃)、不感温水(34~37 ℃)、温水(38 ℃)和热水(38 ℃以上)。③ 按水中成分分为:淡水浴、药物浴、水气浴、矿泉浴和海水浴。④ 按应用方法分为:浸浴、淋浴及水下运动。

2)注意事项:① 进行全身浸浴或水下运动时,防止溺水。② 冷水浴时,温度由 30 ℃逐渐降低,治疗时须进行摩擦或轻微运动,防止着凉,注意观察皮肤反应,出现发抖、口唇发绀时,应停止治疗或调节水温。③ 为保持水疗室的温度和湿度,必须有良好的通风和保温设备。

3)临床水疗多用于:脊髓不全损伤、脑血管意外偏瘫、肩-手综合征、肌营养不良、骨折后遗症、骨性关节炎、强直性脊柱炎、疲劳、类风湿关节炎、肥胖、神经衰弱等。

10. 生物反馈疗法 生物反馈疗法(biofeedback therapy)是指患者通过有意识的学习训练,以调节、控制、改变机体内各种生理变化、内脏功能的一种方法。这种方法对许多疾病,尤其是应激引起的疾病有显著疗效。

[治疗作用] 生物反馈利用现代生理科学仪器,通过人体内生理或病理信息的自身反馈,使患者经过特殊训练后,进行有意识的"意念"控制和心理训练,通过学习达到随意调节自身躯体功能,从而消除病理过程,恢复身心健康。

实验证明,心理(情绪)反应和生理(内脏)活动之间存在着一定的关联,心理社会因素通过意识影响情绪反应,使不受意识支配的内脏活动发生异常改变,导致疾病的发生。生物反馈疗法将正常属于无意识的生理活动置于意识控制之下,通过生物反馈训练建立新的行为模式,实现有意识地控制内脏活动和腺体的分泌。

[治疗技术]

1) 生物反馈训练方法:① 肌电生物反馈:用于偏瘫患者。② 松弛性反馈:用于高血压、痉挛性斜颈、垂足、偏瘫、紧张性头痛患者。③ 皮温生物反馈:一般测指尖温度,在视觉及听觉反馈信号引导下训练到能将情绪改变,以及与指尖温度改变结合起来。④ 血压生物反馈:用于高血压患者。⑤ 脑电生物反馈:可用于精神抑郁症患者、神经衰弱及失眠患者。⑥ 心率生物反馈治疗:可用于控制室性期前收缩、心房纤颤患者。

2) 注意事项:① 治疗的主要目的是让躯体肌肉及精神状态放松,即任其自然,解除焦虑患者习以为常、警觉过度与反应过度的身心状态。② 心理要求处于此时此地的状态,既不对过去念念不忘,也不对将来忧心忡忡,不要把思维集中在解决任何现实性问题上,而应任其无意志地自由漂浮。③ 松弛状态下可能出现一些暂时性的躯体感觉,如四肢沉重感、刺痛感、各种分泌的增加、精神不振、漂浮感等,应事先告知患者,以免引起患者不必要的恐慌和焦虑。

3) 临床应用生物反馈疗法多用于:脑血管意外后遗偏瘫、紧张性头痛、脑性瘫痪、肌痉挛、面瘫后遗症、其他中枢性或周围性瘫痪、高血压、雷诺现象、神经衰弱、失眠、心房纤颤、心动过缓、夜间磨牙、胃、十二指肠溃疡、胃肠功能亢进等。

11. 体外冲击波疗法 体外冲击波疗法(extracorporeal shock wave therapy, ESWT)是一种应用体外冲击波治疗机发出的冲击波,通过体外聚焦作用于治疗部位,该冲击波利用液电能量转换和传递原理,造成不同密度组织之间产生能量梯度差及扭拉力,达到裂解硬化骨、促进组织血管生长及骨愈合等目的,是一种非侵入性、组织损伤小、无痛苦治疗骨科疾病的新技术,其独特而显著的疗效已经得到了医学界充分肯定。其生物学作用及生理效应能明显抑制疼痛,因此也是物理镇痛的重要物理因子。

[适应证]

1) 骨组织疾病:主要有骨折延迟愈合、骨折不连接及股骨头缺血性坏死。

2) 软组织慢性损伤性疾病:主要有肩部慢性损伤性疾病如肩峰下滑囊炎、肱二头肌长头腱炎、钙化性冈上肌腱炎。

3) 肘部慢性损伤性疾病:主要有肱骨内上髁炎、肱骨外上髁炎。

4) 髋部及膝部慢性损伤性疾病:如弹响髋、跳跃膝(胫骨结节骨软骨炎)。

5）足跟部疾患：如跟痛症及足底筋膜炎。

[禁忌证]

1）严重心脏病、心律失常及高血压患者。

2）年老体弱，全身情况很差患者。

3）安装有心脏起搏器患者，避免造成心脏起搏器工作异常。

4）出血性疾病凝血功能障碍患者。

5）使用抗免疫药，免疫抑制药有可能影响冲击波疗法诱导的组织损伤修复过程。

6）各类肿瘤患者，避免造成肿瘤生长加快及扩散。

7）孕妇。

8）感染及皮肤破溃患者。

9）冲击波焦点位于肺组织患者。

10）大段缺损性骨不连，骨缺损大于 3 cm 患者应行植骨手术治疗。

（五）物理治疗的适应证和禁忌证

一般下述疾病可尝试物理因子治疗：① 神经系统疾病。② 内科疾病。③ 外科疾病。④ 妇产科疾病。⑤ 儿科疾病。⑥ 皮肤科疾病。⑦ 五官科疾病。

一般情况下，高热患者、有出血倾向的疾病、结核患者应禁用物理治疗，恶性肿瘤患者常规物理治疗也应慎用，妊娠和经期耻区要避免使用，空腹、过度劳累和餐后 30 分钟内，也不宜用强力的物理治疗。

三、心理疗法

心理治疗又称精神治疗，是应用心理学的原则与方法，通过语言表情、举止行为并结合其他特殊的手段来改变患者不正确的认知活动、情绪障碍和异常行为的一种治疗方法。治疗的目的在于解决患者所面对的心理困惑、减少焦虑、抑郁、恐慌等精神症状，改善患者的非适应行为，包括对人对事的看法、人际关系、并促进人格成熟，能以较为有效且适当的方式来处理心理问题和适应生活。因为在治疗过程中主要运用心理学的知识和方法来进行，医务工作者主要通过语言、表情、文字、图画、电影、电视等对患者施加影响而达到治愈或减轻疾病的目的。疼痛作为一种主观感觉，受心理社会因素影响较大，很多研究都证实，心理性成分对疼痛性质、程度和反应以及镇痛效果都会产生影响，因此疼痛的心理治疗具有其特有的重要地位。

(一) 疼痛心理治疗中的注意事项

要想成功运用心理疗法帮助疼痛患者,必须明确心理干预目的并不是消除疼痛,而是减少慢性疼痛患者对镇痛治疗的依赖性,减少应用医疗保健系统,最终恢复家庭、工作和社会责任感。同时还需注意以下几个问题:① 明确诊断。确定患者疼痛的性质。在一时难以明确病因时,切忌轻易扩大疼痛的心理因素成分。② 建立良好的医患关系。同情和信任是所有心理治疗成功的基础,疼痛的心理治疗也不例外。③ 帮助患者树立信心。在暗示治疗中患者本人对治疗的信心对治疗效果具有一定的决定性作用。④ 减少患者的紧张情绪。有专家指出,患者处于松弛状态,暗示治疗效果比较好,因此对一般松弛治疗无效者,可预先给予抗焦虑药或起效比较快的催眠药。⑤ 注意多种方法的配合使用。不宜单独采用心理疗法,即使是心因性疼痛也必须配合其他措施,而且很多情况下,需要 2 种或 2 种以上的心理疗法联合应用才能获得理想的效果。

(二) 安慰剂治疗

安慰剂是指形式上采取某种治疗措施,而实际上并未真正给予会产生效果的治疗,如肌内注射生理盐水、口服淀粉胶囊等。安慰剂的使用在某些临床药物疗效试验中应用比较普遍,对照组所用的形式上与治疗组相似而理论上不应当起治疗作用的治疗即列为安慰剂。安慰剂是通过患者的信念起作用的。安慰剂等于不治疗,这似乎是事实。可是,如果癌痛患者有规律的、定期地使用吗啡治疗,当秘密地用单纯生理盐水替换吗啡注射液时也会使许多患者疼痛减轻,其他一些症状也会缓解,而且症状缓解的时间与使用吗啡缓解过程相似。可见安慰剂对疼痛有积极的治疗作用。一般认为,安慰剂对急性疼痛并伴有焦虑情绪患者的疗效要优于慢性疼痛者,前者首次给药有效率可达到 40% 左右。必须注意的是,使用安慰剂有效的患者,并非意味着他原来的疼痛是假的。而且,多次重复使用安慰剂,其有效率会大大降低。

(三) 暗示疗法

暗示疗法是通过给患者积极暗示来消除或减轻疾病症状的一种治疗方法。在非对抗的条件下,暗示者通过语言、表情、姿势以及其他符号刺激患者第 2 信号系统,影响其心理与行为,使其接受暗示者的意见和观点,或者按所暗示的方式去活动。运用暗示的方法,可帮助疼痛患者解除焦虑不安情绪,以减轻疼痛,或增强各种镇痛的治疗效果。有时候可采取与安慰剂治疗相结合的暗示治疗,如在给药前给予言语暗示,强调该"镇痛方法"的镇痛时间和镇痛效果,以达到更好的镇痛效果。一般来说,女性较男性暗示治疗效果略好,而年龄和教育程度与暗示疗法效果没有明显的关系。

(四) 催眠疗法

催眠镇痛是最古老的镇痛方法之一,正式在医学中应用始于 18 世纪。催眠术曾用于缓解各种与内科疾病和外科疾病有关的疼痛。尽管催眠作为一种临床手段曾经广泛用于疼痛治疗,可关于催眠镇痛的临床效果,系统地收集到的信息却相对很少。

催眠状态是指介于清醒与睡眠之间的一种状态。患者被催眠后,意识范围会缩小,暗示感受性增强,因此医学上常常将暗示和催眠联合应用,甚至作为一种治疗措施。催眠镇痛的机制尚不明确,可能是改变了人的认知系统,而不是彻底阻断疼痛的产生或传导,因此镇痛效果往往不完全。治疗时首先使患者注意力集中并产生视觉疲劳,至患者想睁眼举手而不能时,即已比较理想的催眠状态,这时施以反复多次的语言暗示,如"你现在已不痛了"等。在暗示治疗之后,可进一步暗示患者使之入睡,并自然清醒过来。一般催眠暗示治疗需要半小时左右。

本方法曾用于某些手术如分娩、牙科手术等,还用于偏头痛、幻肢痛、烧伤等的镇痛治疗。

(五) 松静疗法与生物反馈疗法

松静疗法又称松弛疗法,通过锻炼放松肌肉,缓解血管痉挛,消除紧张焦虑情绪,普遍降低交感神经系统及代谢活性,以达到减轻疼痛的效果。一般的观点认为,松弛疗法的机制与瑜伽、气功以及日本神道的人定相似,只是方法更为简单。治疗时,首先使患者保持一种舒适自然的坐位或卧位;然后令其依照治疗者的指令从头到足依次放松全身肌肉,有时也可以用录音带播放导语指引患者;继之,患者闭目凝神,驱除杂念,平静地呼吸。有时可教患者在意念中假设一气源,以意领气,运行于脉络之中,环复全身。

生物反馈疗法是在松静疗法的基础上发展起来的,旨在提高患者自我控制自主神经功能的能力,并帮助其更好地摆脱不良情绪,在发达国家,本法颇为流行。

基本方法是用电子仪器将某些生理功能转化为某种声光信号,而患者就是根据这种信号来训练自己。如肌电反馈治疗紧张性头痛,患者取舒适卧位,在额肌插上电极,并戴上能听取肌电转化为声音的耳机,额肌收缩时患者可听到声音,肌肉紧张程度越高,耳机内的声音越高;反之,肌肉松弛时,声音则变低。患者自我训练使声音变低,从而达到放松肌肉缓解紧张性疼痛的目的。如治疗偏头痛时,以手的温度作为血管扩张的信号,训练患者提高手温缓解血管痉挛,或者光电容积描记器将颞动脉搏动的振幅反馈给患者,训练其降低颞动脉搏动振幅,使颅外动脉回缩,都可以减少偏头痛的发作。除了治疗头痛外,其他类型的疼痛,如腰背痛、颞下颌关节痛、雷诺现象、斜颈、颈区疾病、关节炎、幻肢痛、反射性交感神经营养不良等也有人使用生物反馈疗法并取得较好的效果。

(六) 认知疗法

认知疗法方法简单,易于掌握和操作,因此有些学者对此类方法十分推崇。具体方法如下。① 意念分散:本方法的机制在于引导患者摆脱疼痛意境,分散疼痛感知-疼痛心境-疼痛反应的轴线,即痛轴,具体操作时,医护人员以普通问诊的方式,使患者充分发挥自己的想象力,进入一种欣悦境界中。② 转化疼痛概念:即帮助患者转化疼痛的含义,根据患者对疼痛特点的描述,启发他将痛的感觉转化为"压迫感""震动感"和"冷热感"等。③ 转移注意力:根据病情严重程度,帮助患者集中精力从事某项活动,可以是体育活动,也可以是音乐、美术或其他娱乐活动,形成疼痛以外的专注力。

(七) 行为疗法

患有疼痛的患者有着广泛的各种各样的与疼痛相关的行为,如抱怨疼痛、服镇痛药或以缓慢的且谨慎的方式活动,这些就是疼痛行为。疼痛行为向周围传达这样一个事实,患者正在经受疼痛。而一些持续性疼痛患者会经常表现出一种高水平的不适当的疼痛行为,如过分依赖麻醉药、卧床休息、过度的持久坐位或生活方式的受限制。

行为疗法的理论基础是,一切行为包括疼痛行为都是通过学习获得的,而且可以通过学习加以改良和纠正。使某种行为增加称为正加强作用,减少某种行为称为是负加强作用。对疼痛行为具有正加强作用的因素有休息、服镇痛药、外界过分的关心与同情等。行为疗法就是要减少正加强作用,增加负加强作用。

行为疗法的基本原则有 3 个方面：① 减少对疼痛行为具有正加强作用的因素，如不要对患者的疼痛过分关心和注意，药物治疗由按时治疗逐渐变为按需给药，或者将药物混在果汁、糖浆之内，逐渐减少用量。通过减少正加强作用，减少患者的疼痛行为，如呻吟、求助、长时间卧床。② 增加对疼痛行为具有负加强作用的因素，即鼓励患者适当增加体力活动，合理安排文娱和体育活动进程。③ 使前两方面的改变在日常生活中得以维持并巩固。

行为疗法比较适合于慢性疼痛患者，治疗多以住院方式进行，一般总疗程在 5～7 周。行为疗法已经帮助许多慢性疼痛患者提高他们的活动水平和生存质量，减轻了他们对药物的依赖，回到了一个更为有效的生活方式中。行为治疗原理通常为许多特殊住院患者和门诊患者的治疗计划提供理性基础。即使在不严格坚持一种行为观点的疼痛计划中，治疗专家也经常使用行为治疗技术，如活动自我控制、社会支持和因时间而定的疼痛药物。

(八) 认知-行为疗法

疼痛的认知-行为治疗法的产生最初来自精神卫生问题的研究，如焦虑、抑郁和恐慌症。该方法强调一个人如何想很大程度上决定他如何感觉和行为。这种治疗是经验性的调研、现实性的试验以及医生和患者之间解决问题的一种协作过程。它重视患者的意念、情想、信念和行为的本质及其变化。20 世纪 70 年代早期以来，很多学者在疼痛认知-行为治疗方面开展了大量实验研究和临床应用研究，实验室已经证明认知-行为疗法对增强各种伤害感受性过程的耐受性有效，多项关于各种类型疼痛综合征的临床研究也证明这种方法有效，是一种很有前途的治疗方法。

1. 治疗的分期　治疗方案的实施一般包括 5 个阶段：① 初始评估。② 医患联合，使患者对疼痛形成新概念。③ 让患者获得，巩固应对疾病的技巧，包括认知-行为方法的预演训练。④ 全面推广治疗，坚持治疗，预防复发。⑤ 巩固提高阶段和随诊。

2. 治疗方法　认知-行为疗法的主要技术包括两方面，改变患者的思想观念和行为状态；围绕这两个核心内容还包括一些促进性的方法，如分级练习、布置家庭作业、娱乐、复发预防培训和社会技能培训。

(1) 纠正不良认知：① 认识自动思维。在激发事件与消极情感反应之间存在着一些思想活动，患者通常未意识到这部分习惯的思维活动，称为"自动思维"。可用 Ellis 的"情绪困扰的 ABC 理论"说明激发事件 A 与反应 C 之间有信念或思维活动 B 的影响作用,帮助患者认识自动思维的存在和影响。② 列举认知歪曲。患者的心理或行为障碍与认知歪曲或错误密切相关,受其影响。向患者列举出认知歪曲,可以帮助他提高认知水平和矫正错误思想。③ 改变极端的信念或原则。用现实的或理性的信念或原则替代极端或错误的信念原则。如让患者把生活中的各种问题按急缓程度排序:家庭、职业、人际关系、娱乐、经济状况、身体健康。这样患者就会意识到疼痛只是生命中需要解决的一个问题而不是生命的决定因素,从而降低患者对疼痛的恐惧和焦虑,增强康复信心。④ 检验假设。帮助患者认识事实,发现自己对事物的认识歪曲和消极片面的态度。⑤ 积极的自我对话。可以要患者坚持每天回顾并发现自己的优点或长处并记录;还可以要患者针对自己的消极思想,提出积极的想法。

(2)行为指导:① 等级任务安排。应用化整为零的策略,让患者循序渐进,逐步完成若干力所能及的小任务,最后实现完成大任务的目的。② 日常活动计划。治疗者与患者协商合作,安排一些患者能完成的活动,每天、每小时都有计划和任务。活动的难度和要求随患者的能力和心情改善而提高。③ 困难程度和愉快程度评估技术。让患者填写日常活动记录,在记录旁加上两栏评定,一栏为困难程度评分,另一栏为愉快程度评分。④ 教练技术治疗师为患者提供指导、反馈和阳性强化,帮助患者分析问题和发现问题,当他有困难时给予鼓励,有进步时给予强化。

(3)放松和控制注意力的练习:① 放松训练。这是一种通过自我调整训练,由身体放松而引起整个身心放松,从而消除紧张的行为训练技术。要求患者交替收缩或放松自己的骨骼肌,同时体验自身肌肉的紧张和松弛程度以及有意识地去感受四肢和躯体的松紧、轻重、冷暖的程度,从而取得放松的效果。目前,放松疗法种类繁多,学习放松术的途径也不是唯一的,要根据不同患者的不同需要选择一种更行之有效的放松疗法。② 注意力训练。注意力转移可以减轻疼痛。首先,告诉患者在某一段时间把注意力集中在某一特定事件上,当患者能够很好地控制注意力时,接下来就要指导患者进行注意力转移。转移注意力的能力对慢性疼痛患者来说是非常重要的。

四、中医疗法

疼痛有很多种,其病因复杂而多变,中医学认为外因(风、寒、暑、湿、燥、火)、内因(情志过极、痰、瘀)、不内外因(外力碰伤、虫蛇咬伤、运动或车祸受伤),均可致疼痛。中医在疼痛治疗中宜本着治病求本的原则,分别采取通与补的方法,且手段灵活而丰富,可内服中药、针灸按摩、药物外洗、熏、敷、膏、贴、热熨等,都有显著的镇痛效果,有着广阔的前景和深远的意义,也有着西医无法取代的地位。

(一) 中药镇痛

在中草药的百花园中,有不少是具有镇痛作用的,中药在疼痛治疗中的作用是不容忽视的,现在人们熟知的镇痛药大多取材于植物。吗啡来源于罂粟,阿司匹林来源于柳叶。现代医药中镇痛药物种类繁多,但不良反应不少。如消炎镇痛类药,连续服用,可引起消化道症状、皮疹、水肿等不良反应,对既往有消化道溃疡的患者需慎重使用。而用中药治疗头痛或关节痛则很少出现不良反应。

1. 中药的基本知识

(1) 中药的性能:指药物的性味和功能,是中医用以解释中药作用原理的理论。其内容包括四气、五味、升降浮沉、归经、药物毒性等。

1) 四气、五味:① 四气指寒、热、温、凉四种药性,是药物性能的总体归纳。其中温与热、凉与寒只是程度的不同,微寒即为凉,微热即为温,因此实际上是寒与热两个方面。② 五味就是指辛、甘、酸、苦、咸五种不同的药味。有些药物具有淡味和涩味,习惯上把淡附属于甘,涩包括在酸之内,因此仍然称为五味。药物的味与药物的作用之间,有一定的规律性联系,临床实际中,往往将其作为选择用药的参考。

2) 升降浮沉:指药物在人体内的四种作用趋向,是相对于疾病所表现的趋向而言的。升和降,浮和沉,相互对应。一般来说,升浮的药物主向上向外,有升阳、发表、散寒、温中的作用;沉降的药物主向下向内,有降气、潜阳、泻下、清热的作用。

药物升降浮沉的作用趋向,主要取决于药物气味的厚薄(厚指气味浓厚,薄指气味清淡)和质的轻重。一般来说,辛、甘和温热的药物多升浮,苦、咸和寒凉的药物多具沉降;质轻者多升,如花叶及其他质地松轻的药物;质重者多降,如植物的种子果实及其他质地重的药物。但亦有例外,如旋覆花、厚朴花的作用趋向却是向下,蔓荆子、牛蒡子的作用趋向却是向上。此外,药物的升降浮沉还可因配伍或加工炮制而发生改变。

3) 归经:指药物对机体某些部位的"选择性"作用。人们在长期的医疗实践中,观察到某些药物对某些脏腑、经络的病证有特殊的疗效,经过整理归纳,并以脏腑、经络学说为基础,逐步总结出中药的归经规律。如桔梗能治胸闷咳嗽,归肺经;龙胆草能清肝胆之热,归肝胆经等。有些药物不但能自入某经,还能作为其他药的向导,将其他药物引入某经,称为"引经药"。处方时可利用引经药的这种性能,引导药物直达病处,以增强疗效。

(2)中药的炮制:中药主要来源于自然界的植物、动物和矿物,使用时必须根据医疗和制剂的需要,对原药材进行加工处理。这种对原药材进行加工处理的过程,称为炮制。其意义在于炮制可除去杂质和非药用成分,可矫臭矫味,可改变药物的性能,可以消除或减轻药物的毒性,还能使药物便于制剂和贮藏。炮制的方法有水飞、炒、炙、煅、蒸等。

2. 中药镇痛的机制 临床上疼痛的性质多种多样,有胀痛、刺痛、冷痛、灼痛、绞痛、坠痛、隐痛、游走疼痛、固定疼痛、遇风疼痛、遇热疼痛、喜温喜按疼痛、怕热拒按疼痛等,疼痛的病因病机也不同,但不外虚实两类。虚是不荣则痛,有气虚、血虚、阴虚、阳虚;实是不通则痛,有气滞、血瘀、寒凝、积滞、风湿热邪阻滞经络等。痛证的临证施治,重在辨证。实者祛其有余、虚者补其不足,为治痛之大法。据此方能使风者疏、寒者散、热者清、湿者除、塞者通、积者化、瘀者消、滞者行、陷者升、浮者潜、枯者荣,经络疏通气机调畅、阴平阳秘、脏腑调和、诸痛自除。

(1)活血祛瘀镇痛:适用于寒凝、气滞、外伤等导致的瘀血诸痛。

(2)祛风胜湿镇痛:适用于外感风邪所致诸痛。

(3)行气镇痛:适用于肝郁不畅,气机郁滞;或实邪阻滞,腑气不通的疼痛。

(4)温阳镇痛:适用于外感风寒,或寒邪直中所致诸痛。

(5)麻醉镇痛。

(6)通络散结镇痛。

(7)清热解毒镇痛:适用于外感温热之邪所致诸痛。

3. 常用的镇痛方剂

(1)葛根汤(成分略):适用于上半身(主要是颈、背、肩)的疼痛,特别是肌痛和僵硬。明显消瘦及虚弱的人不宜采用。

(2)桂枝加术附汤(成分略):适用于锐痛、虚证。如颈、肩、腕痛、肩周炎、风湿痛、腰痛、三叉神经痛、肋间神经痛等。可根据疼痛的变化进行加减。

(3)五积散(成分略):适用于腰痛、肋间神经痛、风湿痛以及自诉上半身发热下半身寒冷(上热下寒)者。

(4)小柴胡汤(成分略):适用于颈项部疼痛、肩凝、腰痛、头痛等。

4. 其他方法

(1)药熏:用配制好的草药放在特制的熏蒸床内,患者躺在床上,接上电源,加热,使药液蒸发致患处,达到消炎镇痛的效果。

(2)外敷:① 膏药外敷用配制好的膏药直接贴于患处。如香桂活血膏、麝香止痛膏、蟾酥膏等。② 草药外敷用配制好的草药,如强腰散、郑氏新伤药、巴豆斑蝥生姜膏等,直接敷于患处,也可以用单味的中药如冰片、蟾酥等调和直接敷于患处。

5. 护理

(1)中药的煎法:汤剂是临床常用的剂型,正确的煎煮方法有利于药物效用的正常发挥。

1)煎药用具:煎药的器具宜用带盖的砂锅、瓦罐,也可用搪瓷锅、不锈钢锅。

2)煎药用水:原则上以洁净水煎药,水量以高出药面 2 cm 为度。如属补养药或吸水性强及煎药时间久的药物,可适当多加些水;质地轻,煎煮时间短可适当少加水。第 2 煎(即返渣再煎)时加水量为头煎的 1/3～1/2,另外还可根据年龄及病情而定,如小孩及水肿患者宜少加水,发汗药可适当多加水。

3)煎药浸泡:为了能使药物充分湿润,有利于有效成分的煎出和提取,煎药前应先将药浸泡,一般粗末类浸泡 5～10 分钟,饮片类浸泡 20～30 分钟。

4)煎药火候:火分文火、武火。文火即小火缓煎,武火即大火急煎。煎药一般采取先武火后文火的方法,在未沸前用武火急煎,沸后改用文火慢煎。还应根据药性来掌握火候,如质地轻、气味芳香的药,宜用武火急煎;质地重或滋腻补益药,宜用文火久煎。

5)煎药时间:煎药时间要根据药物的性能而定。解表清热、芳香类药物,为了避免药性挥发,药效降低,甚至改变药性,宜武火急煎,沸后 3～5 分钟即可,而且煎药时不宜频频打开锅盖使药物保持宣散作用。厚味滋补药则宜文火久煎,沸后再煎 30 分钟左右,使药效尽出。对乌头、附子、狼毒等毒性药,更宜慢火久煎,以减轻毒性。

6)煎药次数:一般 1 剂中药煎 2 次,即第 1 次药汁煎成后,返渣加水再煎,合并后分服。发表药有时煎服 1 次即可,补益类药有时可煎第 3 次。

7)特殊煎法:由于汤剂由多味药相加而成,药物的性味又各不相同,因此必须根据药物性质采取相应的煎法。

8)煎药注意事项:① 禁用铁器、铜器、铅器煎药。因中药中含有鞣酸质、苷类等成分,能与铜器或铁器发生化学反应,使药汁变黑或产生不溶性沉淀而降低药效。② 煎药前需用冷水浸泡药物,忌用沸水煎药,否则药物表面蛋白质易凝固变性,影响有效成分的析出。③ 煎药时容器要加盖,专人看守,不可疏忽,防止药液沸出或煎干。④ 煎药前要洗手,并保持容器、药物清洁干净。

(2)中药的服法:服药方法是否合理,对疗效有一定影响。因此,我们应视患者的病情而定,正确指导患者服药,以助疗效。

1)服药时间:一般来说,中药宜在两餐之间服。对胃肠有刺激和治疗眼科病的药宜在饭后服;补益药宜空腹或饭前服用;驱虫剂宜清晨空腹服;治疗疟疾的药物,宜在发病前2小时服;安神药宜在睡前服;慢性病服丸、散、膏丹、药酒者,应根据医嘱按时服。另外可根据病情每天服数次,有的也可煎汤代茶饮,不拘时服。个别方剂还有特殊的服法,如鸡鸣散应在天明时空腹冷服。

2)服药次数:汤剂一般每日1剂,煎2次分服,其间间隔4~6小时,临床可根据病情需要适当增减,如病在上部和呕吐者可将1剂中药少量多次分服;病在咽喉宜缓慢频服。

3)服药温度:汤剂一般多温服。热证用寒药,宜冷服;寒证用热药,宜热服;如系真寒假热,则热药冷服,真热假寒,则宜寒药热服;发汗解表药宜乘热顿服;凉血止血药宜偏凉服。

4)服药方法:① 服用作用峻烈或有毒制剂时,宜先进少量,而后逐渐增加至有效量,勿过量,以免中毒。② 散剂、粉剂药可用蜂蜜加水调和送服,或装入胶囊送服,切勿直接倒入口中吞咽,以免粉末引起呛咽作咳。③ 丸剂,颗粒小者,直接用开水吞服;大粒蜜丸,可以分成数粒吞服;若水丸质硬者,用温开水溶化后服用。④ 膏剂,根据服药剂量,用开水冲服,避免直接倒入口中吞咽,以免粘喉致吐或不易消化吸收,影响效果。⑤ 凡服酒剂,能饮酒者,不需加水,不能饮酒者,需加水冲淡服之。⑥ 口腔、咽喉疾患者须含服,神志不清者可用鼻饲。

5)服药后的观察:① 服解表发汗药后,宜卧床盖被,避免直接吹风,多饮热开水,以助发汗。发汗以全身微汗为宜,避免大汗淋漓,出汗过多耗伤精气,年老体弱者更应注意。② 服下泻药后,应观察大便次数、干溏及通畅情况。服驱虫药后还应观察大便中有无寄生虫排出。③ 服药酒者应考虑患者的酒量,不宜过多,若有乙醇过敏者忌服。④ 服烈性药后,要密切观察患者的神志变化,有无口、唇、舌、肢体发麻、抽搐及心律失常等中毒症状,若有不适,必须及时通知医生。⑤ 服药后需注意饮食禁忌,如服发汗药后禁食生冷、醋;服补益类药后禁食茶叶和萝卜;服接骨类药后禁食酸辣、荸荠等。还有鳖甲忌苋菜、荆芥忌水产品、蜂蜜忌葱等。

(二) 针灸镇痛

1. 针灸的基本知识　中医学认为"通则不痛,痛则不通",这也是中医对于针灸镇痛原理的总体认识。针法和灸法是两种不同的治疗方法。针法是采用各种不同型号的金属针,刺入穴位进行治疗的方法。灸法是采用艾叶制成的艾绒,熏灼腧穴或部位进行治病的方法,两者所用的器材和操作方法虽不同,但都是刺激人体的经络和腧穴而起到疏通经络、调和气血、扶正祛邪的作用,从而达到防治病痛的目的。

特殊的针灸疗法：① 耳针疗法;② 电针疗法;③ 穴位注射法;④ 腕踝针疗法。

2. 针灸镇痛的机制　病邪侵入人体内,或情志异常变化,导致脏腑经络中正常运行的气血受干扰和侵害,或运行不畅,或瘀滞不行,或产生逆乱,或壅塞阻滞,或气机升降失常等气血运行障碍瘀滞不通的病理改变,最后导致局部淤血、有些可致经络阻塞、有些可致内脏虚弱、有些致气血不和等。但不论何种疼痛,都有一个共同之处,那就是疼痛之处有瘀塞,包括血瘀、气郁、经络瘀塞等。正是由于这些瘀塞,造成了身体的疼痛感觉,即中医学认为"不通则痛"的疼痛病机。针灸之所以可以镇痛,就是因为针灸可以疏通这些瘀塞。针灸治疗通过对腧穴的刺激,可起到疏通经络、行气活血的作用,并可改善脏腑经络、组织器官病变部位所发生的血液循环障碍,使得气血运行通畅周流,从而改变了疼痛处营养状态,恢复了正常的生理功能活动,即达到了脏腑调和,经络通畅,阴阳恢复相对平衡的目的。

3. 护理

(1) 治疗前护理

1) 检查用具：各种毫针、治疗盘、镊子、安尔碘、棉签、空针、药物、磁珠等,准备齐全,并注意检查针体有无弯曲剥蚀、针尖是否带钩、太钝或太锐。有条件可用一次性毫针。

2) 消毒：各种毫针必须经过严格消毒灭菌,穴位领用安尔碘消毒;医护人员的手指也必须按常规消毒。

3) 做好心理护理：初诊患者做好解释工作,使之对针刺常识有所了解,消除对针刺的恐惧感,取得配合。

4) 选择体位：为了便于操作和显露腧穴位置,应尽量采用患者舒适而能耐久的体位。常用的有：仰卧位、俯卧位、侧卧位、仰靠卧位、俯伏坐位、侧伏坐位。

(2) 进针及出针

1) 进针：一般用右手持针,以拇、示指捏持针柄,中指靠在示指下方贴近针根,再以左手按押腧穴部位，两手协同动作，使针尖迅速透过皮肤，以减轻进针时疼痛。

2）出针：出针时须稍加转动再提出，不可一抽而出，以防针孔出血或遗留痛感。出针后根据情况酌情用棉球轻轻按压针眼。

（3）注意事项

1）过饥或过饱、酒醉、劳累过度时或身体虚弱的患者，应少针或缓针。

2）皮肤有感染溃疡、瘢痕或肿瘤部位，不宜进针，耳廓、手脚有冻伤、有炎症的部位应禁针。

3）孕妇3个月以下者，少腹部、腰骶部穴位禁针；3个月以上者，上腹区、腰骶部以及其他一些能引起剧烈针感的腧穴（合谷、三阴交、昆仑、至阴）等禁针；婴儿囟门部禁针。

4）有出血倾向疾病，如血友病等患者不宜针刺。

5）耳针留针过程中，如果突然在原来疾病无关的其他部位发生疼痛、酸、胀等不适感，可将针略向后退或拔出，反应常可消失。

6）腕踝针进针一般应不同，进针痛时要调针，至不痛为度。调针时应将针退至皮下表浅部位，再重新进针，或检查针尖是否沿纵行直线方向插入。

（4）异常现象的处理

1）晕针：发现晕针应立即出针并安慰患者，嘱其躺卧，轻者给患者喝些热开水，休息片刻即可，重者用指掐或针刺人中、太冲等穴，再灸百会、足三里，促使苏醒。如仍不解除时，应采取其他急救措施

2）滞针：因肌肉一时性紧张所致的，应留针一段时间，然后再行捻转，即可出针，或在所刺腧穴的周围按压或针刺，以缓解局部紧张状态，而顺利出针；因针体受肌纤维缠绕而不能退出时，应轻轻捻转，将缠绕的肌纤维回释，再行轻度提插等待松弛后，便可退出。

3）弯针：如轻度弯曲，可慢慢地将针提出，不能再行捻转；弯曲的角度过大时，应顺弯的方向轻轻捻动，向针柄倾斜的方向慢慢退出。如果由于体位移动所造成的，应先矫正体位，再行退针。

4）折针：由于进针后强烈捻转，肌肉痉挛，或体位移动，尤其是针的材料不纯，针根剥蚀，或针根损伤，都可能造成折针。如遇到这种现象，护士要沉着，嘱咐患者不要移动体位。如果针体尚露在体表外面，用镊子取出；如折在皮内，用示指、中指在针的两边挤压，使针体露出，再用镊子取出；如针体已陷入深部，则须手术取出。因此，在临床上必须注意，仔细检查针的质量，并在选针时要注意针身的长度要比

准备刺入的深度长,这样就能防止折针的发生。

5)血肿:出针后,如针孔处有红色小点,这是临床上常见的现象,不须处理,自可消失。如出针后皮肤呈青紫色或肿起,这是误伤血管所致,应冷敷,24小时后用热敷,帮助消退。

6)后遗感:出针后,局部遗留酸痛感,多系针刺手法过量所致,轻者可以在局部上下循按,即可消失;较重的,除循按外,并在局部施灸,也可很快消除。

(三)推拿镇痛

推拿可使经络疏通、气血流畅,并使局部温热,通则不痛,热则痛缓,能驱寒止痛。推拿可以通过经络穴位来调节脏腑各组织器官间的平衡,加速新陈代谢,修复各种损伤,以达到防病镇痛的目的。

1. 推拿镇痛的基本知识　推拿又称"按摩""乔摩",是指在中医基本理论(尤其是经络腧穴学说)的指导下,通过在人体体表一定的部位施以各种手法,或配合某些特定的肢体活动来防治疾病的一种方式。

根据推拿治疗的目的,操作方法的不同,可以分为医疗推拿、保健推拿、被动推拿、自我按摩等类别。

2. 推拿镇痛的机制

(1)调节机体神经兴奋性:人体神经的兴奋和抑制是保持相对平衡的,推拿疗法对神经有调节作用。推拿的各种手法均能使神经兴奋或抑制,对神经有双重调节作用。推拿通过降低周围感觉神经末梢的兴奋性用于镇痛,如神经炎、神经痛等。较轻手法可以刺激运动神经,提高肌肉兴奋性;重手法则用来治疗肌痉挛,亦能促进损伤的功能恢复。腹部推拿可通过自主神经的作用,刺激消化腺分泌,增进消化吸收和调节胃肠蠕动功能。背腧穴的推拿治疗,可通过神经反射,影响脊髓和大脑的调节功能,从而使相应脏器的功能发生变化。

(2)疏通经络,解痉镇痛:损伤后,肌肉附着点和筋膜、韧带、关节囊等受损伤的软组织发出疼痛信号,推拿后加强了受损部位的血液循环,使局部温度升高,并通过适当刺激,提高了组织的痛阈,还将紧张或痉挛的肌肉充分拉长,解除了紧张、痉挛,取得了消除疼痛的作用。

(3)推拿镇痛:是通过改变机体内啡肽浓度使疼痛缓解。持续性疼痛会降低机体内啡肽的浓度,推拿可使体内的内啡肽浓度升高,使疼痛缓解。

(4)调整经络、气血与脏腑的功能。

(5) 改善心理：轻柔的推拿手法能使患者情绪放松、稳定，可减轻或消除心理上对疾病的不良反应，如抑郁、焦虑等。随着推拿治疗效果的积累，患者能逐步增强信心，主动配合治疗。因此推拿不仅对器质性病变是一种有效治疗方法，而且也是心理治疗的一种手段。

3. 护理

(1) 治疗环境：治疗室应整洁、宽敞、明亮、大小适宜。房间应有空调设施。在一面墙上应装有落地镜子，以备推拿师、患者锻炼时自我纠正姿势，诊疗床应坚固，规格一般长 2 m×0.8 m×0.8 m，床面柔软耐用，诊疗床应放置在四周不靠墙壁的位置，三侧放有能升降的凳子，以便推拿师操作。

(2) 防止误伤：操作者在诊疗过程中，应仔细、全面、正确的诊断病情，对暴力外伤患者，应排除骨折、关节脱位，明确是否有内出血继续存在等。对年老体弱者采用被动运动手法时，应轻柔谨慎，并应除外病理骨折因素如结核、肿瘤等。做幅度较大的被动运动手法如扳、抖动、牵引等，应协调柔和，切忌粗暴生硬。

(3) 防止自伤：推拿师应具备较强健的身体素质，应有一定的功力，平时应注意自我练功。临床操作过程中，应注意正确的身体姿势。要含胸拔背收腹，不要挺胸凸肚，亦不要塌肩屈背。要意到手到，身体相应移动，不要只是手移动而身体不动。站立时两足成丁八步，这样可使身体进退自如，转侧灵活，保持操作过程中身体各部动作协调一致。以上是推拿师的一项基本功。只有这样才能减少或避免自我劳损，提高疗效。掌握每一手法的操作要领，也能防止自伤，减少劳损。

另外，推拿师应当量力而行。对形体高大的患者施术时，若自觉力量相差悬殊，则有些手法可不必做，如背法。若做较大幅度的被动手法且患者形体又较大时，应当让患者配合好，采用巧力。

(4) 不良反应的预防与处理方法：在推拿临床中，有时可遇到个别患者出现某些不良反应，如晕厥、疼痛加重等。

1) 晕厥：体质虚弱，对疼痛过于敏感，或过于饥饿或过度紧张的患者，若推拿治疗时手法过重，易引起一时性晕厥。因此，对体质虚弱的患者，治疗时手法宜轻柔，被动活动手法应视患者忍受情况，幅度尽量减小，用力稍轻，避免晕厥的发生。饥饿状态的患者，一般不宜做推拿治疗，必要时手法应轻柔或先让患者喝些糖水。精神过度紧张的患者，治疗前应做好思想工作消除紧张心理，积极做好配合，避免晕厥的发生。在治疗过程中，若患者出现头晕、眼花、心慌等感觉时，应立即停止操作，让患者卧床休息，可以拇指轻柔内关穴。必要时静脉注射 50% 葡萄糖 20 mL。

2）疼痛加重：对腰腿、肩背疼痛患者，若手法过重或第 1 次推拿治疗患者不适应，有时出现疼痛加重，一般 1～3 日多能自行消除，亦可配合活血化瘀药物。在手法操作时应尽量轻柔和缓，以患者能忍受为度。

（5）注意事项

1）皮肤疾病、皮肤损伤处，不宜推拿。

2）正在出血部位不宜推拿。

3）孕妇、妇女月经期，腹部、腰骶部不宜推拿。

4）饥饿及剧烈运动后，推拿时应防止晕厥；推拿结束后，嘱患者休息 5 分钟，再离开。

5）男医生在诊治女性患者的某些疾病如乳房疾患、髋部疾患、腹股沟及股内侧疾患等，应由护士陪伴，以免引起不必要的医疗纠纷。

6）关于疗程，对治疗操作时手法刺激量较大的，一般采取隔日治疗，以便于病变处自我恢复；而操作手法轻柔，刺激量较小者，多采用每日治疗。急性病症以 3～5 次为 1 个疗程；慢性病症以 10～15 次为 1 个疗程。

（四）刮痧镇痛

1. 刮痧的基本知识　刮痧疗法是临床常用的一种简易治疗方法，是既可保健又可治疗的一种自然疗法。

刮痧治疗的特点：① 简易有效；② 安全可靠；③ 直达病所。

2. 刮痧镇痛的机制　刮痧疗法以中医脏腑经络学说为理论指导，众采针灸、按摩、点穴、拔罐等中医非药物疗法之所长，用专用工具（多以水牛角为材料制作刮痧板），蘸取活血药，沿经络机械刮拭病变处肌肤，使之局部充血，皮下毛细血管破裂出血，溢于皮肤，出现红斑或青筋疱块，使脏腑秽浊之气通达于外，周围气血通畅，把阻滞在经络的病理代谢物通过皮肤排泄出来，使病变的器官、组织、细胞得到氧气的补充而被活化，从而具有活血化瘀、调整阴阳、宣通气血、发汗解表、舒筋活络、排除毒素等作用，从而起到解热镇痛作用。在刮痧过程中出现红斑或青筋疱块，称为出痧。

3. 护理

（1）刮痧疗法的体位可根据需要而定，一般可采用仰卧、俯卧、坐位等，以患者舒适、能充分显露被刮拭部位及操作者有利于操作的最佳位置为宜。

（2）刮痧工具必须边缘光滑，没有破损不能干刮，必须时蘸取活血药或植物油等保持局部皮肤润滑,以免刮伤皮肤。

(3)治疗时要注意避风,室内气温低时要注意保暖,避免感受风寒,刮后多饮些热水,以助疗效。

(4)初刮时拭3～5下即见皮肤青紫而患者并不觉痛者,为本疗法适应证,如见皮肤发红呼痛者,则应停止刮拭而另用其他方法治疗。

(5)要因人因病因时刮拭。如患者体胖,时是夏天、急证者、实证者多采用用力重、速度快,两次之间无停顿的泻法。小儿、老年人体虚者,时是冬天则多采用力量轻、速度慢,两次之间略有停顿的补法,也可采用介于两者之间的平补平泻法。治疗前要结合四诊(望、闻、问、切)、八纲(阴阳、表里、寒热、虚实)进行综合分析,然后再确定所将采用的手法。

(6)取穴时除任督二脉上的穴位外,其余均刮双侧。

(7)刮拭后应擦去活血药或甘油,保持局部皮肤的清洁干燥,避免引起破溃感染。刮痧结束后可休息片刻,保持情绪平稳,不宜发怒烦躁或忧思焦虑,同时忌食生冷瓜果和油腻食物。

(8)凡危重病症,如急性传染病、急腹症、重症心脏病者,有出血倾向者,孕妇腹部以及饱餐或饥饿时禁止采用刮痧疗法。刮治部位皮肤有溃烂、损伤、炎症痔瘤等也应避免刮拭。

第四节　疼痛护理的组织管理

一、疼痛管理概述

疼痛管理是指通过疼痛评估、记录、治疗和护理,以控制疼痛的过程,包括缓解疼痛、提高生活质量和保持临终尊严。疼痛管理目标是控制疼痛,以最小的不良反应,缓解最大程度的疼痛。疼痛管理是一个长期、持续、动态和可行的疼痛控制的全过程。

疼痛护理管理是使医院中与疼痛有关的护理人力、物力、技术、信息和时间等要素有机的结合并最优的运转,达到提高疼痛护理工作效果和效率的护理工作。它的主要任务是明确各类医务人员在疼痛治疗、护理中的工作职责,研究制定并组织落实疼痛控制的标准,将疼痛控制的专业知识列入各级各类相关人员的教育训练范围内。有效地疼痛护理管理,组织各项疼痛治疗护理方案的制定和实施,是保证疼痛控制效果的重要方面。

我国虚拟现实(virtual reality,VR)技术的应用开始于 20 世纪 90 年代,随着研究不断深入,VR 技术在医学领域的应用优势日益突出,在护理教育、技能培训、临床护理中均取得了良好效果。作为一种分散注意力的疗法,VR 技术可分散个体对有害性刺激的注意,增加对愉悦感刺激的关注,从而减少疼痛信号传导,达到减轻疼痛感知的目的。近年来,VR 技术在疼痛管理领域的应用越来越多,有良好的发展前景。

二、疼痛管理的意义

(一)良好的疼痛管理有利于患者的预后

有效地镇痛是患者的迫切追求。但是我国在疼痛的护理方面研究和实践较少,缺乏相关的观念、知识、技术和方法,以致大部分患者的疼痛得不到有效的缓解。严重的急性疼痛如术后、创伤后疼痛可导致机体产生应激反应,使儿茶酚胺等物质分泌增加,引起脉搏、呼吸加快,血压、血糖升高,氧耗量增加等,干扰内环境的稳定,影响机体多个系统的功能,使机体免疫力下降,感染等并发症增加,延缓康复;而风湿、癌症等慢性病引起的疼痛,使患者长期遭受着疼痛的折磨,如得不到有效的镇痛治疗,导致患者心理损伤、无助感,甚至痛不欲生,产生轻生的念头和行为。合理、有效地镇痛可减轻或防止疼痛对身体和心理造成的一系列不利影响,促进康复进程,为患者提供安全可靠、简单易行的疼痛控制的方案是医护人员的责任。

(二)良好的疼痛管理有利于提高患者的生活质量

随着医学模式由生物医学转向生物-心理-社会医学模式,人们对医学的认识已由单纯生物学观点,扩大到心理学,社会学等学科范畴。在疾病治疗过程中,强调生命质量,其意义重大。疼痛可以直接影响患者的日常生活,如睡眠、饮食、活动等,尤其是对癌症患者,疼痛可以引发或加剧癌症患者抑郁、焦虑、失眠等症状,是影响生活质量的首要因素。国外许多学者提出,对于癌症晚期清醒的姑息疗法的患者,应当采取综合管理手段,使其达到完全无痛;对于临终患者的护理,则提倡使患者"无痛死亡"。也就是说,对于这部分患者的治疗,并不加速或延缓其死亡,而是以减少其痛苦、提高其生活质量为目的,因此,应该采取积极的态度为患者控制疼痛。

(三) 疼痛管理的效果作为评定医护服务质量的指标之一

1995 年,美国医疗卫生机构评审联合委员会(Joint Commission on Accreditation of Healthcare Organization,JCAHO)正式将疼痛确定为继体温、脉搏、呼吸、血压之后的第五生命体征,要求对所有患者进行疼痛评估。2001 年,美国护理学会的一项研究调查表明:实行疼痛管理的健康机构工作效率、患者满意度、员工满意度均逐年上升。加拿大护理质量改善的评价指标包括患者的满意度、疼痛控制的有效率、感染控制的有效率、护理不安全事件的发生率。由此看出,提高疼痛控制质量是提高医护服务质量中的重要内容,是护理内涵质量的重要组成部分。

三、疼痛服务的组织形式

目前,新理念、新药物和新技术不断应用于临床。理论上几乎 95% 以上的急性疼痛、80%～85% 的癌痛和 50%～60% 的慢性疼痛通过现有的药物治疗可以有效地控制。然而,国外报道仍有 50%～70% 的患者术后疼痛得不到最有效地缓解。调查发现,发达国家 30% 的人口受慢性疼痛困扰。在美国有 1/2 以上中、重度慢性疼痛的患者,一直没有得到充分地镇痛。国内 40% 的门诊患者有疼痛症状,其中 20% 以上以疼痛为主要症状,20% 以上的患者承受着疼痛造成的生理和心理困扰,严重影响患者的生活质量。

要解决镇痛效果不良这一问题的关键在于建立一个有效的疼痛管理体系,而不仅仅是发展镇痛技术本身。同时,国际疼痛研究学会强调,还应着手制定有关的规章制度和工作指南,经济、合理地减轻患者的疼痛。

(一) 急性疼痛服务中心

术后镇痛涉及麻醉医生、外科医生和护士,只有加强合作和协调,才能达到更好的镇痛效果。目前,国内开展术后镇痛质量不高的原因,并不是新技术或新药品发展和应用不足,而是由于手术后镇痛管理不当所致。APS 作为一种系统化的管理组织被急性疼痛尤其是手术后疼痛管理所选择,国外及国内部分医院也已建立APS。由麻醉医生、外科医生、专门训练的护士及药剂师等组成,专职负责疼痛的治疗和管理,大大提高了术后的镇痛效果,降低了并发症的发生率,使手术后镇痛治疗的安全性有了根本改善。

基本原则:① 以缓解病人疼痛和增加舒适度为中心目的。② 以临床医学、麻醉学、心理学、护理学、药理学等多学科合作方式为关键途径。③ 以不断更新知识、观念和掌握新技术为基础。

主要任务：① 术后疼痛、创伤后疼痛及分娩疼痛的治疗。② 推广术后镇痛的必要性及疼痛评估方法。③ 提高患者的舒适度和满意度。④ 降低术后并发症的发生率。除了美国健康管理政策和研究署的上述界定，当前多数医院 APS 还承担着全院的急性疼痛会诊工作。

目前 APS 管理模式有两种：即以麻醉医师为基础（anesthesiologist-based）的管理模式和以护士为基础（nurse-based）的管理模式。Rawal 和 Berggren 提出的以护士为基础、以麻醉医师为督导的急性疼痛服务体系（nurse-based，Anesthesiologist-supervised APS，NBAS - APS），能充分发挥护士的作用，被认为是目前最佳的急性疼痛管理模式。NBAS - APS 模式的主要内容：成立包括麻醉医师、外科医师、护士的疼痛管理委员会协调并领导全院的疼痛管理工作；成立以护士为基础的疼痛管理小组；对疼痛管理护士进行全面的疼痛知识培训；由护士定期进行疼痛评估；让护士及时使用（必要时）镇痛医嘱。该模式的主要特点在于充分发挥护士在疼痛管理中的作用。研究证明，实施 NBAS - APS 管理模式后，能有效提高镇痛效果和患者的整体满意度。

（二）疼痛科和疼痛门诊

2007 年 7 月 16 日我国卫生部签发了"卫生部有关在《医疗机构门诊疗科目名录》中增加'疼痛科诊疗项目的通知'文件（卫医发〔2007〕227 号）"，确定在《医疗机构诊疗科目名录》中增加一级诊疗科目"疼痛科"。根据这一文件，将在我国二级以上医院开展"疼痛科"诊疗科目诊疗服务，主要进行慢性疼痛疾病的诊断与治疗。

目前国际认证的慢性疼痛机构亦是多学科疼痛门诊和疼痛中心（multidisciplinary pair clinic，MPC）；治疗模式主要有多学科疼痛门诊、多学科疼痛中心、单科疼痛门诊及症状疼痛门诊等。

目前疼痛门诊的模式有：① 多学科疼痛诊疗中心。医院将康复科、针灸科、理疗科和疼痛科门诊等相关的人员整合在一起，组建疼痛门诊中心。② 以神经阻滞治疗为主的疼痛科。这种模式是当前最常见形式，基础是麻醉科的疼痛门诊，其主要业务范围为慢性疼痛的诊疗。③ 以理疗为主的颈肩腰腿痛专科。有些医院没有麻醉科的疼痛门诊，而有颈肩腰腿痛专科门诊，以此为基础成立疼痛科。

主要服务：① 心理服务包括评估和测试个人或家庭的心理治疗。② 理疗是

MPC 的关键组成部分。③ 社会服务主要提供家庭咨询、患者和家属健康教育。④ 职业服务主要帮助患者重返工作和其他生产性活动。

目前从全国范围来看，独立设置疼痛科的医院并不多，疼痛诊疗还只是麻醉科医生的副业。而在美国 60% 的疼痛科医生是麻醉科医生，40% 分布在其他各学科。今后随着疼痛科的发展，以麻醉科的疼痛管理理念和神经阻滞技术为基础，结合影像科、骨科等相关学科的诊疗技术如介入治疗技术，形成疼痛科特有的诊疗技术，并通过专业医护人员的规范化培训，疼痛学科技能获得更大的发展。医院的管理从独自运行式逐渐过渡到加盟连锁式的技术发展层次化网络体系管理，建立覆盖全国的技术支持及监管系统，不断提升医院及医生诊治疼痛疾病的技术水平和临床科研能力，从而促进整个疼痛医学事业的发展。

(三) 疼痛病房

目前有些组建疼痛科的医院，在开设疼痛门诊的基础上，条件具备的情况下开设了疼痛病房。

疼痛病房收治病种主要包括：① 各种顽固性神经痛、三叉痛、舌咽神经痛、疱疹后神经痛等。② 暂不需手术的颈椎病、颈椎间盘突出症、腰椎间盘突出症等。③ 其他科室没有特效治疗方法的或不能明确诊断的疼痛，如雷诺现象、复杂区域疼痛综合征、长期得不到确诊的慢性顽固性疼痛等。④ 根据科室需要认为可以收住院的患者。

建立疼痛病房有助于疼痛科医护人员积累经验，并与相关学科密切合作，能迅速改善自身的薄弱知识结构，提高疼痛的诊疗水平，为患者提供更为系统全面的止痛服务。

作为疼痛治疗科的护士，应负责疼痛患者的临床护理，准备患者治疗所需的器材和药品，某些注射、针灸、理疗等治疗的实施，某些特殊治疗，如：神经阻滞的配合。负责患者 24 小时疼痛的观察、评估与记录、疗效评估与记录，告诉患者镇痛药物的作用与不良反应，进行患者和其家属的疼痛知识、疼痛自我评估与疼痛自我护理的宣教等。

(四) 院内疼痛会诊制度

在住院患者中，除了急性疼痛患者，还有一些饱受各种慢性疼痛折磨的患者，如癌性疼痛、带状疱疹后的神经痛、骨关节疾病的相关疼痛、糖尿病神经痛等。通常这些患者的镇痛服务由各个专科的医生和护士负责,但由于疼痛管理并非其主业,较难处理复杂的疼痛情况,患者忍受疼痛的煎熬。院内疼痛会诊制度的优点在于促进了多科协作下的常规镇痛服务。对于相对疑难的有镇痛需求的患者,只要由病房主管医生发出申请,疼痛科、麻醉科总值班和科内镇痛专家会随时应召,及时进行镇痛会诊,并定期随访。

遇有疑难病例,则由医务处召集相关科室专家共同解决。针对出现的问题,选择专家,如有 PCA 护理的问题,可由疼痛专科护士负责会诊。这种运作方式可以有效提高医院整体的镇痛治疗水平,使遭受疼痛困扰的患者能够及时得到专业的治疗。

四、疼痛控制的标准

疼痛控制标准是疼痛管理中的重要概念,是指医护人员实施疼痛控制的准则。美国临床实践指南建议,我们应确立患者疼痛程度的控制目标,帮助医务人员、患者及其家属明确疼痛程度控制的目标水平,以指导患者的疼痛管理,提高疼痛控制质量和患者的生活质量,促进患者康复。目前许多国家根据自身情况,建立了相应的标准,指导临床实践,在此列举一些研究和规定作为参考。

(一) 癌性疼痛的控制标准

要求达到睡眠、休息、活动和工作时无疼痛。这是一个比较明确和完美的目标,但临床实际中有时较难达到,近年来被业内接受和应用的观点是"3 个 3 的标准",作为规范性癌痛管理的目标,即根据 0~10 分数字评分量表,疼痛评分控制在 3 分以下,3 天内完成药物剂量滴定,每天爆发痛和药物解救次数不超过 3 次。

对于癌性疼痛镇痛的目标,我们认为"3 个 3 的标准"具有可操作性,在临床中比较容易实现,有利于指导临床医护人员实施疼痛的管理,因此在癌痛管理中推荐此标准。

(二) 非癌性疼痛的控制标准

1. 国内外研究观点 Cleeland 等的研究发现,在 0~10 分的疼痛评估量表上,5 分及以上的疼痛评分明显地干扰了日常的人体活动功能。近年来,也有一些学者通过临床研究的结果,提议应当把手术后疼痛程度控制在疼痛评分 5 分以下,当评分>5 时应给予镇痛处理。Twycross、Leila N‑M 等的研究显示,疼痛评估不是在 5 分,而是在 4 分这个点上的时候,人体的活动功能就受到了显著的干扰,到 6~7 分的时候会明显影响人的愉悦情绪。另外,也有研究指出,应把疼痛程度管理目标分数规定在 2 分,当评分≥3 分时就应给予相应处理。加拿大 McGill 的非癌性疼痛控制的标准认为,当疼痛程度≤5 分时,护士可在权限范围内使用非药物性止痛方法,也可以使用药物止痛,当疼痛程度≥6 分时则必须使用有效药物或有效镇痛方法止痛。目前,国外关于手术后疼痛程度管理目标的设定还不尽一致,但许多国家已根据各自的研究确定了疼痛程度管理目标,并广泛应用于临床,这对我国确定术后疼痛程度的管理目标提供了有益的参考。

2. 推荐标准　上海长海医院对术后疼痛控制标准进行了研究,通过 227 例术后患者的跟踪调查发现,疼痛程度与活动、咳嗽、深呼吸、进食、睡眠、情绪、满意度等相关($P<0.05$),分析疼痛程度评分与各因素受疼痛影响程度之间的关系,发现疼痛评分≥5 分时疼痛对各因素的影响出现增加的趋势。课题组制定了适用于术后疼痛程度控制的目标,即当患者术后疼痛评分≤4 分时,则可根据患者的需要,在护士权限范围内采取冷敷、热敷、体位改变、音乐疗法等物理方式去缓解患者的疼痛。

在疼痛临床专业发展的初期,由于医生、护士、患者和患者家属对疼痛对身体和心理的危害认识不足或担心镇痛药物的成瘾、依赖、不良反应或担心费用等问题,疼痛控制标准可能需要一个认识和接受的过程。疼痛的评估主要是依赖患者的主诉,而不是其他的客观指标,而患者的年龄、性别、文化程度、民族、宗教等对疼痛的认识和忍受程度也各有差别,疼痛控制的标准是一个相对的目标,是医务人员参照的工作质量标准。在临床工作中应根据每个患者的个体情况进行讨论和决定,如在疼痛的处理中,预期使患者的疼痛缓解多少,缓解到什么程度。总之使疼痛处理由被动逐步变为主动,医务人员主动关心和处理患者诊疗和疾病全过程中的疼痛问题,将人道主义精神落实在患者疼痛处理的全过程之中。

五、疼痛管理的障碍

(一) 与医务人员有关的问题

疼痛治疗的相关知识不足：对疼痛的评价不足;顾虑麻醉药品的管理条例;害怕患者产生药物依赖;顾虑镇痛药的不良反应;顾虑患者对镇痛药产生耐药性。

（二）与患者和家属有关的问题

担心药物成瘾性和不良反应；不愿报告疼痛；不愿接受疼痛治疗。

（三）与医疗卫生系统有关的问题。

对管制药品的严格规定；疼痛评估、记录和处理的规定不完善；疼痛教育计划不完善。

六、癌性疼痛护理的团体标准

（1）癌性疼痛是指由恶性肿瘤疾病或治疗引起的疼痛。

（2）基础疼痛是指在前一周中疼痛持续时间每天＞12小时，或不应用镇痛药就会出现的疼痛。

（3）爆发痛是指在基础疼痛控制相对稳定和充分的前提下，自发或有触发因素引起的短暂剧烈疼痛。

（4）剂量滴定是指调整阿片类药物剂量以达到充分缓解疼痛且药物不良反应可接受的过程。

（5）评估时机：① 入院8小时内应对患者疼痛情况进行常规评估，24小时内进行全面评估。② 疼痛控制稳定者，应每日至少进行1次常规评估，每2周进行1次全面评估。③ 疼痛控制不稳定者，如出现爆发痛、疼痛加重，或剂量滴定过程中应及时评估。疼痛性质或镇痛方案改变时应进行全面评估。④ 应用镇痛药后，应依据给药途径及药物达峰时间评估疼痛程度。

（6）护理：① 依据疼痛评估情况，宜对患者实施多学科管理的个体化干预。② 应遵医嘱给药，指导患者用药，并监测药物不良反应。③ 可联合应用按摩、正念减压疗法、放松训练、音乐疗法、转移注意力等辅助措施。④ 应及时评价镇痛效果。⑤ 应指导患者主动报告疼痛、预防不良反应的方法、阿片类药物取药和贮存的方法，不应自行调整药量。

七、患者教育计划的内容

（一）总的观点

疼痛定义；疼痛能被缓解；疼痛对身心的损害作用；了解疼痛原因和诱因；评估

疼痛,使用疼痛评估工具交流疼痛情况;和医生、护士谈疼痛的情况;用预防的方法控制疼痛。

(二) 药物治疗

疼痛药物治疗的观点和知识;克服对药物依赖性和药物耐受性的恐惧;了解药物的耐受性;了解呼吸抑制;控制常见药物不良反应(如恶心、呕吐等)。

(三) 非药物治疗

非药物疗法的重要性;将非药物疗法作为镇痛药的辅助疗法;回顾以前使用非药物疗法的经验;病友支持、组织及宗教人士的劝慰;示范讲解热敷、冷敷、按摩、放松及分散注意力的方法。

八、护理人员的疼痛管理培训

临床中的疼痛治疗往往是不能令人满意的。医护人员可能没有认识到镇痛治疗的重要性或认为患者没有疼痛存在,或者疼痛没有达到需要处理的地步,也有可能担心药物依赖性和耐药性,而不使用阿片类药物镇痛。随着现代医学的发展,疼痛管理越来越受到社会和医学领域的关注,并成为护理内涵的重要课题和学科发展的重要趋势。因此,提高护理人员疼痛专业培训成为重要的任务。疼痛管理培训包括3种形式:在校教育、继续教育和疼痛专科护士的培训。目前,我国疼痛管理的在校教育和疼痛专科护士的培养还处于探索阶段,开展较为成熟和广泛的是疼痛管理的继续教育。

(一) 疼痛护理的在校教育

我国疼痛管理刚刚起步,正进入专业轨道。疼痛临床护理是一门新知识,疼痛知识的普及乃当务之急,各类护理学生均应接受疼痛管理的课程培训,使她们在成为护士之前就已具备了疼痛评估、镇痛方法、控制标准等方面的知识。因此,应将疼痛管理知识正式列入课程教学内容,加强护理专业学生在校期间的疼痛相关知识学习,包括疼痛治疗学、护理学、心理学等,以提高医护人员疼痛管理的整体水平。

2002年上海长海医院首次开设疼痛护理学选修课,100%的学员认为这门课对今后的临床工作会有所帮助。2003年,福建医科大学也开设了18学时的《疼痛学》选修课,83%的学生是在兴趣和实用性驱使下选择该门课程;课后90%以上学生认为这门课程对今后的临床工作有帮助。2006 年我国台湾地区发展了针对儿童疼痛的 4 个学时的疼痛管理课程,用来指导护生对儿童的疼痛评估及管理,课程实施后,护生的知识及态度得到提高,并且对评估及治疗儿童疼痛更加自信。

(二)疼痛护理的继续教育

疼痛护理继续教育是弥补在校教育的不足。研究表明,对医护人员进行培训,能提高医护人员的疼痛认知水平,通过影响疼痛的评估、镇痛药物、疗效观察 3 个环节,改善患者的疼痛控制水平,从而提高患者生活质量的诸多方面。

继续教育培训应侧重于疼痛管理理念的宣传和镇痛方法的培训,包括药物镇痛和非药物镇痛,护士在镇痛方法选择方面的权限范围,每项镇痛方法的作用与不良反应等。指导护士掌握一些非药物疗法的技能,如放松疗法、分散注意力的方法,以及某些物理疗法和中医疗法,并应当培训护士如何把疼痛控制的有关知识宣教给患者,各类患者应宣教到什么程度,宣教哪些内容。

疼痛管理的继续教育项目对于普通病区的非疼痛专科护士而言,具有重要的作用。疼痛是病区患者最常见的症状,护士 24 小时工作在患者周围,对待患者的疼痛情况,应像对待患者其他病情变化一样,给予及时、准确地观察、评估和记录。护士在认真检查患者疼痛的同时,常常可以为患者解除疼痛,如发现患者体位不当而疼痛或因引流管不通畅而疼痛,或因敷料包扎过紧而疼痛等,可以给予相应的处理,解除其疼痛。护士可以选用自己权限范围内的方法为患者解除疼痛,如心理和肌肉的放松方法、分散注意力的方法等。护士负责向患者和其家属宣教疼痛控制的一般知识和"痛尺"或其他评估工具的应用。护士要告诉患者及其家属应及时报告新疼痛或未缓解的疼痛,以利于医务人员迅速给予评估和治疗。

(三)疼痛专科护士的培养与使用

在欧美发达国家,疼痛管理梯队中的主导位置逐渐由麻醉医师向护士转变,由疼痛专科护士承担。疼痛专科护士(pain management nurse)在疼痛管理中起主导、协调、实施和培训等重要作用。

1. 疼痛专科护士的培养模式　美国很多大学,如南阿拉巴马大学护理学院、俄克拉何马州大学护理学院、乔治亚州学院护理学院等都设有专科护士的培养计划,各专科护士的培养模式相似,但根据专业不同,课程设置存在差异。以下主要介绍疼痛专科护士的课程设置。

（1）理论课程：理论课程采用学分制，包含基础课程和疼痛专业核心课程。基础课程是所有学员都必须完成的，内容有护理理论、护理研究、病理生理学、药理学以及高级健康评估学等。疼痛专科护士学员还必须完成疼痛专业核心课程，内容包括：① 疼痛护理学基础、疼痛护理学简介、疼痛管理的哲学、疼痛管理的相关概念、疼痛管理伦理学、疼痛管理理论、安乐死以及疼痛的病理生理学等。② 疼痛管理的临床应用，疼痛药理学，急慢性疼痛，癌症疼痛，儿科疼痛，以及临终患者的疼痛评估和管理，疼痛管理后的质量评价等。③ 护士在疼痛管理角色作用的相关理论，与疼痛护理相关的支持性护理理论，疼痛的管理模式，疼痛专科护士作为职业专家、教育者、顾问、研究者及管理者在疼痛护理中的角色功能。

（2）临床实践：实践课程通常安排在医院和社区两个实习点完成，以使学员适应不同环境下的患者的疼痛管理。学员可以根据个人需求选择其中之一作为主要实习点。实习内容还包括高级健康评估学的临床实践工作。

2. 疼痛专科护士的资格认证　对专科护士认证和再认证是保证其工作能力的重要手段。然而，由于不同国家护理教育水平不同，专科护士的资格认证在国际上未见有统一的报道。如：美国目前权威的认证形式是资格考试，其授权部门通常是各洲的护理学会，疼痛专科护士由美国护士资格审查中心（American Nudes Credentialing Center，ANCC）和美国疼痛管理护理学会（American Society of Management Nurses，ASPMN）联合认证，申请者在完成疼痛专科护士培养计划并取得硕士学位证书后，仍须具备以下几个条件：① 具备有效的美国注册护士执照。② 作为注册护士在美国有 2 年以上的工作经验。③ 在申请考试之前的 3 年内至少从事过 2 000 小时与疼痛相关的护理工作（如疼痛的评估和管理，疼痛教育和研究等）。④ 在申请考试之前的过去 3 年内参加过 30 小时的继续教育至少有 15 小时是与疼痛相关的。具备以上条件且通过疼痛管理资格考试者才能成为疼痛专科护士。

我国疼痛专科护士的认证尚处于起步阶段。目前，我国尚未建立疼痛专科护士的认证体系，仅有少数医院自行开展了疼痛专科护理知识及技能的继续教育培训班，培训结束后，由主办方向学员发放课程的学分证书。上海、杭州、成都、广州、贵阳、南京等多地均已开展了国家级或省级的疼痛专科护理继续教育培训班。如2009 年上海长海医院首次在我国开展了疼痛专科护士的短期疼痛教育项目，学员完成项目学习考核后，由长海医院授予疼痛专科护士培训证书；2010—2012 年四川大学举办了 3 期国家级继续医学教育项目——疼痛专科护士培训班，培训结束后授予国家级继续教育学分。

我国未来疼痛专科护士的认证及实践展望：① 建立全国性的疼痛护理学术组织。② 建立疼痛专科护士培训基地。③ 建立疼痛专科护士认证制度。

3. 疼痛专科护士的角色职能 疼痛专科护士属于专科护士的一个分支,随着专科护士的出现而产生和发展。疼痛专科护士在疼痛管理中承担者临床专家、教育者、顾问、研究者以及管理者等多重角色,这些角色职能的发挥具体体现在以下几个方面：

(1) 临床专家(clinical expert)：参与临床疼痛护理工作,负责患者的疼痛评估与管理;负责专科技术操作;对临床各种急、慢性疼痛患者提供有效的疼痛管理,尤其是手术后疼痛患者和癌症疼痛患者。

(2) 教育者(educator)：负责临床的带教工作,指导其他护理人员有关疼痛的护理实践;组织新技术、新业务的学习和推广;参与疼痛管理专业教学计划的制定和实施;对患者、家属及社区卫生保健人员进行疼痛知识培训。

(3) 顾问(consultant)：参与院内疑难病例的会诊,协助各部门的合作,以利于护理工作开展;为住院或其他急、慢性疼痛患者提供咨询服务;帮助制定、实施和评价疼痛管理计划,促进目标的完成。

(4) 研究者(researcher)：作为疼痛管理领域的专业人员,关注疼痛学科新进展;针对疼痛临床管理中的疑难问题进行调查研究,探索解决方法;积极参与学术交流,推动专业发展。

(5) 管理者(clinical leader)：负责制定专业化的疼痛管理方案和计划,规范工作流程,检查和督导计划实施;控制和保证疼痛管理的质量;负责人员的合理配置等工作。

目前,建设疼痛护理专科,壮大疼痛专科护理队伍,才能从整体上提高我国的疼痛管理水平。2013年以来,上海长海医院赵继军教授带领的多学科疼痛管理团队在疼痛专科护士培养和资质认证方面取得卓越成效：探索构建疼痛专科护士培养与认证体制,培养适合中国国情的疼痛专科护士;创立了护士疼痛教育项目并获得国际疼痛研究学会资助;参与项目学习的学员通过疼痛相关专业学习与考核,授予IASP疼痛专科护士培训证书,优秀学员可被推荐为国际疼痛研究学会会员。为遭受疼痛折磨的患者解除痛苦,提高了我国疼痛护理管理的水平,缩短与发达国家的差距。

参考文献

[1] 陈佳佳,童莺歌,柴玲,等.中美疼痛专科护士的认证、认可及实践现状[J].护理研究,2018,32(9):1333-1337.

[2] 陈妍君,李杨.虚拟现实技术在疼痛管理中的应用研究进展[J].护理研究,2020,34(22):4015-4018.

[3] 陈易,童莺歌,黄卫金.疼痛管理知识和态度调查问卷在我国的应用现状[J].护理研究,2017,31(13):1548-1552.

[4] 成燕,童莺歌.急性疼痛服务组织的研究进展[J].当代护士(上旬刊),2018,25(8):4-7.

[5] 杜冰,吴晶.国内疼痛教育的现状与进展[J].上海护理,2012,12(1):64-67.

[6] 贺永进,吕丹,王准,等.慢性疼痛治疗现状[J].中国现代神经疾病杂志,2018,18(10):703-704.

[7] 刘丽艳,张雅丽.疼痛专科护士的管理现状与进展[J].护理研究,2018,32(21):3358-3360.

[8] 谭志翠.国内疼痛管理的现状[J].临床医药文献电子杂志,2014,1(6):1042-1043.

[9] 肖保娟,连佳,魏建梅.改良式疼痛评估记录方法在心脏外科术后病人中的应用[J].全科护理,2018,16(25):3101-3103.

[10] 谢红霞.长海痛尺+疼痛日记评估癌性疼痛的临床价值[J].华南国防医学杂志,2013,27(2):126-128.

[11] 杨健,柳韡,张元菊,等.国内外疼痛专科护士培训状况的研究进展[J].中华护理教育,2010,7(11):510-513.

[12] 张菊英,邹瑞芳,叶家薇.五指法在疼痛强度评估中的应用[J].中华护理杂志,2005(6):409-411.

[13] 赵继军,崔静.护士在疼痛管理中的作用[J].中华护理杂志,2009,44(4):383-384.

[14] 赵继军,宋莉娟.国外疼痛专科护士的培养与使用[J].中华护理杂志,2007(10):882-883.

[15] 赵继军.护士在疼痛管理中的地位与作用[J].解放军医院管理杂志,2005,12(2):188.

[16] 赵继军.疼痛护理学[M].2版.北京:人民军医出版社,2010:28.

第二章
术后疼痛的护理管理

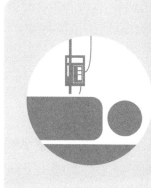

通过本章阅读,你会了解:

- 术后疼痛的概念
- 术后疼痛评估
- 术后疼痛预防与早期干预
- 术后镇痛路径
- 患者自控镇痛的管理
- 特殊人群(老人、儿童、产妇)术后疼痛的护理管理
- 术后疼痛管理案例分享(以胸部手术后疼痛干预为例)

第一节　术后疼痛概述

术后疼痛是指与手术相关的组织损伤所引起的急性疼痛。虽然手术及其伴发损伤会引起急性疼痛,但这可能不是引起术后疼痛的唯一原因。许多疼痛是由于长时间手术制动以及局部受压所致。此外,很多患者术前还忍受着慢性疼痛的折磨,这种疼痛是潜在疾病或损伤引起的,如一些退行性或恶性疾病可能在术后产生剧烈疼痛。

一、疼痛治疗人性化原则

近年来,疼痛误诊和治疗上的缺陷相当普遍,这个问题已经引起了立法者、州、联邦管理机构以及医疗保健机构的关注。为此,卫生保健组织和机构制定了新的规则和标准,即把疼痛治疗作为首要治疗目的。

在建立国家级治疗程序时,美国医疗机构评审联合委员会(JCAHO)主席Dennis S. O'Leary 教授说:"不能缓解的疼痛在生理上和心理上对患者都有巨大影响。"联合委员会认为,有效的疼痛治疗是良好治疗的重要组成部分。他还说:"研究工作清楚地表明了不能缓解的疼痛会延缓患者康复的速度,增加患者和家属的负担,并增加卫生保健体系的费用。"

疼痛治疗人性化原则的基本原理源于以下3方面:

患者的基本权利——尽管外科手术会造成身体的损伤,但必须让患者脱离或减轻疼痛。

患者的知情同意权——患者有权知道他(她)所接受的治疗情况。

人人平等的治疗权——确立以患者需要为基础的治疗标准。

基于上述基本原理,我们认识到患者有权利知道他们的病情、了解各项治疗措施包括治疗可能引起的风险以及在手术期间的治疗计划等。这些必须告之患者,使其同意并参与治疗计划。

二、术后疼痛治疗的基本原则

术后疼痛治疗的基本原则是建立在人性化治疗理念基础上的,即解除疼痛是人类的基本权利,疼痛是可以治愈的,疼痛治疗能促进患者康复。该原则否定了疼痛是组织损伤和手术后不可避免的结果这一说法。术后疼痛治疗的目的就是止痛和促进康复。JCAHO在为医疗保健机构制定治疗目标时建立了新的基本原则,要求医疗机构和医护人员肯定患者进行疼痛治疗的权利。

JCAHO推荐的疼痛治疗原则:① 权利和伦理:承认患者有恰当的疼痛评估和疼痛治疗的权利。② 疼痛评估:对每个患者都进行评估,如果有疼痛,记录疼痛的性质和程度,便于再次评估及随访。③ 患者护理:建立便于有效止痛药物处方和发放的政策和操作流程。④ 患者教育:对患者及其家属进行有效疼痛管理培训。⑤ 后继治疗:为出院患者制定疼痛治疗计划。⑥ 提高止痛质量和医疗机构的性能:确保所有医务人员有资格进行疼痛评估和疼痛治疗,并对新医务人员进行疼痛评估和治疗的技能培训。

JCAHO标准首先提出患者有权利对疼痛进行合适地评估和治疗。其基本观点就是疼痛治疗不是一种辅助治疗措施,而是整个疾病治疗中的基本的不可分割的一部分。

三、术后疼痛对人体的影响

手术后疼痛是人体受到手术(组织)损伤后的一种反应,包括生理、心理和行为等。虽有警示、制动、有利于创伤愈合的"好"作用,但不利影响更值得关注。

(一)短期不利影响

(1)氧耗量:交感神经系统的兴奋增加全身氧耗,对缺血脏器有不良影响。

(2)心血管功能:心率增快,血管收缩,心脏负荷增加,心肌耗氧量增加,冠心病患者心肌缺血及心肌梗死的危险性增加。

(3)呼吸功能:手术损伤后伤害性感受器的激活能触发多条有害脊髓反射弧,使膈神经的兴奋受到脊髓反射性抑制,引起手术后肺功能降低,特别是上腹部和胸部手术后;疼痛导致呼吸浅快、呼吸辅助肌僵硬致通气量减少、无法有力地咳嗽,无法清除呼吸道分泌物,导致肺不张和手术后肺部并发症。

(4)胃肠运动功能:导致胃肠蠕动减少和胃肠功能恢复延迟。

(5)泌尿系统功能:尿道及膀胱肌运动力减弱,引起尿潴留。

(6)骨骼、肌肉和周围血管:肌张力增加,肌肉痉挛,限制机体活动;促发深静脉血栓甚至肺栓塞。

(7)神经内分泌及免疫:神经内分泌应激反应增强,引发手术后高凝状态及免疫炎性反应;交感神经兴奋导致儿茶酚胺和分解代谢性激素的分泌增加,合成代谢性激素分泌降低;抑制体液和细胞免疫。

(8)心理情绪:可导致焦虑、恐惧、无助、抑郁、不满、过度敏感、挫折、沮丧;也可造成家属恐慌、手足无措的感觉。

(9)睡眠:睡眠障碍会产生心理和行为上的不良影响。

(二)长期不利影响

(1)手术后疼痛控制不佳是发展为慢性疼痛的危险因素。
(2)手术后长期疼痛(持续1年以上)是心理、精神改变的风险因素。

第二节 术后疼痛评估

临床医师对疼痛及疼痛缓解的错误评估会使疼痛得不到有效的治疗。理想的疼痛评估需从多方面着手,然而受时间和人员因素限制,往往只能通过术后一段时间的记录来获取相关信息。疼痛作为第五项生命体征,至少每隔3～4小时,分别在休息和活动时进行一次疼痛评分。综合数据决定一个疼痛阈值,当分数超过此阈值时即应给予疼痛治疗。

一、全面的术后疼痛评估要求

全面的术后疼痛评估包括疼痛病史和体检。

1. 疼痛病史 需包含疼痛的部位、强度、性质、当时疼痛状况、诱发和缓解因素、相关症状以及治疗措施。

（1）除了少数无法与之交流的患者可以用行为和（或）生命体征取代外，术后疼痛评估主要以自诉为依据，因为它是患者的主观感受，而不是医师经过刻意处理的资料。

（2）疼痛强度测量也不是将一名患者的疼痛与另一名患者进行比较，而是比较同一名患者在不同时间的疼痛强度。

（3）分别在静息和活动（如移动、深呼吸、咳嗽等）时按照以下方法实施：① 根据手术类型和疼痛强度在固定的间隔时间有规律地进行评估。② 对每例新报道的疼痛病例实行评估。③ 给予镇痛治疗后应间隔一段时间再进行评估（如给予地西泮后 30 分钟或者口服镇痛药后 1 小时）。④ 在患者活动期间进行疼痛评估有利于提高临床调查的敏感性。例如，两种药物对于患者在静息时的作用相同，但当患者做深呼吸或咳嗽等活动状态时却有可能大不相同。

（4）术后急性疼痛的发生多是可预知的，其疼痛强度与手术部位有关。与其他类型的疼痛不同，它是短期的，并能在相对短的时间内逐渐好转。患者的情绪往往因为疼痛以及害怕迟迟得不到处理而处于焦虑状态。医师可通过术前访视与患者或患者家属之间建立一种互利互信关系，以便了解疼痛病史，并指导患者如何判断及处理疼痛。

（5）尽管手术创伤是引起术后疼痛最普遍和最明显的原因，但仍然存在许多潜在的可导致术后疼痛的诱因。当患者出现突发的难以控制或复杂的疼痛时，我们应考虑可能出现了另一种疾病或并发症，如可能发生了室间隔综合征、腹膜炎或心绞痛等。此外，神经性疼痛可能表现为进行性疼痛加重，这种并发症由原发创伤所致，治疗难度较大，早期干预可能会有较好的效果。

2. 体检 建议给予必要的体检，尽管在紧急情况下受到时间的限制。有些体检可能会加重患者的疼痛，最恰当的方式是观察患者的动作及表情。患者往往通过语言和非语言方式来表达其疼痛强度及对镇痛的迫切要求。

（1）体检过程中应同时评估患者的一般身体情况，尤其是疼痛部位，并观察各种身体因素［即情绪、深呼吸,体位的改变对痛的影响和(或)躯体功能的恢复情况(即情绪波动、日常生活自理能力)]。

（2）对于不便于沟通的婴儿、儿童、老年人及心智障碍患者,可通过测量其生理指标(即心率、血压、呼吸)或观察其明显情绪反应(即哭闹、面部表情、退缩等行为)来评估其疼痛程度。患者痛苦行为越多,说明疼痛越严重。虽然这些措施只能对疼痛进行间接评估,但其作用在临床应用中已得到验证。

二、疼痛测量方法

疼痛是一种由复杂多因素引起的症状,它不仅取决于组织的损伤和机体对伤害的感知,还与以往的疼痛经历、个人信念、情绪、环境等有关。目前还没有令人满意的客观测量疼痛的方法。患者的自诉是对疼痛最客观的描述。

理论上讲,术后疼痛的评估应该从多个角度进行,如强度、部位、对情绪的影响以及一系列相关症状。然而,这种多角度的评价方案对外科患者来说过于复杂,不便于广泛运用。临床上只适合采用简单的疼痛评估方法。

根据所用维度数量的不同,自我描述测量方法又可分为单维和多维两种。

(一) 单维疼痛测量方法

1. **直接分级法**　给患者一张列有数个描述疼痛程度的词汇列表,让患者从中选出最能反映目前疼痛强度的一个词。此表格通常包含 2~7 个词汇。

2. **口述分级评分法**　患者只需用"是"或"否"回答,例如"你现在是否感觉疼痛?"。

3. **口述描绘评分法**　① 四级口述描绘评分法(VRS),它选用了 4 个形容词:无、轻微、中等、重度,是临床上常用的评价疼痛强度的方法。② 五级口述描绘评分法词汇包括轻微、不适、沮丧、恐惧和极其痛苦。五级口述描绘评分法同样也可用于疼痛缓解程度的评级,词汇有无、轻微、中度、良好、完全不疼。这种评分法的缺陷在于可选词汇有限、患者的主观偏倚和疼痛的非持续性,并且要求用统计学的非参数检验来进行分析。临床实践证实其与视觉模拟评分法(visual analogue scale,VAS)呈正相关。

4. **数字评分法(NRS)**　是最简单、最常用的方法。数字刻度尺用"0~10"来描述,0 表示不痛,10 表示想象中最剧烈的疼痛。患者口头选出或书面画出最能描述其疼痛程度的数字(参见图 1-1)。

NRS的优点是简便、可重复、易领会,并且对疼痛的微小变化较敏感。小至5岁的儿童、只要会数数或对数字有一些认识的孩子(如知道8>4)都能够采取此种方法。NRS与VAS相关性良好,尽管不是线性相关。

5. 视觉模拟评分法　长期以来,一些精神病专家一直试图将主观感受(即抑郁、焦虑、恐惧、健康)通过视觉模拟评分法进行量化评分。VAS采用一条长10 cm、两端分别标记"不痛"和"想象中最剧烈的疼痛"的直线,患者依据自己感受的疼痛程度在VAS线上某一点作一标记(图2-1)。通过测量标记点与直线起点的距离得出疼痛分值。不同方法结合使用可能会影响分值,例如"想象中最剧烈的疼痛"在VAS评分中可能仅被评为"严重疼痛"。VAS可以设计成水平线,也可以是垂直线,均不影响评分结果。尽管视觉模拟评分法是一种更有根据的评分方法,但与口述评分法相比所耗费的时间较多,因而在临床上并未得到广泛应用。

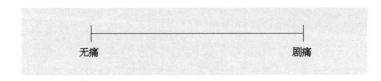

图2-1　视觉模拟评分法

6. 面部表情评分法　与直接分级法相似,它由4～6个表情图组成,从高兴、微笑到伤心和泪流满面等不同的面容(参见图1-2)。这种评分法是VAS的延伸,而且比NRS和VAS更简单实用。面部表情评分法更适合于那些不便于交流的人群(如3岁左右的儿童、老年人、智力低下、言语障碍或教育程度低的人)。其缺点是患者会潜意识扰乱评估结果(即患者会倾向于选择中间的图像),并且需要特定的工具(即图表)。

(二) 多维疼痛调查工具

1. McGill疼痛调查表(McGill pain questionnaire,MPQ)　是目前所使用的涉及内容最广泛的多维评分法之一。方法是列出20组能描述疼痛特征的基础词汇供患者选择,从生理、情感和评价3个方面对疼痛进行较全面的评估。患者经讲解后从中选出最能表达他们疼痛的词(图2-2)。从该调查表可以得到以下3个数值:① 疼痛分级指数(pain rating index,PRI):每组中的每一个词根据其表达的疼痛强度给予一个分值,所有分值之和即为PRI值。从3个方面进行评分,分别得出3个分值。② 选词数量(number of words chosen,NWC)。③ 现时疼痛强度指

McGill 疼痛问卷表

患者姓名＿＿＿＿＿＿＿＿＿＿＿＿＿＿＿＿＿ 日期＿＿＿＿＿＿＿ 时间＿＿＿＿＿＿am/pm

疼痛评估指数(PRI)：感觉(S)＿＿＿＿ 情感(A)＿＿＿＿ 评估(E)＿＿＿＿ 其他(M)＿＿＿＿

　　　　　　　　　　　　(1～10)　　　　　(11～15)　　　　　(16)　　　　　(17～20)

疼痛评估指数(总强度)PRI(T)＿＿＿＿＿＿＿　　　现时疼痛强度(PPI)＿＿＿＿＿＿＿＿

　　　　　　　　　　(1～20)

1 闪烁痛	11 疲劳	短暂的	节律的	持续的
顿动痛	筋疲力尽	瞬时的	周期的	稳定的
脉动痛	12 厌烦	暂时的	间歇的	不变的
搏动痛	窒息			
跳动痛	13 可怕的			
重击痛	恐怖的			
	14 惩罚感			

1　闪烁痛
　　顿动痛
　　脉动痛
　　搏动痛
　　跳动痛
　　重击痛

2　跳动痛
　　闪动痛
　　刺　痛

3　针刺痛
　　钻　痛
　　钻孔痛
　　刀制痛
　　枪刺痛

4　锐痛
　　切割痛
　　撕裂痛

5　捏　痛
　　按压痛
　　咬　痛
　　痉挛通
　　挤压痛

6　牵拉痛
　　拉扯痛
　　扭曲痛

7　热　痛
　　烧灼痛
　　烫伤痛
　　炙烤痛

8　麻刺痛
　　痒　痛
　　刺　痛
　　蜇刺痛

9　钝　痛
　　酸　痛
　　伤　痛
　　隐　痛
　　胀　痛

10　触　痛
　　绷紧痛
　　擦　痛
　　分裂痛

11　疲劳
　　筋疲力尽
12　厌烦
　　窒息
13　可怕的
　　恐怖的
14　惩罚感
　　严惩感
　　残忍的
　　邪恶的
　　致死的
15　不幸的
　　盲目的
16　讨厌的
　　麻烦的
　　悲惨的
　　剧烈的
　　不可忍受的
17　扩散的
　　放射的
　　穿透的
　　刺穿的
18　绷紧的
　　麻木的
　　牵拉的
　　挤压的
　　撕裂的
19　凉的
　　寒冷的
　　冰冻的
20　烦恼不已
　　令人厌恶
　　令人痛苦
　　可怕的
　　非常剧烈
现时疼痛强度
0　无痛
1　轻微
2　不适
3　痛苦
4　恐惧
5　剧痛

图 2-2　McGill 疼痛问卷

数(present pain intensity index，PPII)：要求患者完成一个当前疼痛强度量表（present pain intensity scale，PPIS），该表由从"不疼"到"剧痛"等词汇构成。PPII分为五级，用数字1～5表示，分别代表：1轻微；2不适；3痛苦；4恐惧；5剧痛。

MPQ早期是为慢性疼痛一般评估而设计的，现已证实其在急性疼痛尤其是术后疼痛的评估中同样有效。

急性疼痛患者与慢性疼痛患者相比，从生理感觉角度评分所得分值偏高，而从情感角度评分所得分值偏低。MPQ调查表用于评价术后患者服用止痛药前后的疼痛变化时，至少其敏感性与VRS和VAS相近。

2. 简式McGill疼痛问卷(short-form MPQ，SF-MPQ)（图2-3） 主要用于在短时间内获得患者信息，与VAS或PPII仅测量疼痛强度相比，它所获得的信息数量更多、范围更广。

MPQ需10分钟才能完成，而简式MPQ只需2～5分钟即可。构成简式MPQ的15个描述词多是根据生理和情感两方面选出的。最常用的生理描述词有：跳痛、放射痛、刺痛、锐痛、痉挛痛、捏痛、烧灼痛、隐痛、沉重痛、触痛、割裂痛；最常用的情感描述词有：筋疲力尽的、令人厌恶的、恐惧的、令人痛苦的。每个词根据其强度给予评分：0＝无、1＝轻微、2＝中度、3＝重度。因此，生理和情感可以从两方面分别评分，也可以算成总分。

简式MPQ与MQ表中的疼痛等级指数密切相关，而且对各种干扰因素、术后镇痛药物的作用和术中硬膜外药物的持续作用引起的临床变化都具敏感性。成年人（包括老年患者）都能有效地完成此调查。

(三) 定量感觉检测

定量感觉检测(quantitative sensory testing，QST)是一种无创性躯体感觉检测方法。通过测试，我们可以了解疼痛从外周神经末梢(感受器)传至大脑(丘脑)的整个传导途径。各种疼痛的感受阈值和忍耐力大致平均地分布于人群中。在适当的实验条件下，给予标准化的有害刺激，将疼痛反应量化，从而获得客观的感觉和疼痛感知力的测量数据。

最常用的方法是机械刺激(即不同强度的Von Frey毛发静态感觉测试或振动感觉动态测试)或热刺激(使用Peltier探针使皮肤达到特定温度)。受试者汇报感觉阈值、痛觉阈值、疼痛的忍耐限度以及恰好区分不同刺激之间的界值。但该方法耗时过多，且需要患者完全配合，因此，目前仍然只限于研究使用。

日期：

简式 McGill 疼痛问卷

I　疼痛评定指数(PRI)：
以下词语用来描绘平均疼痛。请选择最能表达你现在疼痛感觉的词汇，并在其对应栏中划(√)。
但请仅仅对于骨盆区域疼痛进行描述。

		无		轻　微		中　度		重　度
	跳痛	0		1	2		3	
	刺痛	0		1	2		3	
	刀割痛	0		1	2		3	
	锐痛	0		1	2		3	
a	痉挛痛	0		1	2		3	
	绞痛	0		1	2		3	
	热灼痛	0		1	2		3	
	隐痛	0		1	2		3	
	胀痛	0		1	2		3	
	触痛	0		1	2		3	
	撕裂痛	0		1	2		3	
	筋疲力尽的	0		1	2		3	
b	厌烦的	0		1	2		3	
	恐惧的	0		1	2		3	
	受罪-惩罚感	0		1	2		3	

II　出现时疼痛强视觉模拟评分法。在下图表中标记出目前疼痛强度：

无痛 ————————————————— 想象中最剧烈的疼痛

III　整体疼痛强度评估。请在你认为最能描述你疼痛强度的词汇栏中划(√)，但请仅仅描述您骨盆区
域的疼痛。

	评　估	
0	无痛	
1	轻微	
2	不适	
3	痛苦	
4	恐惧	
5	剧痛	

IV　评分：

		评　分
I-a	S-PRI(感觉疼痛评定指数)	
I-b	A-PRI(情感疼痛评定指数)	
I-a+b	T-PRI(总体疼痛评定指数)	
II	PPI-VAS(现时疼痛强度-视觉模拟评分)	
III	整体疼痛强度评估	

图 2-3　简式 McGill 疼痛问卷

目前已有一些研究通过术前实验性疼痛反应来预测术后疼痛的程度。例如，在截肢患者中，术前压迫痛阈与术后残肢痛和幻肢痛成反比；术前热感觉定量测试可以预测剖宫产术后患者静止或活动时疼痛评分，以此可以解释 54％以上的术后疼痛的变异性；对于前交叉韧带修复术患者，术前对不同强度热刺激的反应，与其术后几周内关节疼痛等级强度相关；术前冷痛耐受力测试可预测腹腔镜胆囊切除术后疼痛。总之，这些发现证明阈上实验性疼痛反应是患者术后急性疼痛强度的重要预测因子。

临床上尚缺少模拟疼痛的设备。但是，可以预计 QST 将会成为一种越来越普遍的疼痛评估手段。

三、镇痛需求

在临床研究中，也使用镇痛药的首次使用时间和使用剂量来对疼痛进行测量。目前已经应用的有患者自控镇痛装置（PCA）。方法是在一段时间内通过 PCA 装置输入的镇痛药物剂量来评估疼痛强度，所得到的数字性数据相对容易进行分析。结果提示，药物需求与给药比值能很好地反映患者对镇痛药的需求。这种测量方法应用了计算机化的 PCA 装置，除了疼痛强度外还易受很多其他因素（即剂量变化、副作用、心理差异）影响。

四、术后疼痛评估的作用

术后疼痛的临床评估除了进行疼痛测量，还应起到以下作用：① 协助术后疼痛的诊断和量化。② 选择适当的治疗方案。③ 评估治疗效果。

对疼痛进行反复评估是提高急性疼痛治疗疗效的基础。重要的是疼痛评估的性能，而不是测量工具本身。疼痛测量应贯穿于疼痛干预前和之后的多个时刻。患者有得到恰当的疼痛治疗的权利，因而疼痛评估不再是可有可无的，而是必须进行的。

第三节　术后疼痛预防与早期干预

一、超前镇痛新进展

超前镇痛是 20 世纪初由国外学者首次提出的一种医疗技术。随着相关学者对超前镇痛研究的不断深入,临床上已初步肯定了超前镇痛的效果。相关的研究结果显示,对进行手术的患者进行超前镇痛可减轻其术后的疼痛,降低其术后的死亡率。超前镇痛的机制主要是阻断患者疼痛的传导,从而有效地降低其外周与中枢敏感化,达到消除或缓解疼痛的目的。

(一) 超前镇痛的历史和发展

基于已经证实及相矛盾的临床证据、基础研究的新进展和关键性的假设等,"手术刺激所引起的中枢神经系统的兴奋可能会增强术后急性疼痛",以及"手术前的超前镇痛"可以阻断手术切口对中枢神经系统敏感化的诱导作用,从而降低急性术后疼痛的强度,这些观点不断被精炼和修正。研究提示:触发中枢敏感化形成的因素已不仅仅是外科切口创伤,还包括手术前有害刺激、术中刺激、手术后外周及中枢炎症介质及异位神经电活动等。

全麻可以减弱伤害性刺激由外周向脊髓及大脑中枢的传导,但是不能阻断这个传导。全身应用阿片类药物并不能充分高密度阻断脊髓伤害性神经元的兴奋,达不到防止中枢敏感化的目标。也就是说即使手术中接受全身麻醉患者的意识已丧失,但全麻药或常规剂量的阿片类药物并不能显著影响脊髓背角神经元的兴奋过程。这些发现让我们更加重视术后疼痛及镇痛药需求量增加的问题。

(二) 超前镇痛的必要性

目前,一种过时的疼痛理论仍然在指导术后急性疼痛的处理。该理论认为:当外周疼痛信号从受体传递到大脑中枢时,被动执行该传递过程的神经系统最终产生疼痛。该理念总是在患者出现疼痛后才治疗,导致了术后急性疼痛处理的不足。术后患者到达麻醉苏醒室(postanesthesia care unit,PACU)时常常会感到极度疼痛,此时,患者往往需接受成倍剂量的阿片类药物才能将疼痛程度控制在可耐受水平。然而,基础研究和临床数据均显示:短暂的伤害性信号传入或直接损伤(例如切断组织、神经和骨骼)激活 C 纤维后会诱发长时程中枢神经功能的改变,该改变在有害刺激消除或损伤痊愈后仍可能持续存在。这种认为神经系统外周与中枢之间存在动态相互作用机制的疼痛观点与以往有所不同,过去认为疼痛是因伤害性冲动从损伤部位直接传递到中枢后而产生的。

所以,只有疼痛出现后才进行处理的习惯正逐渐被预防性治疗措施所取代,这些措施并不仅仅直接减少术中伤害性刺激并降低应激反应的程度,其更重要的目的是在术前、术中和术后阻断伤害性刺激向上级中枢传导。外周的伤害性信息(如术前疼痛、切皮、术中刺激、术后炎症反应、异位电活动等)传入脊髓会导致中枢神经系统的长时程敏化和高兴奋性,继而使传入的伤害性刺激冲动扩大化,使患者术后疼痛加剧,术后镇痛药需要量增加。如果在围手术期的不同时间及时采取预防措施,打断外周伤害性刺激冲动的释放及向背髓不同位点的传导,则可阻断中枢敏感化的产生,从而降低术后疼痛的强度,并减少术后镇痛药的需要量。

严重的术前疼痛是引发术后急性剧烈疼痛及促使术后慢性疼痛形成的高危因素。严重的急性术后疼痛预示出院后仍会疼痛,也是术后慢性疼痛形成的一个高危因素。这些发现已经促进临床预防并超前采用一些措施来阻断围手术期伤害性信息的传入,进而降低术后急性疼痛的强度,避免术后慢性疼痛的形成。

(三) 超前镇痛的药物应用

对患者进行超前镇痛,实际上是阻止其疼痛传导的过程。根据作用靶点及机制不同,可用于"超前镇痛"的药物主要分为以下几类:阿片类药物、非甾体抗炎药、N-甲基-D-天冬氨酸(N-methyl-D-aspartic,NMDA)受体拮抗剂、α_2 受体激动剂及局部麻醉药等。

1. 阿片类药物 镇痛机理主要是控制中枢神经系统的阿片受体,抑制 P 物质的释放,阻止痛觉神经冲动的传导,达到镇痛的目的。但阿片类药物的副作用较大。患者长期或大量使用阿片类药物会产生幻觉、昏迷、木僵、呼吸抑制、认知障碍等不良反应。因此,临床医生在使用阿片类药物对患者进行超前镇痛时,应注意控制药物的使用剂量和时间。

2. 非甾体抗炎药 能合成前列腺素,并使前列腺素在体内蓄积,同时消除环氧合酶的生物活性,借助机体对内源性炎性因子的反应来阻止外周敏感化,达到镇痛的目的。

3. NMDA 受体拮抗剂 可阻断 NMDA 受体的离子通道,从而防止中枢敏感化,达到镇痛的目的。将 NMDA 受体拮抗剂和阿片类药物联合用于超前镇痛,能避免患者发生不耐受阿片类药物的情况。

4. α_2 受体激动剂 临床上通常将 α_2 受体拮抗剂与阿片类药物联合使用。使用 α_2 受体拮抗剂联合阿片类药物对进行手术的患者实施超前镇痛,能有效地强化阿片类药物的镇痛效果,降低其术后并发症的发生率。但目前受到各种因素的限制,临床上很少使用 α_2 受体激动剂对患者进行超前镇痛。

5. 局部麻醉药　能阻断伤害性神经冲动的传导。使用局部麻醉药物对患者进行超前镇痛时，即便其意识清醒，也能使其相关神经支配的部位发生可逆性感觉丧失。

(四) 超前镇痛的联合镇痛措施

联合镇痛是采用多模式的镇痛方案来缓解疼痛，作为超前镇痛的方法可获得较好的镇痛效果，又能减轻单一镇痛方法引起的副作用。常用的联合镇痛方法有：① 在外周应用局麻药、NSAIDs、阿片类药物或其他镇痛药。② 在脊髓水平应用局麻药、阿片类药物、α_2 受体激动剂等。③ 上述技术的联合使用。④ 术前、术中和术后镇痛药物的使用。但在实行联合镇痛时应注意不同药物之间的相加和协同作用引起的不良反应。在临床应用中有：胸科手术时术前罗哌卡因椎旁阻滞和术后阿片类药物的联合使用；腹部手术如结肠手术时应用非甾体抗炎药，肌内注射地佐辛，术后在切口周围用罗哌卡因浸润麻醉，可加强术后镇痛效果，又能避免术后因大量使用阿片类药物影响肠道功能的恢复等。

(五) 超前镇痛的争议

对超前镇痛定义的争论导致了许多新名词的产生，包括创伤性休克防止法、预先术前镇痛、超前镇痛、预防性镇痛、平衡镇痛、广义的超前镇痛和保护性镇痛等。实际上，正是这种争论才使超前镇痛的价值和意义得以发展和提高。

对进行手术的患者进行超前镇痛能有效地缓解其术后疼痛。但如何选择超前镇痛药物、进行超前镇痛的具体方法尚无统一的标准。并且有部分学者认为，对进行手术的患者进行超前镇痛的效果并不理想。

(六) 超前镇痛的应用前景

联合使用不同作用机制的药物，达到良好的"超前镇痛"效果是目前临床治疗中所推荐的模式。但在用药中仍需密切注意镇痛药物的药代和药动学问题，使用镇痛药物应足量，才能够完全预防和抑制外周敏化和中枢敏化的形成。同时，科学而合理的实验设计，更深入的疼痛机制的基础动物实验研究，才能为临床患者带来益处，并减轻由严重的疼痛刺激和疼痛慢性化所带来的个人精神和个人及社会经济负担。目前医学界对超前镇痛的应用问题存在较大的争议。随着临床上对超前镇痛研究的不断深入及超前镇痛药物的不断发展，超前镇痛一定能充分发挥其临床优势,在改善患者术后疼痛方面发挥作用。

二、术中麻醉及神经阻滞镇痛

目前,在B超引导下神经阻滞技术在外科手术室广泛开展,臂丛神经、股神经、坐骨神经、隐神经、椎旁神经、肋间神经等神经阻滞技术日益成熟。神经阻滞复合全身麻醉的应用,使一些有较多基础疾病,或者体弱多病患者的全麻药量大大减少,降低了术中风险和术后并发症的发生率。同时,也为患者提供了良好的术后镇痛。

"神经阻滞镇痛"作为多模式镇痛的一份子,有着其独特的优势。随着局麻药品的改进,神经阻滞不但维持时间非常长,而且对患者生理功能影响小。

(一)神经阻滞的概念

神经阻滞(nerve block,neural blockade)是指将局麻药注射至躯干或四肢的神经干、神经丛,或神经节旁,暂时阻断该神经的传导功能,使该神经支配的区域产生麻醉作用。

(二)作用机制

(1)阻断疼痛的传导通路。

(2)阻断疼痛的恶性循环。

(3)改善血液循环。

(4)抗炎症作用。

(三)特点

(1)在诊断上非常有价值。

(2)既可用局麻药,也可以用神经破坏药。

(3)所用的药物一般没有副作用。

(4)不需要特殊的器具、装置。

(四)适应证

三叉神经痛、头痛、面部痉挛、面神经麻痹、颈肩上肢痛、带状疱疹、恶性肿瘤疼痛等。

(五) 禁忌证

(1) 阻滞部位有感染、炎症或全身重症感染患者。

(2) 有出血倾向的患者。

(3) 有药物过敏史者,需做皮内或碘过敏试验。

(六) 并发症

局麻药中毒、神经性休克、出血或血肿、穿刺周围组织损伤、药物入血、永久性神经损伤、阻滞部位感染等并发症。

(七) 神经阻滞疗法

本节简要介绍以下 5 种神经阻滞镇痛疗法。

1. 胸段硬膜外镇痛(thoracic epidural anesthesia,TEA)　开胸手术后应用 TEA 能抑制机体应激反应,调控机体机能,使 TEA 成为胸科手术后镇痛的金标准而得到广泛应用。但对于局部感染、有脊柱手术史、凝血功能异常的患者禁忌应用 TEA。

常见不良反应:① 尿潴留:可用纳洛酮拮抗。② 胃排空延迟。③ 低血压:全身血管扩张＋心脏交感神经抑制,可用麻黄碱、多巴胺等处理。④ 硬膜外血肿:最常见,致残/致死率高,定期监测患者体征及症状;运动障碍是最可靠的体征和最敏感的预后指标;若怀疑血肿,需紧急计划干预措施:影像学诊断(magnetic resonance imaging,MRI)及手术干预(椎管减压术);抗凝剂和抗血小板药物可进一步增加椎管血肿的风险。

2. 肋间神经阻滞(intercostal nerve block,ICNB)　由于肋间神经解剖位置表浅,骨性标志明显,易于操作的同时也增加了气胸、血胸、腹膜、内脏损伤等并发症的发生率。有文献报道肋间神经阻滞不能有效缓解胸科术后引流管引起的疼痛。

3. 椎旁阻滞(paravertebral block,PVB)　1906 年引入临床实践,后基本处于弃用状态,于 1979 年重新引入。可使用单剂量的长效局麻药,也可通过放置导管实现连续阻滞,其镇痛效果与胸部硬膜外镇痛相当,在胸科手术中已得到充分应用。操作相对简单、易于学习、禁忌证少、并发症发生率低(如低血压、尿潴留、瘙痒、恶心、呕吐等)、术后恢复运动时间早、住院时间相对较短。但其并发症如刺破血管、血肿、穿刺部位疼痛、鞘内注射、刺破胸膜、气胸等不容忽视。而且椎旁间隙解剖位置较深,对于肥胖患者、脊柱畸形患者定位困难,穿刺难度大,增加阻滞失败的发生率。

4. 前锯肌平面阻滞(serratus anterior plane block,SAPB) 作为胸科手术的新型镇痛方法越来越受到关注。2013 年 Blanco 等首次提出 SAPB,多项研究表明,超声引导下 SAPB 的多模式镇痛可以为开胸和胸腔镜手术患者提供有效地术后镇痛,并且减少阿片类药物的用量。Chu 和 Jarvis 认为对椎旁神经阻滞、硬膜外麻醉、肋间神经阻滞等镇痛方法效果不满意的胸科术后疼痛,SAPB 可以提供满意地术后镇痛。这表明 SAPB 在胸科手术后镇痛方面具有良好的应用前景。

5. 竖脊肌平面阻滞(erector spinae plane block,ESPB) 新型超声引导阻滞方式,是 PVB 的变体,用于急性和慢性开胸术后的疼痛管理。注射部位标志相较 PVB 更明确,即针尖接触椎体横突时注射。局麻药的扩散、剂量和临床效果与椎旁阻滞相近。在接受预防性抗凝治疗的患者硬膜外镇痛失败的情况下,ESPB 是开胸术后镇痛的另一选择。

随着 B 超和神经刺激仪的使用,神经阻滞镇痛在围术期的麻醉镇痛中占据了重要的地位。神经阻滞提供满意地术中和术后镇痛,有利于患者早期康复。神经阻滞镇痛的领域在不断探索,争取为患者提供良好的术后恢复环境。

第四节　术后镇痛路径

一、镇痛药物的选择及镇痛机制

术后镇痛推荐患者采用预防性或按时、按需镇痛,以达到最佳的镇痛效果和最小的不良反应。

按时镇痛:根据药物代谢时间按时给药,维持平稳有效的镇痛血药浓度,减轻患者的疼痛。在规定时间段内,评估患者疼痛程度并给予有效的镇痛方案。

按需镇痛:根据个体差异,依照患者需求,给予个性化的镇痛方案。现在多建议将按时镇痛与按需镇痛相结合,即持续给予小剂量镇痛,按患者需要追加镇痛药物。

预防性镇痛:手术创伤和术后炎症反应会导致患者中枢及外周痛觉敏化,预防性镇痛即从术前到术后一段时期,采用持续的、多模式的镇痛方案进行预防性镇痛,实现长时间覆盖术前、术中和术后的有效镇痛,从而减少手术应激和痛觉敏化。

推荐选择可以通过血脑屏障的药物用于预防性镇痛。

镇痛药物包括非甾体抗炎药、阿片类镇痛药、对乙酰氨基酚、局部镇痛药物以及其他辅助镇痛药物。

(一) 非甾体抗炎药

非甾体抗炎药是外科患者术后多模式镇痛的基础药物,分为非选择性非甾体抗炎药和选择性非甾体抗炎药,此类药物具有解热、镇痛、抗炎、抗风湿作用,主要作用机制是抑制环氧合酶(COX)和前列腺素(PG)的合成。前者代表药物包括氟比洛芬酯等,后者包括帕瑞昔布、塞来昔布等。研究发现氟比洛芬酯可以透过血脑屏障,发挥中枢镇痛作用,可用于预防性镇痛。同时其也是唯一可以入泵用药的非甾体抗炎药。其他非甾体抗炎药预防性镇痛的疗效尚需要更多研究来证实。非选择性非甾体抗炎药的主要副作用是胃肠道不良反应,甚至导致胃溃疡的发生,但其在节省阿片类药物用量、降低阿片类药物相关不良反应方面更具优势,更适合多模式镇痛。而选择性非甾体抗炎药的优势在于不会抑制具有胃肠道保护作用的 COX-1,降低了胃肠道不良反应的发生,但存在增加患者心血管不良事件的风险。因此临床应用非甾体抗炎药时需权衡治疗获益和风险。

(二) 阿片类药物

阿片类药物通过结合中枢神经系统和外周的阿片受体发挥止痛镇静作用。目前已明确的阿片类受体包括 μ、κ、δ、σ 和 ε 5 型,其中 μ、κ 和 δ 受体都与镇痛效果的发挥有关。

根据镇痛强度可分为弱阿片类和强阿片类药物。弱阿片类主要用于轻、中度急性疼痛的口服镇痛,主要包括可待因、双氢可待因、曲马多等。而强阿片类主要用于重度疼痛的镇痛,主要包括芬太尼、舒芬太尼、吗啡、哌替啶、羟考酮等。

阿片类药物的不良反应为剂量依赖性,包括:恶心、呕吐、便秘、瘙痒、镇静、呼吸抑制等。阿片类药物作用机制可以看出其无抗炎的作用,还可导致痛觉敏化。因此现在多认为应当尽可能地减少阿片类药物的使用。地佐辛作为阿片受体激动-拮抗剂,其镇痛作用与吗啡相似,呼吸抑制轻,有研究表明不论是镇痛作用还是其副作用都具有封顶效应,故联合使用其他类别镇痛药有一定的协同作用。盐酸羟考酮是目前唯一的纯阿片 μ 和 κ 双受体激动阿片类镇痛药,对于内脏痛、癌性痛和术后疼痛治疗有显著的效果,且起效快、不良反应少,呼吸抑制作用轻微。

(三) 对乙酰氨基酚

可抑制中枢神经系统合成 PG,从而发挥解热镇痛的作用。相比 NSAIDs 副作用更少,对胃黏膜无明显刺激。单独应用对轻至中度疼痛有效,与阿片类或曲马多或非甾体抗炎药联合应用,可发挥镇痛相加或协同效应。但临床应用应当注意其肝脏损伤的风险,美国食品药品管理局(Food and Drug Administration,FDA)于 2014 年 1 月 14 日发布通告建议停止给患者每剂高于 325 mg 的对乙酰氨基酚合剂处方,没有证据表明使用每剂超过 325 mg 对乙酰氨基酚能够提供大于其肝脏损害风险的益处,因而限制剂量可减少因疏忽而造成的对乙酰氨基酚过量引发的肝脏衰竭甚至死亡的风险。

(四) 局部镇痛药物

目前广泛用于术后镇痛的局部镇痛药物主要有: ① 利多卡因:是常用的酰胺类局部麻醉剂,其穿透细胞能力强,起效迅速,一般 3 分钟以内起效,作用时间可持续约 3 小时。② 罗哌卡因:为酰胺类局部麻醉药,意外将其注入血管,可能立即产生急性全身性毒性。除了局部浸润麻醉,还可用硬膜外麻醉。③ 布比卡因:为酰胺类局部麻醉药,需要静脉注射给药,作用时间长,半衰期为 2.7 小时,药物过量可能导致心血管和中枢神经系统毒性作用。④ 氯普鲁卡因:局部浸润常用 1% 或 2% 的溶液,临床上用于局部浸润麻醉、神经阻滞麻醉、骶管和硬膜外麻醉。当药物误入蛛网膜下腔时,患者即可发生惊厥、通气不足和窒息。

(五) 其他辅助镇痛药物

氯胺酮是 N-甲基-D-天冬氨酸受体拮抗药,静脉注射过量或速度过快时可产生呼吸抑制。加巴喷丁和普瑞巴林是 α_2、δ 受体阻滞药,两者最初多用于成人疱疹后神经痛的治疗。术前静脉注射小剂量氯胺酮(0.2~0.5 mg/kg)或口服普瑞巴林(150 mg)、加巴喷丁(900~1 200 mg)对术后镇痛和抑制中枢敏化有重要作用,同时还可减少阿片类药物使用。肾上腺糖皮质激素(glucocorticoid,GC)作为临床上常用的一类药物,近年来也被用于术后辅助镇痛治疗。有研究和共识指出,糖皮质激素虽然不能直接抑制手术创伤导致的急性疼痛,但其消除炎症和减轻水肿的作用可缓解患者术后水肿压迫神经导致的疼痛,且与局部麻醉药物联用时,可增强镇痛效果,延长镇痛时间。右美托咪定是高选择性 α_2 肾上腺素受体激动药,通过作用于中枢神经系统和外周神经系统的 α_2 受体产生镇痛、镇静、抗焦虑、降低应激反应、稳定血流动力学等广泛功效,该药联合阿片类药物及其他镇痛药物用于术后静脉自控镇痛能显著降低阿片类药物和其他镇痛药用量,同时改善疼痛评分。镇痛药的多样化,使联合用药更普遍,也是目前术后镇痛的常规措施,但联合用药的药物选择、组合仍是目前临床医生的一大难题及研究热点。

二、多模式镇痛

多模式治疗,即联合运用不同作用机制的药物或技术。多模式治疗不只局限于疼痛控制方面,其已普遍应用于全世界的临床实践。例如,通过使用作用机制不同的几种化疗药物,同时进行放疗或手术来治疗癌症。因此,多模式疼痛治疗是一个广泛的概念,适用于治疗肿瘤、感染、高血压和许多其他情况。

多模式镇痛一方面是指镇痛方法的联合,包括自控镇痛泵、口服用药、静脉注射、肌内注射等全身性使用镇痛药物的方法与局部浸润麻醉、外周神经阻滞、胸椎旁神经阻滞、硬膜外阻滞麻醉等局部镇痛方法的联合使用。多模式镇痛可减少术后阿片类镇痛药物的用量,增强镇痛效果,缩短住院日。

多模式镇痛另一方面是指镇痛药物的联合,包括阿片类药物、NSAIDs、对乙酰氨基酚及抗神经病理性疼痛药物等的联合使用。但如何联合能够达到最佳镇痛效果和最少不良反应,目前还无定论。

(一)多模式镇痛的基本原理

疼痛可能源于不同的病因和机制——感受伤害性、炎症性和神经病理性。疼痛治疗是针对不同的受体、酶、通径和过程。由于疼痛通常是多种机制同时起作用所介导的,因此宜合理地联合几种同时针对不同靶位点的药物以达到更完全地抑制伤害性感受。联合两种或多种不同作用机制的镇痛药物,不仅可提高疗效,也可通过减少不良反应而增加安全性,甚至通过它们互补的药代动力学活性,而对镇痛时程有更大的预见性。

1. 刺激种类和处理过程　① 感受伤害性疼痛刺激是短暂性的,"活化"广动力域神经元,具有压迫感、烧灼感、可逆性的特点。② 炎症性疼痛刺激是反复性的,"调制",中枢和外周敏化,具有痛觉过敏、痛觉异常、慢性可逆的特点。③ 神经病理性疼痛刺激是持久性的,"修改",神经营养性变化,中枢敏化,具有痛觉过敏、痛觉异常、自发疼痛持久性的特点。

2.镇痛药物的靶位点 ① 外周伤害感受器：局麻药、抗炎药物(COX-2抑制剂、非选择性非甾体抗炎药)、阿片类药物、抗癫痫药。② 外周神经：局麻药、抗炎药物。③ 背根神经节：局麻药、阿片类药物、α_2受体激动剂、选择性 COX-2 抑制剂。④ 中枢神经系统：阿片类药物、α_2受体激动剂、中枢性镇痛药物、三环类药物、抗癫痫药、抗炎药物(Cox-2抑制剂、非选择性非甾体抗炎药)。

(二) 多模式镇痛方案中的镇痛药物

① 非甾体抗炎药：对乙酰氨基酚、COX-2 抑制剂、双氯芬酸、布洛芬、酮洛芬、酮咯酸、萘普生。② 阿片类药物：布托啡诺、可待因、芬太尼、吗啡、羟考酮、曲马多。③ 局麻药：布比卡因、利多卡因、甲哌卡因、罗哌卡因。④ 辅助药物：α_2受体激动剂、抗癫痫药、抗抑郁药、氯胺酮。⑤ 其他辅助治疗：补充和替代医学(complementary and alternative medicine，CAM)、经皮电神经刺激等。

(三) 多模式镇痛治疗的优点

尽管单一形式的镇痛有效，但是所有镇痛药物都有不良反应。非甾体抗炎药可导致胃肠道不适和出血，而阿片类可引起恶心、呕吐、镇静和便秘。多模式镇痛可减少每种药物的剂量(节约药物)，减轻各种药物不良反应(包括其发生率、严重性、类型)，同时达到与单种药物相同或更好的镇痛效果(起效、持续时间和镇痛质量)，减轻应激反应，减弱敏化作用，改善效价比、依从性等。由于每种药物可能都有叠加或协同作用，因此当联合用药时，每种药物都要使用较低的初始剂量，延长用药间隔时间，减慢给药速度。

最常见的联合用药是阿片类药物＋NSAID±局麻药±辅助药物。辅助药物通常对于人类伤害性疼痛作用弱或几乎无镇痛作用，但能增强经典镇痛药对伤害性疼痛感觉的镇痛效果。一些辅助药物是治疗神经病理性疼痛的一线药物。一些用于治疗急性术后疼痛的联合用药范例如：阿片类药物＋非甾体抗炎药或 α_2受体激动剂；吗啡＋氯胺酮；对乙酰氨基酚＋非甾体抗炎药。用于治疗急性术后疼痛(脊髓性疼痛)的例子是局麻药＋阿片类药物±α_2受体激动剂。

(四) 多模式镇痛治疗的缺点

用药安全性是最重要的。联合用药必须最大限度地减少不良反应的发生率。即使不良反应发生率确实减少，也要从临床角度考虑其意义。一些研究也证实，一些联合用药模式能够增强镇痛,但也增加不良反应。在这种情况下,必须评定这种联合用药是否是真正的多模式镇痛——即这种特殊联合用药是针对多种疼痛路径,而不是针对同一疼痛路径的两种药物的简单组合。同时使用两种或多种药物并不能保证它们在临床上相互协同作用。而且,在一些特殊情况下,使用时必须考虑所用药物的药代动力学和药效动力学特性。

在某些情况下,如治疗老年患者,多模式治疗和使用多种药物可增加发生不良反应及多种疾病的风险。因为患者已经同时服用数种药物,如降脂药等。产生不同毒性的有关因素包括年龄相关的药代动力学、药效动力学和生理因素以及同时存在的疾病状态。多种药物混合服用是一个特殊问题,当医生并不清楚患者服用哪些药物时,无意间开出的处方可能会与已服用药物发生相互竞争或相互干扰。多种药物混合服用甚至可能改变镇痛效果和联合用药的药代动力学及药效动力学特性。一个成功的多模式镇痛例子就是美国常用的偏头痛三联处方,对乙酰氨基酚联合阿司匹林及咖啡因。

(五)联合治疗的选择

基于建立最优联合用药比率的原则,选择具有不同作用机制的药物,开始联合每种药物的1/2剂量,然后保持一种药物剂量不变,以固定比率增加/减少其他药物剂量,选择侵袭最小的给药途径。根据镇痛效果和不良反应进行调整。

(六)固定剂量与灵活剂量联合用药的比较

现有临床数据已明确每种药物等效镇痛的剂量,从而固定剂量联合用药时每种药物的剂量都应低于这个基础值。固定剂量联合用药能够克服灵活剂量联合用药带来的问题,如相互作用指数低、不良反应发生率增加等,还能防止患者自行调整药量。固定剂量联合用药还能增强镇痛效果、加大疗效谱、加大益处与风险比率以及患者的依从性。

(七)联合用药的调整

目前,权威部门仅批准了有限的联合镇痛药物配方来处理术后疼痛。绝大多数镇痛药物的联合都是"宽松"的联合。它们都未经正规机构如美国食品药品管理局和欧洲药品评估机构(European Medicines Evaluation Agency,EMEA)的严格测试。因而,对所有患者来说,它们真正的药理学和临床效果都是未知数。

　　像 FDA 和 EMEA 这类的正规机构已经修订了测试和批准联合治疗方案的程序。现在 FDA 要求建立单剂量研究,从而可以将镇痛药物固定剂量联合用药与单一药物、安慰剂及标准组相比较。更重要的是,考虑将一个新的镇痛药联用方法用于所有类型的疼痛和患者时,必须要证明其比任一单药都更有益、有效。

　　为了解决镇痛药物应该如何联用的问题,制药公司已经介绍几种固定剂量联用制剂,而且正在计划推出更多制剂。同样重要的是,需要灵活剂量联合用药,特别是在较大范围的人群中;需要进一步评价其在特殊人群中的药代动力学与药效动力学特征和临床效果,如小儿和老年患者。

(八) 联合用药应用于术后疼痛的选择

　　镇痛药都有其各自的优缺点。多模式镇痛选择合适的药物组合是成功治疗术后疼痛的关键。

　　尤其值得一提的是,非甾体抗炎药为多模式药物治疗提供了一个基础。这些药物在联合用药中可增强阿片类药物在中枢神经系统区域的镇痛作用,降低不良反应,如最常见的尿潴留、呼吸抑制等。阿片类药物通常用于治疗术后疼痛是因为它们用于镇痛时没有封顶效应。然而,增加阿片类药物剂量可导致无法忍受的不良反应,因此限制了它们在急性疼痛治疗中单独使用或作为主要成分的使用。

　　多模式镇痛方案的重要原则是非甾体类抗炎药为术后镇痛基础用药,尽量减少阿片类药物的使用,以减少阿片类药物引起的不良反应如肠麻痹等。

　　尽管一些镇痛药联合应用可能显示阴性结果,但是这些结论并不一定反映方法上的问题,而是表示一些药物药理学相互作用不理想。随着临床前研究的深入,对疼痛传递的病理生理学更好地了解,或许以固定剂量方式,可能会使多模式镇痛成为治疗许多种疼痛(尤其是急性疼痛)的金标准。

第五节　患者自控镇痛的管理

一、泵的分类

　　患者自控镇痛(PCA)(图 2-4)是近年来围手术期镇痛方法的主要进展,也是目前围手术期疼痛治疗的最好方法。

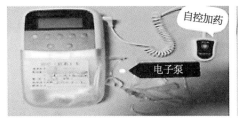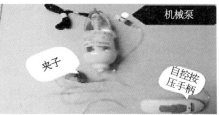

图 2-4 **PCA**

(一) PCA 的概念

　　患者自控镇痛,即患者感觉疼痛时按压启动键,通过微处理器控制的微量镇痛泵,向体内注入设定剂量的镇痛药物以消除疼痛。其特点是在医生设定的剂量范围内,患者按需调控注入镇痛药的时机和剂量,从而达到不同条件下患者对镇痛的个体化要求。

(二) PCA 的技术参数

　　① 负荷剂量:指在 PCA 开始时的首次用药剂量,其目的是迅速达到镇痛所需的血浆药物浓度,使患者迅速达到无痛状态。② PCA 剂量:又称追加量或指令量。是患者按压 PCA 泵后给予的镇痛药剂量。③ 锁定时间:指两次 PCA 用药的间隔时间。在锁定时间内,PCA 泵对患者的按压用药指令不起反应,其目的是避免在前一次 PCA 剂量完全起效以前再次用药,是 PCA 的安全保证设置。④ 背景剂量:又称为持续用药量,由 PCA 泵自动持续输入一定量的镇痛药。⑤ 最大给药剂量:PCA 泵在单位时间内用药剂量限定的参数,是 PCA 的另一安全设置。一般有 1 小时或 4 小时限制量,其目的是避免用药过量。⑥ PCA 的注药速率:可依据药物剂量、浓度以及患者对药物的需要量进行调整,最快速率可达 100 ml/h,一般设定在静脉 PCA 1~2 ml/h,硬膜外 PCA 6~12 ml/h。

(三) PCA 的给药模式

　　① 单纯 PCA(P 模式):完全由患者自控给药,疼痛时按压 PCA 泵控制键,使一定量镇痛药注入体内。② 背景剂量＋PCA(CP)模式:PCA 泵自动持续输入一定量的镇痛药以达到基础镇痛,而患者仍感疼痛时通过按压控制键给予 PCA 剂量。③ 负荷量＋背景剂量＋PCA(LCP 模式):LCP 模式为临床最常用的模式。

(四) PCA 的分类

目前临床上常用的 PCA 有两种：电子 PCA 和机械 PCA。

PCA 按照给药途径可分为静脉 PCA（PCIA）、硬膜外 PCA（PCEA）、皮下 PCA（PCSA）或外周神经阻滞 PCA（PCNA），其中 PCIA 和 PCEA 在临床上最为常用。

1. 静脉 PCA　PCIA 是将药物匀速注入静脉，维持稳定的血浆药物浓度，药物剂量小，镇痛效果持续稳定。

（1）特点：① 方法简便：只需保留一条通畅的静脉通路，将 PCA 泵通过三通开关与静脉通路相连，镇痛药就可按设定速率进入体内。② 起效快：经静脉给药，药物起效最快，一般 2～3 分钟即可出现效果。③ 适应范围广：适用于全身任何部位的术后镇痛。④ 需用药量较大：与椎管内给药相比，PCIA 需用较大的药量才能获得满意的止痛效果，并且对运动性疼痛的镇痛效果较差。⑤ 对全身影响较大：由于药物作用是非针对性而是全身性的，同时用药量较大，因此对全身的影响较大，尤其是以单一药物进行镇痛时更为明显，如大剂量应用阿片类药物，有可能影响胃肠运动功能的恢复。

（2）临床常用药物：① 主要镇痛药：阿片类镇痛药如吗啡、芬太尼系列、曲马多、丁丙诺啡等。② 辅助镇痛药：可增强主要镇痛药物的镇痛作用，减少其用量，从而降低并发症和副作用的发生率。常用药物有 NSAIDs、咪唑安定、可乐定、氟哌啶等。③ 预防副作用药物：如拮抗呕吐药、减少尿潴留药等。

2. 硬膜外 PCA　PCEA 时局麻药阻滞感觉神经，并节段性地阻滞了交感神经的传出纤维，使相应的阻滞区域血管扩张，有利于血液循环和伤口的愈合，同时减少了术后血栓和脂肪栓塞等并发症。

（1）特点：① 用药量小：阿片类药用量小于 PCIA，尤其是低脂溶性的吗啡。② 镇痛效果可靠：阿片类镇痛药与局部麻醉药联合应用，对静息性和运动性疼痛均有满意的镇痛效果，是目前所有镇痛技术中效果最好的方法。③ 作用范围局限：镇痛作用范围与硬膜外阻滞范围密切相关，适用于胸部及以下部位的镇痛。④ 阻断神经传导：由于伤害性刺激、交感神经等被阻滞，从而可有效减轻应激反应，改善心肌血供，促进胃肠功能恢复。⑤ 全身影响小，并发症或副作用少。⑥ 硬膜外穿刺困难或禁忌的患者不能使用。

（2）临床常用药物：① 局部麻醉药：0.1%～0.2%布比卡因、0.1%～0.25%罗哌卡因、0.1%～0.2%左旋布比卡因。② 阿片类镇痛药：吗啡是硬膜外镇痛最经典的用药，镇痛作用强、持续时间长，不需连续用药。芬太尼类药需与局部麻醉药联合应用。③ 预防副作用药物：如将小剂量阿片类药拮抗药、新斯的明、抗呕吐药等加入镇痛药液中以减少 PCEA 的副作用。虽然这方面的研究较多，但很少有公认的结论。尽管近年来术后镇痛趋向于在保证镇痛效果的前提下，尽量减少阿片类镇痛药的用量，但在 PCEA 中仍不宜单独使用局麻药，以避免增加低血压的发生率。

3. 皮下 PCA　适用于静脉穿刺困难的患者。药物在皮下可能有存留，如吗啡生物利用度约为静脉给药的 80%。起效慢于静脉给药，镇痛效果与 PCIA 相似，如采用留置管应注意可能发生导管堵塞或感染。常用药物为吗啡、曲马多、羟考酮、氯胺酮和丁丙诺啡。哌替啶具有组织刺激性不宜用于 PCSA。

4. 外周神经阻滞 PCA　常用于神经丛和神经干的阻滞，如颈丛、臂丛、腰丛、股神经、坐骨神经等。镇痛效果可靠，几乎无全身影响，副作用少。是近几年临床逐渐开展的镇痛技术，尤其适用于高龄和危重患者。

(五) PCA 的临床应用范围

（1）术后急性疼痛的治疗。

（2）癌痛的治疗。

（3）内科疼痛患者如心绞痛、镰状细胞危象的治疗。

（4）分娩痛和剖宫产后的疼痛治疗。

（5）某些神经痛和骨关节病变。

(六) PCA 的禁忌证

（1）年纪过大或过小。

（2）精神异常。

（3）无法控制按钮以及不愿意接受 PCA 的患者。

二、PCA 泵药物方案

(一) PCA 三阶梯给药原则

见表 2-1。

表 2-1　PCA 三阶梯给药原则

三阶梯止痛	PCA 镇痛技术
无创给药	微创给药、减少单次注射,相比口服给药,生物利用度更高
按阶梯给药	泵注盐酸吗啡注射液;重度癌痛的金标准用药
按时给药	定量、定时、定速;时刻保持血药浓度稳定
个体化	平稳、快速滴定确定最佳给药剂量;有效减少患者个体间药代和药效波动
注意具体细节	自行追加给药,防控爆发痛;减少不良反应发生率

(二) 不同给药方式 PCA 的用药

1. 静脉 PCA　利用 PCA 装置经静脉途径给药,操作简便,可供选择的药物较多,适用范围较广。但 PCIA 是全身性用药,不良反应较多,镇痛效果略差于 PCEA。

（1）常用的主要镇痛药有阿片类药物(吗啡、羟考酮、舒芬太尼、芬太尼、布托啡诺、氢吗啡酮、纳布啡、地佐辛);曲马多;NSAID 为氟比洛芬酯、酮咯酸等;常用的镇静药为咪达唑仑、右美托咪定;常用的止吐药包括甲氧氯普胺、格拉司琼、地塞米松等。

（2）在急性伤害性疼痛阿片类药物的强度有相对效价比:哌替啶 100 mg≈曲马多 100 mg≈吗啡 10 mg≈纳布啡 10 mg≈氢吗啡酮 1 mg≈阿芬太尼 1 mg≈芬太尼 0.1 mg≈舒芬太尼 0.01 mg≈羟考酮 10 mg≈布托啡诺 2 mg≈地佐辛 10 mg。PCIA 常用镇痛类药物的推荐方案见(表 2-2)。

表 2-2　PCIA 常用镇痛类药物的推荐方案

药　物	负荷(滴定)剂量/次	单次注射剂量	锁定时间	持续输注
吗啡	1～3 mg	1～2 mg	10～15 分钟	0～1 mg/h
芬太尼	10～30 μg	10～30 μg	5～10 分钟	0～10 μg/h
舒芬太尼	1～3 μg	2～4 μg	5～10 分钟	1～2 μg/h
羟考酮	1～3 mg	1～2 mg	5～10 分钟	0～1 mg/h
曲马多	1.5～3 mg/kg,术毕前 30 分钟给予	20～30 mg	6～10 分钟	10～15 mg/h

续　表

药　物	负荷(滴定)剂量/次	单次注射剂量	锁定时间	持续输注
布托啡诺	0.25~1 mg	0.2~0.5 mg	10~15 分钟	0.1~0.2 mg/h
地佐辛	2~5 mg	1~3 mg	10~15 分钟	30~50 mg/48 h
氟比洛芬酯	25~75 mg	50 mg	—	200~250 mg/24 h
氢吗啡酮	0.1~0.3 mg	0.2~0.4 mg	6~10 分钟	0~0.4 mg/h
纳布啡	1~3 mg	1 mg	10~20 分钟	0~3 mg/h

注：上述所有负荷量均应缓慢(1分钟以上)注入。

2. 硬膜外 PCA　利用 PCA 装置将药物输入硬膜外腔,主要适用于胸背部及以下区域疼痛的镇痛。适用于手术后中、重度疼痛。

(1) 常采用低浓度罗哌卡因或布比卡因局麻药复合芬太尼、舒芬太尼、吗啡、布托啡诺、曲马多、丁丙诺啡、氢吗啡酮等。舒芬太尼 $0.3 \sim 0.6 \ \mu g/ml$ 与 $0.0625\% \sim 0.125\%$ 罗哌卡因或 $0.05\% \sim 0.1\%$ 布比卡因外周神经阻滞能达到镇痛而对运动功能影响轻,较适合于分娩镇痛和需功能锻炼的下肢手术。

(2) PCEA 方案：首次剂量 6~10 ml,维持剂量 4~6 ml/h,冲击剂量 2~4 ml,锁定时间 20~30 分钟,最大剂量 12 ml/h。PCEA 常用阿片类药物及其用法推荐见(表 2-3)。

表 2-3　PCEA 常用阿片类药物及其用法

阿片类药物	负 荷 剂 量	药物浓度(μg/mL)
吗啡	1~2 mg	20~40
芬太尼	50~100 μg	2
氢吗啡酮	0.2~0.5 mg	8~16
舒芬太尼	10~20 μg	0.3~0.5

3. 皮下 PCA　适用于静脉穿刺困难的患者。药物在皮下可能有存留,如吗啡生物利用度约为静脉给药的 80%,起效慢于静脉给药,镇痛效果与 PCIA 相似,如采用留置管应注意可能发生导管堵塞或感染。常用药物为吗啡、曲马多、羟考酮、氯胺酮和丁丙诺啡。哌替啶具有组织刺激性不宜用于 PCSA。

4. **外周神经阻滞 PCA** 神经丛或神经干留置导管采用 PCA 持续给药。常用药物是局麻药布比卡因和罗哌卡因,可在局麻药中加适量的麻醉性镇痛药。0.15%~0.25% 罗哌卡因,0.1%~0.2% 布比卡因,0.1%~0.2% 左旋布比卡因,或0.8%~1.4% 氯普鲁卡因(上述药内可加舒芬太尼 0.4~0.8 $\mu g/ml$,芬太尼 2~4 $\mu g/ml$ 或吗啡 20~40 $\mu g/ml$)。

(三) PCA 的药学监护点

1. **疗效评估** 临床药师通过评估患者是否达到最大镇痛作用,且最小不良反应来评定,包括:静息下 VAS 评分为 0~1 分,镇静评分为 0~1 分,无明显运动阻滞。不良反应轻微或无,PCA 泵的有效按压/总按压比值接近 1,无睡眠障碍,患者评价满意度高。

2. **药物合理使用** 临床药师需从配伍禁忌、药物特点、患者情况、不同 PCA 给药方式等多个方面评估镇痛泵中药物使用是否合理。

3. **配伍禁忌** 虽然多项指南对多种药物在术后 PCA 中的使用方式进行了推荐,但是在镇痛泵中选用多种药物同时给药时,需要临床药师全面分析这几种药物合用是否存在配伍禁忌,尤其是长时间混合的稳定性。

4. **药物特点** PCA 给药方式和参数设定需要根据其药代动力学和药效学特点制定,临床药师给出合理化建议,比如非甾体抗炎药如果需要选择 PCA 给药,应该给予负荷剂量;对于阿片类药物,原则上不推荐阿片类药物联用,阿片受体纯激动剂和部分激动剂合用的循证医学证据不足,也不推荐联用。

5. **患者情况** 在选择 PCA 配方时,需要全面评估患者的情况,如恶心、呕吐风险、肝肾功能、是否有感染风险、是否可以理解镇痛泵装置的使用、是否存在药物禁忌等。

6. **常用 PCA 装置的使用注意事项** 该装置不宜输注脂肪乳等脂溶性液体和药物。且根据静脉用药输注装置与输注药物相互作用的警示,禁止用于输注与 PVC 不相容的药物。

三、PCA 泵认识与教育

术前对患者进行 PCA 的宣教能减少患者对术后镇痛的不配合,提高镇痛效果,减轻患者的焦虑,促进患者采取积极的方式应对,增加满意度。

患者担心镇痛药物对身体或手术伤口的恢复有影响,会成瘾等,患者术后感觉疼痛时不去按压追加投药按钮,认为镇痛药用得越少越好,患者能忍受就不按,没有达到疼痛治疗的目的。这些情况的发生,是对患者关于PCA的健康教育不够系统造成的。医护人员在宣教过程中不应拘泥于追加按钮等单纯的PCA操作指导。经调查,患者有很高的被宣教和指导愿望,医护人员应该充分发挥其积极性,提高其参与PCA的自护能力,合作互动,以确保得到最佳的镇痛效果。因此应加强和重视对使用PCA的宣教,明确宣教者、宣教时间和宣教内容。

(一) 术前宣教

宣教者为麻醉医生、病房护士。由麻醉医生在做术前访视时,应根据手术级别、手术部位、创面大小等,对需要接受术后镇痛治疗的患者进行宣教,告知患者术后疼痛的性质,PCA使用的目的、优点(起效快、血药浓度稳定、及时控制爆发痛、不良反应小)、可能发生的不良反应及费用、介绍PCA安装流程、根据患者情况制定疼痛管理计划、签署知情同意书。病房护士向患者讲解术后疼痛与PCA相关知识,确认患者及其家属了解知情同意书内容及PCA泵实物使用演示等。

(二) 术中宣教

宣教者为麻醉护士。麻醉护士在患者苏醒后评估疼痛情况,再次宣教并演示PCA使用。

(三) 术后宣教

宣教者为病房护士。病房护士应向患者做PCA的术后宣教,告知患者及家属PCA的给药方式,按压指征及方法(患者选定何时按压)、管路保护,如何观察药量,同时告知镇痛镇痛药物的相关知识,如实汇报疼痛,不适时及时汇报护士,消除患者的顾虑,确保PCA能得到正确使用。

可以采用集体口头宣教、发放宣教卡、个别针对性答疑、PCA患者现身说教以及实物演示等,对患者进行PCA相关知识与使用宣教。

四、PCA运行管理与观察

由于PCA镇痛药物治疗窗较窄,患者个体差异的存在以及同一患者在不同时间对镇痛药物需求不同,PCA泵作为一个给药系统并非自动生效等原因,PCA期间常常会发生镇痛药物使用不足或过量等问题,不但影响镇痛效果,也可引起副作用,导致并发症或意外事件。

随着信息化管理技术的发展,结合我国国情,与之相适宜的 PCA 管理策略,有利于规范并高效管理术后镇痛,提高 PCA 安全性和有效性,从而促进患者术后康复。

(一) 组织管理

目前,国外的大多数医院都由急性疼痛服务(APS)团队来负责术后患者的疼痛管理;我国的 APS 建设刚刚起步,大部分医院都由麻醉科实施术后镇痛。由于术后患者的分散管理加上麻醉科人员的不足,造成麻醉医师对 PCA 的管理受限,患者和医师间信息不畅、药物调整不及时、PCA 泵故障得不到及时解决等问题时有发生,不但影响镇痛效果,增加治疗风险,也容易造成医疗纠纷。因此,必须借鉴国外经验,结合我国国情,成立以麻醉医师为指导的,外科医师与护士真正参与的术后疼痛控制管理团队。由麻醉医师根据患者特点制定个性化 PCA 方案,负责仪器功能检测,并加强 PCA 期间随访管理,临床护士则是 PCA 管理的主体,应注重对患者病情与疼痛状况等的动态评估,评价 PCA 使用情况,及时发现、汇报并处理副作用。应健全病区 PCA 管理规范与制度:建立病区 PCA 实施档案,制定 PCA 专用登记表,包括患者姓名、性别、年龄、身高、体重、住院号;麻醉方式、疾病诊断、镇痛途径、药液配方、镇痛时间、镇痛效果以及并发症等观察项目,进行 PCA 管理质量分析并持续改进。

(二) 医护人员管理

受传统文化影响,术后疼痛常被误认为是正常现象;甚至许多医师也认为疼痛治疗会抑制肠蠕动,不利于术后恢复;而 PCA 的副作用,如恶心、呕吐、呼吸抑制等也使患者顾虑较多,从而影响 PCA 的实施。取得医护人员支持和患者及其家属的配合是开展 PCA 的关键。

需要对医护人员进行疼痛知识及技能培训,包括镇痛药与镇痛泵的应用、疼痛评估、PCA 异常事件的发生前兆和应对等。通过培训提高其对 PCA 认知和参与PCA 管理的积极性,及时反馈并处理 PCA 相关问题,提高 PCA 管理质量和患者满意度。

(三) 宣教管理

有调查报道,所有患者均认为很有必要对其进行 PCA 使用方法和注意事项的宣教,大部分的患者认为应告知其镇痛药的副作用。护士应熟悉 PCA 的基本原理,掌握 PCA 使用方法和注意事项;应根据患者及其家属的文化层次,针对性地介绍 PCA 工作原理、配合方法及安全性,使其了解使用 PCA 可能出现的问题等;有条件时可带其访视正在使用 PCA 泵的患者,通过现身说教提高其配合能力和满意度。

PCA 宣教宜从术前开始,建议选择多个时间点进行强化宣教。术前宣教包括手术室环境、麻醉实施、术后镇痛与注意事项等;告知患者应用 PCA 泵不会影响切口愈合,出现并发症的概率小,从而解除其思想顾虑;告知其 PCA 期间追加给药的时机、方法与注意事项。术后待患者麻醉完全清醒后,应重新讲解注意事项,手把手地教会患者 PCA 的使用方法,包括:PCA 泵严禁碰撞、坠地,一旦发生应立即与护士联系;起床活动时镇痛泵应低于穿刺部位;不要频繁按压镇痛泵上的追加药物剂量按钮;当镇痛效果不佳时,应及时向护士反映等。

(四) 安全管理

1. 病情观察 患者术后返回病房后,护士应与麻醉医师详细交接班,了解手术与麻醉方法、PCA 泵药物配制、锁定时间等。由于镇痛药物对呼吸、循环有较强的抑制作用,过量应用可引起呼吸抑制、窒息、低血压、心动过缓等并发症,若不及时处理会导致严重后果。因此,应每小时监测呼吸、血压、脉搏,6 小时后如平稳则改每 4 小时一次,监测并给予氧气吸入。加强对 PCA 泵使用情况的观察。电子 PCA 泵发生故障时会发出报警信号,护士应当及时查看报警信号提示的异常情况,如输药导管堵塞、按钮失灵、电源不足、电脑程序设置错误、每小时用药超过预设剂量、输注系统有空气等,及时报告麻醉医师并进行处理。

2. 管道护理 管道是否在位、通畅直接影响 PCA 用药剂量的准确性及镇痛效果,故应标识明确、加强巡视,确保泵管连接紧密、固定妥当,无扭曲、打折与受压。导管标识:静脉镇痛为蓝色标识、硬膜外镇痛为黄色标识、神经阻滞镇痛为墨绿色。标识上以文字注明 PCA 泵镇痛模式(静脉镇痛、硬膜外镇痛及神经阻滞镇痛);标识粘贴部位正确,无遗漏。操作时注意动作轻柔,避免因不慎而导致管道扭曲、打折甚至脱落而影响镇痛效果。严密观察穿刺部位有无渗液,固定敷料无卷边、脱落,加强局部护理,发现异常及时恢复连接,必要时重新置管。

3. 副作用观察 由于 PCA 采用的主要是药理效应较强的阿片类药、麻醉药及苯二氮䓬类药,此类药物在镇痛同时兴奋迷走神经,容易引起恶心、呕吐、便秘、眩晕、嗜睡、尿潴留、皮肤瘙痒、呼吸抑制等副作用。

（1）恶心、呕吐：胃肠减压以及阿片类药物对延髓呕吐中枢化学感应区的兴奋作用可能是引起呕吐的主要原因。由于术后呕吐可导致腹压增高，加剧切口疼痛，甚至有伤口出血、裂开的危险，故应指导患者做深呼吸，并用双手按压切口两侧，保护伤口；同时让患者头偏向一侧，保持呼吸道通畅，以防呕吐物误入气管。另外，由于呕吐会影响食欲，易导致营养失调，故出现呕吐时应及时给予止吐药物。格拉司琼是一种新型、高选择性的 5-羟色胺 3 受体拮抗剂，对放疗化疗及手术麻醉等因素引起的恶心、呕吐有良好的预防和治疗作用。

（2）腹胀、便秘：由于 PCA 泵所用药物多为阿片类药物，而此类药物都有抑制肠蠕动的作用，因此腹胀、便秘与镇痛药物的毒副作用有关。管理要点包括勤听肠鸣音，观察排气、排便情况；早期给予维生素 B_1 足三里封闭；指导并给予下腹部热敷、按摩，鼓励患者早期下床活动等，以促进胃肠功能的恢复；必要时给予缓泻剂或开塞露、灌肠、胃肠减压等。

（3）呼吸抑制：麻醉及止痛药物最严重的副作用是抑制脑干的呼吸中枢，导致呼吸衰竭。虽然 PCA 期间呼吸抑制发生率极低，但由于其并发症危害大，故应引起重视。管理要点为密切观察患者的呼吸频率、节律、深度变化，发现异常及时采取抢救措施，给予阿片受体拮抗剂如纳洛酮，同时加大给氧流量。尤其是老年患者，呼吸道分泌物多、低血容量、药物剂量过大等因素会增加呼吸抑制的发生率，如患者出现嗜睡、表情淡漠、呼吸少于 10 次/min，脉搏血氧饱和度小于 90%，则应立即停止 PCA 使用。

（4）尿潴留：主要是由于麻醉性镇痛药可降低膀胱副交感神经兴奋性，加重骶髓副交感神经的抑制，加上心理因素、伤口疼痛、不习惯床上排尿等原因，易发生尿潴留。管理要点包括术前应指导训练床上排尿，对于无留置导尿患者应密切观察排尿情况，一般术后 6 小时先行诱导排尿，无效时再行尿潴留护理，包括按摩下腹部、热敷膀胱区、听流水声以及温水冲洗会阴部等，必要时留置导尿。

（5）低血压：麻醉镇痛药可抑制交感神经兴奋引起去甲肾上腺素释放，导致脉率减慢、血压降低。管理要点为密切观察血压、心率变化，并注意患者的口唇颜色、四肢末梢温度，如有异常及时处理。必要时可暂时关闭 PCA 泵，给予吸氧、补液等对症处理，待血压恢复正常后再调整 PCA 剂量继续使用。

（6）锥体外系反应、昏睡：原因包括：① 甲氧氯普胺，其能阻断中枢多巴胺受体，使胆碱能受体相对亢进，致锥体外系反应，若与吩噻嗪类药物合用时，更易于导致锥体外系反应。② 克林霉素，常用于预防术后感染的克林霉素与 PCA 的药物联用时，可增强神经肌肉阻滞的作用，出现昏睡、呼吸困难等表现。管理要点包括专人守护，应用床栏以防坠床；加强管道滑脱防范，必要时适当约束患者双上肢，告知家属防范的目的与配合要求，取得知情同意；为患者提供温湿度适宜、安静、舒适的修养环境，避免不必要的护理操作，减少对患者的刺激；持续给氧以保证氧供；遵医嘱使用安定或冬眠合剂以缓解症状。

（7）皮肤瘙痒：国外曾有报道 PCIA 吗啡的瘙痒发生率为 $38\%\sim60\%$，而 PCEA 吗啡的瘙痒发生率则高达 $72\%\sim85\%$。现由于临床 PCA 配方的不断改进，皮肤瘙痒发生率已明显降低。

（8）下肢静脉血栓：由于患者骨折后卧床不动及镇痛药物的作用，双下肢运动神经传导及疼痛反射均受到抑制，血流缓慢，易形成下肢深静脉血栓。因此，术后注意观察患者下肢感觉及运动情况，下肢骨折手术后抬高患肢，被动活动髋关节、踝关节，腰背部手术后进行直腿抬高，早期活动肢体，防止血栓形成。

（9）其他：PCA 镇痛的副作用中，如血压升高、心率加快、心律不齐等，考虑常由 PCA 用药量不够导致疼痛引起，但也不排除由于外科的其他情况或患者本身合并心血管疾病而引起，临床工作中需仔细鉴别。值得注意的是，药物浓度编程错误是最常见的 PCA 差错，而 PCA 泵安装错误是另一个常见的 PCA 差错。

为减少 PCA 差错，防范潜在的不安全因素，建议在 PCA 泵上设置编码和操作流程，指导医务人员正确操作；嘱患者家属不要随意给药，只有患者有镇痛需求时才帮助给药。

（五）PCA 信息化管理

传统的 PCA 泵是分散型的使用模式，管理不便。电子泵报警后医护人员不能及时获得信息进行相关处理，报警声音造成患者不必要的紧张，输出信息不能及时汇总，医护人员管理工作量大；机械泵只是恒速输注，不能随患者病情的变化而随时调节，不能达到个性化治疗的目的，遇有输注管道堵塞等严重影响镇痛质量的问题，医护人员不能及时发现。无线镇痛系统是近年来研制应用的一项集远程监控、信息化管理和高精度 PCA 泵为一体的 PCA 信息化管理解决方案。该系统由无线镇痛泵及无线镇痛管理系统组成。无线镇痛泵由电子输注驱动装置（简称机头）和一次性专用药盒（简称药盒）组成，无线镇痛管理系统由基站及监测台组成。机头内部集成化电子系统控制电机运转，在医师设定参数控制下，患者自我参与间断精密给药；无线镇痛泵发射无线信号给无线镇痛管理系统的基站，通过监测台显示无线镇痛泵的运行及报警信息，最终形成 PCA 电子记录单，方便医护人员对 PCA 患者进行规范化、信息化、安全、高效管理，有利于提高麻醉科对 PCA 的质量控制。

PCA 作为一项以患者主动参与为特色的镇痛技术，必须在医护人员的监护管理下才能安全而有效地实施。PCA 管理策略是保证镇痛效果和安全性的重要环节，而医护人员的素质和能力是导致 PCA 副作用能否及时发现并有效处理的重要原因。加强 PCA 的规范管理，借助信息化管理系统，对 PCA 进行实时监控，及时发现并处理报警和不安全因素，有利于优化工作流程，最大限度减少和预防 PCA 副作用，提高术后镇痛管理的安全性和有效性。

五、撤泵护理

(一) 撤泵时机

(1) 镇痛泵使用≥48 小时，经过疼痛评估，予以撤除。

(2) 患者对疼痛药物需求减少。

例如，4 小时内未用镇痛泵；能经口进食，改静脉给药为口服用药。科室内医护人员自主定，必要时请麻醉科会诊。

(3) 输注结束

1) 电子镇痛泵的智能驱动装置会提示药液即将输注结束。

2) 机械镇痛泵内的药囊会缩小至只有一根管芯时，说明药液输注结束。

(二) 穿刺连接部处理

开关关闭，止液夹夹闭。

1. PCIA　取下镇痛泵，及时用生理盐水封管，以防导管堵塞。

2. PCEA

(1) 轻启患者背部固定敷料，将硬膜外导管轻轻拔出；敷料无污染时，可不做特殊处理；拔出有阻力时，可令患者弓背屈膝，仍有阻力时，不可强行拔出，否则会使硬膜外导管断裂于硬膜外腔，应联系麻醉医师拔除，拔除后应动态观察穿刺处是否有出血情况。

(2) 使用硬膜外镇痛泵的患者，拔管时要注意，预防性抗凝治疗（qd）：用药 12 小时后拔管，拔管后 4 小时方可正常应用抗凝药。治疗性抗凝治疗（q12h）：需停药 24 小时方可拔管,拔管后 4 小时才能继续抗凝治疗。护士要知晓有交接。

(三) 泵体处置

　　1. 镇痛泵有残余药液时

　　(1) 电子镇痛泵:取下镇痛泵后,分离智能驱动装置和一次性药盒。用 50 ml 注射器将一次性药盒内残余液抽出,按照《麻醉药品、第一类精神药品及残余药物的规范化管理制度》,双人在视频监控下,将残余液冲入下水道,并记录。将一次性药盒毁形、注射器弃于感染性垃圾袋,用 75% 乙醇(酒精)擦拭智能驱动装置和外包装袋。

　　(2) 机械镇痛泵:取下镇痛泵后,用 50 ml 注射器将药囊内残余液抽出,按照《麻醉药品、第一类精神药品及残余药物的规范化管理制度》,双人在视频监控下,将残余液冲入下水道,并记录。将镇痛泵毁形弃于感染性垃圾袋。

　　2. 镇痛泵无残余药液时

　　(1) 电子镇痛泵:取下镇痛泵后,分离智能驱动装置和一次性药盒。将一次性药盒毁形弃于感染性垃圾袋。用 75% 酒精擦拭智能驱动装置和外包装袋。若外包装袋是一次性使用的,需弃去。

　　(2) 机械镇痛泵:取下镇痛泵后,毁形弃于感染性垃圾袋。

(四) 评估疼痛、镇痛效果及恶心呕吐情况

　　(1) 按疼痛评估方法(NRS 疼痛量表、脸谱法等)常规监测疼痛并记录。停用镇痛泵后,要有疼痛的延续治疗。

　　(2) 镇痛效果评价

　　1) 可用之前疼痛评估工具对目前的疼痛处理效果进行动态评估。

　　2) 4 级法。完全缓解(cR):疼痛完全消失;部分缓解(PR):疼痛明显减轻,睡眠基本不受干扰,能正常生活;轻度缓解(MR):疼痛有些减轻,但仍感到有明显疼痛,睡眠生活仍受干扰;无效(NR):疼痛没有减轻。

　　3) 百分比量表:从 0~100%,0 为未缓解,100% 为完全缓解。

　　(3) 恶心、呕吐评分:0 分:无恶心、呕吐;1 分:仅恶心;2 分:有呕吐。

(五) 穿刺连接部位随访、评估生命体征及术后恢复情况

　　定时巡视患者,注意观察镇痛泵穿刺连接部位周围伤口情况,发现异常及时处

理。根据患者病情适当宣教,给予术后康复训练指导,预防坠积性肺炎、下肢静脉血栓、压力性损伤等相关并发症的发生,促进患者早日康复。

(六) 疼痛随访、征求意见及服务评价

询问患者停止或撤除 PCA 泵的原因、PCA 不良反应发生数、对镇痛服务的满意度、对不良反应处理的满意度、患者主诉术后疼痛程度情况以及患者对疼痛控制不足处理的满意度。

(七) 完善 PCA 护理记录、护理记录归档

PCA 使用时、使用过程中、撤泵时,均应评估记录患者的疼痛程度以及有无不良反应。

第六节　特殊人群(老人、儿童、产妇) 术后疼痛的护理管理

一、老人术后疼痛的护理管理

到 2050 年,中国 65 岁以上的人口将达到 4 亿,其中 80 岁以上的人口将达到 1.5 亿,随着接受手术的老年患者数量和年龄的增加,术后疼痛导致的老年患者心脏缺血、心动过速、高血压和低氧血症的风险也逐渐增加。

一般来说,老年人(特别是女性)痛阈增加、脂肪增加、肌肉减少、全身水分含量降低、骨骼和内脏萎缩、基础代谢率降低,影响药物代谢变化,可以适当减少镇痛药物用量。另外,老年人认知功能同样需要关注,预测全世界到 2040 年痴呆症患者将增至 8 110 万。许多止痛药都有中枢神经系统副作用,引起中枢神经系统不良反应,导致谵妄或进一步的认知能力下降,谵妄和痴呆也使疼痛评估更困难。

因此,如何降低老年患者因术后疼痛导致的风险、减少并发症、促进术后功能状态的恢复,成为重点关注的问题。

(一) 老年患者的疼痛评估

最常用的量表是语言描述量表、数字评分量表和 VAS 疼痛评分。语言描述量

表通过使用术语来描述主观疼痛(如无、轻度、中度、强烈和严重疼痛),使用简单,适合轻度到中度疼痛的患者。数字评分量表用一系列数字来描述疼痛。VAS 疼痛评分是一种视觉图像评分,有助于确定合并有其他疾病患者的疼痛状态。上述这些量表通常需要完整的认知功能。

鉴于认知障碍的高发率以及周围神经病变对疼痛感知的影响,老年患者的疼痛评估可能超出上述方法。对于非言语患者,重症监护疼痛观察工具、面部疼痛量表(根据面部表情量化疼痛程度)和 Abbey 疼痛量表是评估认知障碍患者疼痛的重要方法。重症监护疼痛观察工具是一种针对无法自我报告的危重症成年人的观察疼痛工具。Abbey 疼痛量表用于无法言语和自我报告疼痛的患者,由 6 个参数组成:发声、面部表情、肢体语言变化、行为变化、生理变化和身体变化,从无到严重分级。Doloplus‐2 量表被认为是评估急性和亚急性环境下疼痛的另一种可能的观察工具,但支持其使用的证据是相互矛盾的,易受观察者的影响。应对患者认知和语言功能仔细评估,确定最适合使用的疼痛量表。在疑似认知障碍或沟通困难的情况下,朋友、家人和护理人员可以补充提供信息。

(二) 老年患者的疼痛管理

老年患者术后疼痛管理的目标是通过一些镇痛措施干预疼痛,以最小的副作用实现疼痛缓解。

1. 药物治疗

(1) 对乙酰氨基酚:又称扑热息痛,是治疗老年患者急性疼痛的一线药物。对乙酰氨基酚单药治疗通常用于轻度疼痛,而规律使用对乙酰氨基酚现在已经成为多模式镇痛方案的核心组成部分。优化对乙酰氨基酚的使用时机可以减少各种手术对阿片类药物的需求,并且降低老年患者术后谵妄的发生率。老年患者肝清除率和分布体积有所下降,但通常对扑热息痛耐受良好,少有禁忌证。

肝功能正常的老年患者不需要减少对乙酰氨基酚的剂量。合并肝疾病的患者每天的总剂量可能需要减少。美国食品和药物管理局将推荐的对乙酰氨基酚最大日剂量从 4 g 降低到 3 g,并将组合产品中的对乙酰氨基酚含量限制在 325 mg。

(2) 非甾体类抗炎药:是一种有效的镇痛抗炎药。大量文献报道了非甾体抗炎药在治疗急性疼痛中的镇痛作用。与非甾体抗炎药相关的不良事件主要涉及心血管、肾和胃肠系统,老年人副作用更为明显,多达 1/4 的老年人因非甾体抗炎药的不良反应入院。美国老年医学会的临床实践指南建议在极为谨慎和有限的时间内使用口服非甾体抗炎药,因此不鼓励使用非甾体抗炎药治疗慢性疼痛,但考虑在老年患者的急性疼痛治疗中谨慎使用非甾体抗炎药。非甾体抗炎药具有很强的镇痛作用,但建议减少剂量(减少 25%~50%)或增加剂量间隔时间。有报道认为肾小球滤过率小于 60 ml/min 是术后使用非甾体抗炎药的禁忌证。外用非甾体抗炎药与口服非甾体抗炎药有相似的疗效,不良事件的发生率与安慰剂相似,推荐用于局部疼痛患者的治疗,国际指南推荐局部非甾体抗炎药作为膝关节和手部骨关节炎症状治疗的早期治疗选择,由于其优越的安全性,可先于口服使用。在眼科手术中,非甾体抗炎药主要用于术中稳定瞳孔的扩张,控制术后疼痛和炎症。

(3) 加巴喷丁类(加巴喷丁和普瑞巴林):是治疗神经病理性疼痛的常用药物,对糖尿病性神经病变、疱疹后神经痛和神经性疼痛有镇痛作用,多用于治疗急性手术后疼痛。几项荟萃分析显示,与对照组相比,围手术期加巴喷丁使用有助于产生显著的阿片类药物保留效应,并可能降低术后疼痛评分。有研究认为与加巴喷丁相比,普瑞巴林具有更合适的药代动力学特征,更有效、副作用更少。美国疼痛协会支持使用加巴喷丁和普瑞巴林治疗急性手术后疼痛,也证明了加巴喷丁类药物在老年患者中的应用效果。围手术期服用加巴喷丁可降低发生慢性疼痛的可能性。加巴喷丁最常见的副作用是头晕和嗜睡,大多在治疗开始时出现,且呈剂量依赖性,显著增加了老年患者跌倒和认知功能受损的风险。加巴喷丁可能增加老年患者呼吸抑制的发生率。

尽管目前尚未确定最佳的给药方案,建议尤其是合并肾功能不全的老年患者谨慎服用加巴喷丁。

(4) α_2肾上腺素能受体激动剂:用于治疗急性术中和术后疼痛以及慢性神经病理性疼痛,对所有年龄组的患者都有效。最近,一直使用的 α_2肾上腺素能受体激动剂可乐定改善术后疼痛的效果受到挑战。α_2肾上腺素能受体激动剂右美托咪定广泛用于 ICU 镇静和疼痛治疗。当使用 α_2肾上腺素能受体激动剂治疗可能患有心血管疾病的患者时,必须考虑其血流动力学效应,围手术期使用可乐定可导致低血压,引起严重不良事件。最近发表的一项研究表明,非心脏大手术后在 ICU 低剂量输注右美托咪定不会导致疼痛缓解,但可减少谵妄的发生率,增加未来 2 年的存活率,改善未来 3 年的认知功能和生活质量。

虽然不推荐使用可乐定治疗老年患者的急性疼痛,但使用右美托咪定有可能改善疼痛等预后。

(5) 氯胺酮:急性疼痛的治疗中,持续输注氯胺酮可以缓解疼痛,减少阿片类药物的使用。氯胺酮对老年患者的镇痛效果已得到充分证实,但易使老年患者发生谵妄,其精神性副作用限制了应用。氯胺酮的副作用包括夜惊、精神错乱、晕厥和恐惧。虽然没有临床证据表明老年患者对氯胺酮的精神副作用更敏感,但已知动物 NMDA 受体位点的组成和功能随年龄变化,从这些动物实验推断,老年患者可能对氯胺酮作用更敏感,应减少剂量。最近一项对老年患者术中注射氯胺酮的大规模试验发现,预防性镇痛的证据很少,但氯胺酮组出现幻觉和噩梦的频率增加。

对阿片类药物不良反应更敏感的老年患者可能使用氯胺酮效果更好,为避免频繁的不良心理事件发生,应谨慎使用小剂量氯胺酮注射液,避免大剂量使用。

(6)静脉注射利多卡因:利多卡因通过静脉输液给药时具有全身镇痛作用。有研究显示,术中静脉注射利多卡因可提高乳腺癌术后恢复质量,降低疼痛强度和术中阿片类药物需求。术后全身给予利多卡因能有效降低老年患者结直肠或泌尿外科手术后的疼痛评分和减少阿片类药物需求,最佳的注射剂量范围或持续时间尚未确定。

利多卡因清除率可能因老年患者的肝血流量减少而减少 30%～40%,使用时应减少剂量或缩短输液时间。

(7)阿片类药物:是急性疼痛治疗的主要药物,可以有效地改善疼痛程度。老年患者服用阿片类药物效果更好,作用时间更长,因此发生不良事件的风险更高。当非阿片类药物和其他干预措施不能提供足够的疼痛缓解时,应尽可能以最低剂量和最短时间使用阿片类药物。阿片类药物治疗老年患者和年轻患者大体遵循相同的原则。因为哌替啶代谢物的神经毒性和致谵妄作用,老年患者应避免使用哌替啶。阿片类药物治疗急性疼痛时,一般不鼓励使用缓释阿片类药物。使用具有双重镇痛机制的阿片类药物(如曲马多和坦他多尔)有可能降低阿片类药物相关副作用的发生率。

与年轻患者相比,老年患者急性疼痛治疗的阿片类药物建议剂量减少 25%～50%。认知功能正常的老年重症急性疼痛患者也可采用患者自控镇痛作为一项有效的干预措施。

2.神经阻滞和硬膜外阻滞 持续性周围区域阻滞和硬膜外麻醉技术是治疗急性疼痛最有效的方法。

(1)硬膜外阻滞:与全身阿片类药物治疗相比,术后硬膜外镇痛具有更好的镇痛效果。随着年龄的增长,椎间隙和硬膜外腔逐渐减小,导致向头侧扩散增加,头侧硬膜外液扩散的风险增加,可能导致低血压等心血管不良事件。老年患者可能需要减少硬膜外输注剂量。阿片类药物在应用于硬膜外时与局部麻醉剂有协同作用,可以更有效地缓解疼痛或减少局部麻醉药用量,从而减少低血压发生。

硬膜外给药对老年患者中枢神经系统抑制作用更明显,建议将剂量减少50%。

(2)周围神经阻滞:周围神经阻滞可有效控制疼痛,同时避免阿片类药物镇痛和硬膜外镇痛常见的一些不良反应(如镇静、认知障碍、尿潴留和低血压等)。老年患者的周围神经阻滞与年轻患者相比起效更快、持续时间更长。局部麻醉剂对老年患者神经毒性药物的敏感性增加,神经损伤的风险增加。

(3)多模式镇痛:包括多种镇痛药物的联合使用,这些药物有不同的作用机制,可有效缓解疼痛,同时减少使用阿片类药物、减少大剂量单独使用某个药物的副作用。多模式镇痛的概念被广泛接受,并被纳入无数术后康复途径中。目前还没有专门针对老年患者的多模式镇痛建议,仍需探讨镇痛药物的最优选择和最佳数量。

(4)预防性镇痛:围手术期疼痛管理应尽早开始,包括术前或术中干预。预防性镇痛能够减少术后急性疼痛,甚至可能持续的术后疼痛。与术后疼痛和阿片类药物需求减少相关的术中干预包括氯胺酮、利多卡因、镁和右美托咪定注射液。目前尚不清楚预防性镇痛在针对老年患者的疼痛管理中的特殊作用。

(5)疼痛咨询与教育:术前疼痛科咨询、术前教育、积极评估患者的术后恢复也是急性疼痛管理的重要环节。进行多学科的合作可以为老年患者急性疼痛提供最佳的管理。

有效的急性疼痛管理,尤其是老年患者围手术期的管理,可以降低心肌缺血和肺部并发症的发生率、加速康复、促进早期活动、缩短住院时间并降低医疗费用。

(三)老年患者的疼痛护理

(1)对患者的基本信息、临床病情、既往病史、现病史、过敏史等信息进行评估,制定更具针对性的,更加完善的护理方案。

(2)做好常规术后护理

1)术后24小时内给予老年患者严密的生命体征及意识的观察。

2)根据手术种类、部位,采取合适的体位,能有效地减轻疼痛。

3)注意保护切口,避免牵拉或压迫伤口。

4)妥善固定各种引流管,保持管道的适当长度,避免因牵拉、扭曲、刺激伤口引起疼痛,注意帮助患者调整体位。

5）皮肤护理，加强翻身，预防压力性损伤的发生。

6）做好术后并发症的预防护理。

7）确保病房安静舒适，定时进行开窗通风，使室温适宜，保证患者有足够的休息以及睡眠时间。

8）另给予老年患者适量高热量、高蛋白以及高维生素的饮食，可以加强营养支持，提高老年患者应对术后疼痛的耐受力。

（3）护理人员要根据患者疼痛情况，遵照医嘱使用镇痛药物，比如羟考酮、芬太尼、哌替啶等，但要秉承合理用药的原则，在用药后，应定期对患者镇痛效果、不良反应发生情况进行评估，如镇痛效果不理想或存在严重不良反应，则应与医生协商更换药物种类。

（4）选择物理干预方式，比如冷热疗法、肌肉放松训练等，抑或借助我国中医传统阴阳五行理论，对老年患者实施五音疗法，在避免镇痛药物滥用的同时，达到良好的疼痛干预效果

（5）加强疼痛教育：教育是改善疼痛护理质量的一个重要措施。护士应帮助老年患者全面认识对疼痛的定义，做好术后患者教育，包括对疼痛的恐惧感、焦虑无助感，及时报告疼痛，及时止痛，以利于早日康复，减少住院时间，减少费用。

（6）心理护理：老年患者常因对疾病和对治疗效果不了解而产生恐惧心理，从而加剧了疼痛的感觉，因此护理人员给予必要的关心，疏导患者，以安慰和鼓励的态度支持患者，分散注意力，设法减轻患者的心理压力。做好患者及家属思想工作，使患者有良好的心理因素，积极的心理状态，也能起到止痛和有助于康复的作用。

目前，有很多原因导致针对老年患者术后急性疼痛的治疗不充分。了解患者的具体病史和社会环境背景，多学科合作，及早的护理干预，将有助于老年患者术后疼痛问题得到有效解决。随着越来越多的老年患者接受外科手术，如何有效且安全地干预急性术后疼痛仍然需要进一步的研究。

二、儿童术后疼痛的护理管理

急性术后疼痛是外科手术创伤引起的一种不愉快的感觉和情绪体验。由于小儿疼痛的特点以及有部分镇痛药物在小儿使用中受到限制，作为镇痛实施者的临床医师也对药物副作用存在过度担心。因此，很多情况下外科手术患儿的痛苦并没有得到有效缓解，同时其康复过程也受到影响。儿童术后疼痛的相关护理管理也日益受到关注。

（一）小儿疼痛的特点

（1）描述疼痛不确切，表达方式夸张。小儿认知的局限性，对疼痛的恐惧感，容易把各种感受的描述混淆，表现夸张，使医护人员不能获得准确的病史和检查资料。

（2）对疼痛的敏感性高，反映强烈，但持续时间短，小儿的痛阈低于成人。长期疼痛易导致身体代谢紊乱、睡眠、喂养困难，甚至精神性格改变，其危害远高于成人。

（3）对疼痛的回避性强。小儿对打针吃药有着高度的恐惧感，为避免吃药打针，有时故意隐瞒而延误治疗。或者以某种姿势或某些回避动作来减轻疼痛感，短期对小儿的生理功能发育有影响，长期则影响小儿的行为功能发育。

（二）小儿疼痛评估

部分小儿尤其是婴幼儿不会主诉疼痛，小儿疼痛评估相对于成人更困难。目前还没有适用于所有种类疼痛或所有年龄段儿童的理想评估量表。

儿童常用的疼痛评估方法有：

1. 自我评估　患儿根据提供的量表自己评估和描述疼痛程度。是评价疼痛程度的金标准，与成人疼痛评估的方法相同。

（1）视觉模拟评分法：一般用于 8 岁以上儿童。

（2）数字等级评定量表：适用于 8 岁及以上儿童，是临床最常用也是最简单的疼痛评估方法之一。

（3）语言等级评定量表：将描绘疼痛强度的词汇通过口述表达。一般 3 岁以上的小儿就能较好描述疼痛，但对疼痛强度的判断不一定很准确。当患儿有能力自述疼痛程度时，其口头的描述应作为药物治疗的首要参考依据。

2. 面部表情评估　医护人员或患儿的陪护者根据患儿的面部表情，与六张代表从幸福微笑直至痛苦流泪不同表情的面部表情图比对后，进行疼痛评分。

（1）FACES(Wong-Baker pain rating scale)脸谱疼痛评估法：主要适用于 3～18 岁儿童，婴幼儿或者交流有困难的患儿也适用。但需注意的是患儿可能因为恐惧，饥饿或其他压力失去"笑脸"，疼痛评估时应排除这些因素的影响。

（2）Bieri 改良面部表情评分法：可用于 4～12 岁患儿。

（3）Oucher 疼痛评分：是将垂直的 0～10 的数字量表和面部表情结合的一种

评分方法,还有专门用不同亚洲儿童面部表情制作的评分尺。其与面部表情评分、VAS评分有很好的相关性。此量表可以较好地评估患儿术后或使用镇痛药物后的疼痛程度变化情况,但一般只适用能数到100的6岁以上儿童。

（4）Manchester疼痛评分:是在Oucher评分的基础上用全世界小朋友都钟爱的大熊猫面部表情代替了欧洲或者亚洲儿童的面像,将不同面部表情的大熊猫放在梯子上,越到梯子的上端疼痛越严重,同时小儿的活动也受到影响。一般只适用能数到100的6岁以上儿童。

3. 行为学/观察评估　测量疼痛相关的行为学表现或对由患儿父母或监护人提供的疼痛的叙述进行评估。手术后应该定时进行行为学评估和记录。这种评估最好与其他常规评估同时进行,以避免对小儿不必要的打扰。

（1）CRIES(crying, requires O_2 saturation, increased vital signs, expression, sleeplessness)评分:通过哭泣、呼吸、循环、面部表情和睡眠等进行评估。分值越高,认为疼痛越严重。适用于不能用言语表达疼痛的婴儿。

（2）FLACC(face, legs, activity, crying, consolability)评分:是小儿手术后疼痛评估的常用方法,它包括5个内容:表情(face),肢体动作(legs),行为(activity),哭闹(cry)和安慰性(consolability)。疼痛分数由医护人员根据观察到的小儿情况与量化表中内容对照而得。需观察小儿1~15分钟。常用于1~18岁患儿术后疼痛的评估。

（3）CHEOPS(cry, facial, child verbal, torso, touch, legs)疼痛评分:包含6项疼痛行为类别:哭闹,面部表情,言语,腿部活动,躯体活动,伤口可触摸程度。适用于6个月以上的儿童术后疼痛评估。因其分值与其他量表的统计方法不同,评估内容较复杂,在繁忙的临床工作中不太实用。

（4）Comfort评分:通过观察患儿警觉程度、平静或激动、呼吸反应、体动、血压、肌肉张力、面部紧张程度等了解患儿镇静舒适程度,常用于辅助上面介绍的各种疼痛评分。主要用于新生儿到17岁的ICU患儿的观察,以及新生儿至3岁手术后患儿的疼痛评估。

4. 生理学评估　根据疼痛引起的生理学变化进行评估。在定时评估的同时,若有生命体征改变如低血压、心动过速和发热等,应立即评估是否存在严重疼痛。生理学评估疼痛的参数包括心率、呼吸、血压、心率变异度、皮质醇变化、皮层诱发活动等,但这些参数受行为学的影响较大。在疼痛评估时,生理学指标必须与其他评估手段联合使用。

注意事项：

（1）不同年龄阶段使用不同的评估方法是准确进行疼痛评估的保证。在选择合适的疼痛评估方法时，儿童认知水平、语言能力、种族/文化背景、疼痛评估方法特性（如信度和效度）等因素也应考虑在内。

（2）任何一种方法都不能准确有效地评估所有儿童及所有类型的疼痛。多种评估方法的联合使用有助于提高疼痛评估的准确性。疼痛评分不能作为给予止痛药物的唯一指导。

（3）条件允许时，患儿的自我评估应作为首选的疼痛评估方法。但对于3～5岁的儿童，因为自我评估的信度和效度不高，需结合一种观察性的评估方法进行疼痛程度评估。对于不能交流或者不能准确交流的患儿，应考虑充分使用一些非客观的指标（比如动作和表情）、生理参数（比如血压、心率、呼吸频率、流泪、出汗等）以及这些参数在镇痛治疗前后的变化和特殊的疼痛评估方法（比如行为学评分）。

（4）为了有效地评估疼痛，必须与患儿、家长或监护人及疼痛管理的相关人员进行交流。

（5）按时规律地进行疼痛评估和记录才能保证镇痛的有效性和安全性，任何干预治疗后要评估其效果和不良反应。疼痛评估时间应该在药物达到峰值效果的时间后，常常在口服镇痛药物后1～2小时或静脉注射阿片药物后5～10分钟。

（6）对于惧怕医护人员的小儿，床前评估时患儿当时的面部表情可能不能反映其疼痛程度，这在临床工作中应引起重视。

（7）需要对进行评估的医护人员进行疼痛相关的知识教育和评估方法的学习，提高熟练程度和准确性。

（8）对于有认知功能障碍的患儿，可以选择儿童非交流疼痛清单（Non-Communicating Children's Pain Checklist-Postoperative Version，NCCPC-PV），适用于3岁以上的儿童；儿童疼痛概略（The Pediatric Pain Profile，PPP）和FLACC评分适用于1～18岁儿童，改良婴儿疼痛概略（premature infant pain profile-revised，PIPP-R）适用于早产儿。

（三）小儿术后疼痛管理

小儿手术类型不同，创伤程度不一，术后疼痛的程度也不同。术后镇痛方法的选择与年龄和手术部位有很大关系，小儿镇痛更应注意多模式个体化镇痛。一般患儿按体重给药,肥胖青少年按理想体重给药。新生儿的一般治疗范围比较狭窄,需要密切监护。

(1)术后镇痛是外科手术麻醉的一部分,所以在麻醉期间,应给予充分的镇痛药物,包括阿片类药物、局麻药和其他药物。术后镇痛应该在 PACU 就开始,证实止痛方案安全有效后才能让患儿离开。患儿的麻醉科医师有责任制定具体的术后镇痛方案。

(2)术前告知家长在手术结束后镇痛药物的药效会逐渐消失,所以患儿需要进一步的镇痛治疗。疼痛在术后 24~72 小时内最为严重,个别患儿可能持续数日或数周。

(3)在术后早期可以按照时间规律给药,而在后期可以根据疼痛评估结果按需给药。

(4)在疼痛药物的使用方面,应尽可能联合给药。比如联合应用阿片类药物、局麻药、NSAIDs、对乙酰氨基酚等,但每种药物不应超过推荐的最大剂量。

(5)不同患儿对镇痛药物的敏感性和药物的需求量不同,镇痛药物的给予应按照个体化原则。

(6)必须通过疼痛评估观察药物治疗的效果。同时监测镇痛药物引起的不良反应。

(7)术后镇痛不良反应的防治

1)恶心、呕吐:是阿片类镇痛药最常见的不良反应,应该使用相应药物进行控制,而不是简单取消镇痛药物的使用。小儿常用预防恶心、呕吐药物有 5 - HT 受体拮抗剂昂丹司琼 0.02~0.1 mg/kg 静脉注射,地塞米松 0.1~0.15 mg/kg 静脉注射,地塞米松和昂丹司琼效果相似,两者合用可进一步降低恶心、呕吐风险。胃复安是一种非常便宜的止吐药物,但用于预防恶心、呕吐的效果不确切,而且可能出现锥体外系症状,仅用于治疗昂丹司琼、地塞米松使用后仍发生恶心、呕吐的患儿,用法用量 0.25 mg/kg 静脉注射。

2)呼吸抑制:是静脉自控镇痛最严重的并发症,也是发生率最低的一种并发症。通过严格的个体化的剂量管理,监测 SpO_2 和呼气末二氧化碳,临床定期随访,可以预防呼吸抑制的发生。

3)皮肤瘙痒:也是术后镇痛常见的不良反应,发生率仅次于恶心、呕吐。皮肤瘙痒的发生与阿片药物的种类、用法剂量显著相关,全身给药的发生率为 2%~10%,硬膜外或腰麻的发生率高达 30%~100%。舒芬太尼和芬太尼导致的皮肤瘙痒持续时间短,降低剂量可以缓解,而吗啡引起的皮肤瘙痒持续时间长,更难治疗,小剂量持续泵注纳洛酮 $0.25\ \mu g/(kg \cdot h)$ 可以有效降低静脉吗啡自控镇痛相关的瘙痒反应。

4) 便秘:主要由阿片类药物抑制肠蠕动和肠道平滑肌张力增加所致,早期下床活动,服用软化大便的药物可以预防便秘的发生。

5) 术后镇痛的不良反应与术后镇痛的方式、镇痛药物种类、剂量和使用时间相关,应尽可能采用多模式镇痛以节约阿片药物用量来防范不良反应的发生。

(四) 患儿术后疼痛护理

1. 行为干预

(1) 减少疼痛刺激:① 为患儿提供舒适的环境,避免强光、噪声和过多的触摸;② 注意保护患儿皮肤的完整性,采用纱布或敷贴覆盖于肘部、踝部等骨隆突处,撕取胶布应采用无痛技术,避免疼痛甚至皮肤的损伤;③ 动静脉穿刺时尽量避免频繁穿刺,待消毒液干后再进行操作;④ 尽量在患儿清醒时进行各项操作,动作轻柔、准确,操作中密切观察患儿的不适征兆,尽量缩短刺激时间;⑤ 勤于观察,对一些渐进性疼痛如肢体受压、输液渗漏肿胀等及时处理。

(2) 喂食糖水法:通过甜味刺激,激活内源性阿片样物质的释放,产生镇痛效果,蔗糖对疼痛的干预效果确切,但对胎龄较小的新生儿可能有不良反应。因此,有学者认为蔗糖干预适用于健康的足月儿或较大的早产儿,不适用于胎龄或体重较小的早产儿、病情危重、有新生儿坏死性小肠结肠炎征象的新生儿。

(3) 提供袋鼠式护理:母亲(父亲或其他亲属)以类似袋鼠照顾幼儿的方式环抱患儿,通过温和的皮肤接触,刺激其触觉、前庭和运动感觉系统而调节行为状态,减少应激行为,缓解疼痛。

(4) 非营养性吸吮:在患儿口中放置无孔安慰奶嘴,以增加患儿吸吮动作,使患儿更好的处于安静状态,有安慰治疗作用,通过刺激患儿口腔触觉和机械感受器提高疼痛阈值,产生镇痛效果。

(5) 母乳喂养和配方奶吸吮:母乳通过味觉、哺乳、肌肤接触等途径发挥镇痛作用,体重低、胎龄小的早产儿吸吮能力差,直接母乳喂养困难,配方乳吸吮亦能缓解患儿的疼痛。

(6) 体位支持:新生儿四肢屈曲交叉于胸腹前,类似于宫内正常胎儿姿势,可降低应激反应,缓解各种致痛性操作所致的疼痛。

（7）抚触：各种致痛性操作前给予新生儿适宜的抚触，可以减轻操作时的疼痛。

（8）其他：褓裸包裹、适度摇晃、拥抱、音乐疗法、嗅觉安抚等措施，均能有效缓解患儿的操作性疼痛。

2. 认知干预　对减少儿童诊疗性疼痛的影响非常必要。

（1）建立宽松、自由、开放的儿童诊疗环境，父母的陪伴可有效减少分离性焦虑、恐惧。

（2）父母与小儿之间的相互影响会加剧疼痛反应，让患儿父母了解相关疼痛知识，由家长给予患儿正确的鼓励和支持，使之有良好的医疗配合行为。

（3）医务人员态度要和蔼，交流时应蹲下身子或让患儿坐在凳子上，平等、平视、平和的交流可以减少患儿的恐惧感，对其正确的做法要及时奖励，使好的行为得到强化，避免使用恐吓、训斥的语言。建立宽松、自由、开放的儿童诊疗环境，父母的陪伴可有效减少分离性焦虑、恐惧。

3. 催眠　引导患儿听故事或欣赏舒缓的音乐，如摇篮曲（不同于其他音乐，是稍有催眠特性的，容易使患儿安静下来）。

4. 心理准备和心理适应　模仿、角色扮演、松弛训练、分散注意力等训练对减轻儿童的疼痛有良好的效果。

术后创伤恢复有一定过程，如果不采取恰当的镇痛措施，患儿就会感受到疼痛，也会因为疼痛而导致各种躯体不适、睡眠障碍等，影响术后康复。总之，小儿术后镇痛应根据患儿年龄、手术类型和临床情况合理给药，提供安全、有效、个体化的镇痛方案，并尽可能减少相关不良反应。

三、产妇术后疼痛的护理管理

产后疼痛和疲劳是产妇们最常见的问题之一，疼痛会影响产妇照顾自己和新生儿的能力。事实上，产后持续疼痛主要与未经治疗的疼痛、过度使用阿片类药物和产后抑郁症有关，严重影响了产妇的情绪稳定和产后康复。为了更好地促进产妇的身心健康，护理人员应该重视疼痛护理对于产后康复的重要性，积极做好产妇的术后疼痛护理，帮助产妇尽可能地减轻疼痛。

（一）产妇的疼痛评估

从疼痛性质来看，分娩痛是一种急性锐痛。目前国际上最常用的评估分娩痛的量表为疼痛数字评估量表和视觉模拟量表。

（二）产妇术后的疼痛管理

1. 顺产产妇

（1）顺产后最初几天最常见的疼痛来源是涨奶、子宫收缩和会阴撕裂：① 非药物治疗，如冷敷和增加母乳喂养的频率，通常足以控制与泌乳相关的涨奶痛（如果需要，可以使用具有抗炎作用的温和镇痛药）。② 处理乳头疼痛前需要先对婴儿衔接乳头的方式仔细评估，如果该女性需要泵奶，则要使用合适的泵奶工具。与哺乳有关的持续性疼痛的潜在原因很多，需要确保仔细评估母体自身因素和婴儿吸吮因素。③ 子宫痉挛或"产后痛"，在多产妇中常见，常发生在产后最初几天的母乳喂养期间。使用发热垫敷在腹部可以减轻这种不适。非甾体抗炎药比对乙酰氨基酚更有效。阿片类药物是否缓解子宫痉挛尚未有定论。④ 会阴疼痛可以用非药物类敷贴制剂、外用麻醉剂或口服镇痛剂来治疗。产后 24 小时内，冰袋或冷凝胶袋可能有助于减轻会阴水肿和使会阴麻木。

（2）大多数针对产后疼痛的口服镇痛药的研究都是使用单剂量研究方法评估不同作用机制的药物，以确定其相对有效性。

（3）当标准剂量的非甾体抗炎药镇痛效果不足时，下一步可采用多种药物联合镇痛方案，使用非甾体抗炎药、对乙酰氨基酚以及必要时使用温和的阿片类药物。较低剂量的阿片类药物有助于促进早期行走，提高产妇照顾新生儿的能力，并最大限度地减少药物转移到母乳中。定时给药比按需给药的阿片类药物总量少、镇痛效果持久。

（4）按照多种药物联合镇痛方案，对于标准剂量的非甾体抗炎药与温和的阿片类药物联合使用仍不能有效控制其疼痛的产妇，才考虑使用更强效的阿片类镇痛药（如静脉注射吗啡、氢吗啡酮、芬太尼）。只有在绝对需要足够镇痛的情况下，才应该使用强效的阿片类药物。渐进性方案支持根据每个产妇的需要定时给药，并尽早从强效的阿片类药物转向更温和的阿片类药物。在产后早期，阿片类药物的不良反应尤其棘手。阿片类药物引起的便秘会加重会阴疼痛。阿片类药物使用引起的嗜睡会干扰母亲的日常生活活动，如婴儿护理和喂养。

2. 剖宫产产妇

（1）渐进性多种药物联合镇痛方案，也适合于剖宫产后疼痛管理。

（2）椎管内阿片类药物是剖宫产术后最好的镇痛药物，但是随着椎管内阿片类药物效果的减弱，大多数产妇还需要额外的镇痛。

（3）当椎管内阿片类药物和非阿片类药物联合用于镇痛不足时，可口服或肠外途径给予阿片类药物治疗爆发痛。阿片类药物首选口服途径，因为肠外途径的阿片类药物不一定能提供良好的镇痛效果。对于持续疼痛的妇女或不能耐受口服药物的妇女才使用肠外途径阿片类药物。如果需要继续使用肠外途径阿片类药物，患者自控镇痛是首选，镇痛效果更好，患者满意度更高。

（4）标准的口服和肠外止痛佐剂包括扑热息痛、非甾体抗炎药、阿片类药物以及与对乙酰氨基酚或非甾体抗炎药联合使用的阿片类药物。地塞米松已用于围手术期，术前使用单剂量地塞米松可改善术后第一天的镇痛，并减少恶心和呕吐症状。

（5）剖宫产产妇可能得益于局麻药的切口局部浸润或经腹横肌平面阻滞麻醉。

（6）不推荐加巴喷丁用于常规的剖宫产术后疼痛控制，因为缺乏强有力的证据显示其改善剖宫产术后疼痛，以及潜在的不良反应和在新生儿安全性方面的数据有限。然而，对于有慢性疼痛史或标准治疗方案不能缓解其疼痛的患者，可以考虑将加巴喷丁作为多种药物联合镇痛方案的一部分。

3. 出院后用药　对产后出院阿片类处方采取共同决策法可以优化疼痛控制，同时减少未使用的阿片类药片的数量。应根据患者的具体情况进行个性化治疗。医护人员应该意识到，标准的医嘱处方量可能比个人需要的药片更多，并且应该熟悉可应用的处方药监控程序。

4. 母乳喂养注意事项　影响药物转移到母乳的因素包括药物的亲脂性、药物与蛋白质结合的程度、药物的生物利用度、药物酸度测量和乳汁的 pH、药物的分子量、母乳消耗量以及母乳喂养与用药相隔时间。大多数药物通过扩散进入母乳。母乳相对于血浆是酸性的，碱性高的药物会在母乳中呈现离子状态。婴儿相对剂量（mg/kg），定义为母亲体重调整后标准治疗剂量的最大百分比（假设母体剂量为标准治疗剂量），是最常用于评估哺乳期药物安全性的方法。婴儿相对剂量超过母体剂量的 10% 是安全警戒剂量。

5. 哺乳期妇女使用的非甾体抗炎药

（1）不同非甾体类抗炎药等效剂量的镇痛效果没有明显差异，但给药途径和药代动力学特性影响起效和持续时间。口服非甾体抗炎药分泌到母乳中的浓度低。布洛芬可能是治疗产后疼痛的首选药物。

（2）注射型和口服型酮咯酸通常是多种药物联合镇痛方案中用于产后即刻出

现的中度疼痛的药物。基于酮咯酸作为多药物镇痛方案用于产后镇痛尤其是剖宫产后的一个有效药物,而且酮咯酸即使分泌到母乳中也是极其微量的,因此它是产后即刻可以使用的镇痛药物。

6. 哺乳期妇女使用的阿片类药物

(1) 阿片类药物对哺乳期妇女具有几种药代动力学特性。阿片类药物呈亲脂性,低分子量,常为弱碱基,这些都是便于药物转移到母乳中的性质。

(2) 一些阿片类药物可转化为具有显著镇痛和镇静作用的强效代谢产物。例如,吗啡即是可待因的一种活性代谢产物。

(3) 为了在需要阿片类镇痛剂的情况下能够充分控制疼痛和继续母乳喂养,采取以下策略:① 如果选择含可待因的药物用于产后疼痛管理,则应与家人一起审查用药的风险和益处,包括对患者进行有关新生儿毒性迹象的教育。② 无论选择何种药物,谨慎的做法是向服用阿片类镇痛剂的产妇提供咨询,告诉她们母乳喂养的婴儿有中枢神经系统抑制的风险。阿片类处方的使用时间应限制在预期治疗急性疼痛的最短合理期限内。

(三) 产妇术后的疼痛护理

1. 顺产产妇

(1) 认知干预:入院后,护理人员主动与产妇沟通,向其介绍医院及产科的情况,采用通俗易懂的语言对产妇进行分娩知识宣教,强调顺产的积极作用,引导产妇建立顺产意识。联合图文、视频向产妇讲解会阴侧切的目的、必要性、产后切口护理事项,提升产妇的自我护理意识,取得其配合。指导产妇产后行正确体位,以健侧卧位为宜。产后使用坐便器排便,以卧床休息为主,及时排尿,避免久站。

(2) 心理干预:加强与产妇的沟通,鼓励产妇说出自身顾虑,给予针对性疏导。告知保持良好的情绪对促进分娩的积极作用,引导其通过听音乐、看电视、深慢呼吸等方式调节心理状态。对存在严重心理障碍的产妇,心理医师可实施专业的心理干预。加强与产妇家属的沟通,告知家庭支持对产妇的重要性,引导家属为产妇营造温馨的家庭氛围。

(3) 切口护理:定期检查切口愈合情况。产后 24 小时遵医嘱给予抗感染药物。定期更换敷料,严格执行无菌操作流程。指导家属使用温盐水擦拭切口周围皮肤,保持切口干燥、清洁。观察渗出液的颜色、渗出量,并做好记录。同时帮助或指导产妇及其家属对外阴与肛门进行清洗以保持卫生,每日应更换 1 次内衣。对出现切口水肿的产妇,给予局部冷敷,冷敷时间严格控制在 30 分钟内。

(4)疼痛干预:加强产妇疼痛评估。询问产妇疼痛感受,根据产妇的不同痛感给予丈夫或导乐陪伴分娩、音乐疗法、按摩疗法、呼吸疗法等疼痛干预。对疼痛剧烈、影响睡眠者,遵医嘱给予镇痛药物止痛,并观察药物不良反应。

(5)饮食指导:为产妇制定个性化饮食方案,确保营养均衡,膳食合理。以清淡、易消化食物为主。产后 24 小时以流食为主。叮嘱产妇多食用新鲜蔬菜、水果,补充蛋白质、维生素和矿物质。多饮水,促进排尿。

(6)生活指导:鼓励产妇尽早与新生儿接触,开展母乳喂养。规律作息,保证充足睡眠。指导产妇尽早开展康复训练,以有氧运动为主。根据产妇的恢复情况指导其在适宜的时机进行适当的术后活动,活动期间应由护理人员搀扶并进行指导,尽量避免造成伤口撕扯而引发剧痛,同时对产妇进行适当按摩以促进四肢血液循环,从而加快产妇的术后康复速度。

2. 剖宫产产妇

(1)做好基础护理:保证产妇在剖宫产术后的安全和身体舒适极为重要。

1)保持病房合适的温度和湿度,充分保证休养环境光线适中、安静、舒适,适当通风。

2)严密监测产妇的各项生命体征,定时测量和记录血压、体温、恶露量以及尿量等,及时监测伤口包扎松紧度,伤口有无出血以及渗血等特殊情况出现,保证产妇生命体征平稳。

3)帮助产妇保持舒适的体位。在剖宫产体征平稳后,要循序渐进给予半卧位,初次离床活动时将床头抬高 45°,避免撕扯腹部伤口。

4)护理人员应该要态度温和,建立良好护患关系,保证足够的耐心,适当安抚以减轻产妇的心理恐惧感。同时,护理人员还应该保持敏锐的观察力,及时发现产妇的情绪变化,一旦出现产后抑郁的苗头要进行及时的心理疏导。

5)在操作时动作轻柔,耐心安抚,帮助产妇转移注意力,以减轻产妇的疼痛感和对产妇的不良刺激。

6)悉心指导,科学护理。叮嘱产妇咳嗽或做深呼吸时,用手或枕头按住切口,避免做出幅度过大的动作,以防牵扯缝线引起伤口疼痛或伤口撕裂。

7)在产妇留置引流管时,叮嘱产妇家属要注意保护导尿管,避免产妇翻身及改变体位时,引起压迫、扭曲、牵拉管道而引起尿道损伤增加痛苦。

(2)做好产后个性化疼痛护理:疼痛护理大大增加了产妇术后制造内啡肽的

能力,这种物质可作用于脑啡肽受体而达到止痛目的。护理人员要在尊重个体差异的前提下,与产妇交流,掌握其心理活动特点,选择最佳切入点,有针对性地进行缓解疼痛护理。麻醉效果减退后帮助产妇强化肢体感觉、恢复运动功能的过程中,产妇极容易出现较强程度疼痛感。护理人员应该在这一关键时刻做好疼痛护理,通过分散注意力和帮助产妇树立信心来控制疼痛的效果。

(3)采用感觉分散法和音乐疗法:看电视、读小说等都可以通过转移产妇注意力减轻疼痛感。另外,还可以在室内播放柔和的轻音乐,帮助产妇放松情绪,缓解疼痛。但是,这些方法需要在保证产妇足够休息的前提下进行。另外,触觉分散法也可以减轻产妇剖宫产伤口处的疼痛感。护理人员可以教会家属轻轻按摩伤口周围的皮肤,以减轻疼痛。

(4)做好疼痛专项护理:疼痛专项护理是目前针对剖宫产术后疼痛护理的新方法,需要在实践中不断探索和创新。这种护理方法需要护理人员及时与产妇沟通,提前做好相关统计表格,及时了解产妇的疼痛程度、疼痛部位及镇痛情况。根据产妇疼痛情况及时做好护理干预,及时对镇痛方法进行调整,以达到理想的镇痛效果。经过很长一段时间的实践,疼痛专项护理的干预方法更加多样化,尤其体现在评价专项护理的时间和效果方面。这种方法的要求较高,需要护理人员深入学习。主要体现在疼痛专项护理要求各项疼痛记录必须客观、及时、准确、全面,尤其是对于疼痛的发生时间、持续时间、程度、部位、性质及镇痛的时间效果评价等环节必须真实而客观描述,而且要重视疼痛治疗及效果的变化,以此为依据为及时更换镇痛方法。在疼痛评估过程中,护理人员一定要尊重产妇对于疼痛的真实反应,引导产妇准确表达,并且鼓励产妇尽可能为适应疼痛作出努力,以减轻心理压力和身体不适感。

总之,医护人员要积极学习和运用相关知识为产妇解除术后疼痛的痛苦,不断更新观念,站在产妇的角度,提高产妇的康复效果和生活质量。

第七节　术后疼痛管理案例
（以胸部手术后疼痛干预为例）

患者女性,55岁,身高160 cm,体重51 kg。无既往史、手术史、输血史,否认食物、药物过敏史以及阿片类药物使用史。

现病史:因"体检左肺上叶结节1个月余"入院。入院完善相关检查,胸部平扫＋增强 CT 提示左肺上叶结节病灶,大小约 3 cm×2 cm×2 cm,有分叶,增强可见轻度强化,纵隔淋巴结未见明显肿大,主诊医师充分分析患者病情,其左肺上叶结节考虑肺癌,拟行手术治疗。排除手术禁忌后,在全麻下行单孔胸腔镜下左肺上叶切除术＋纵隔淋巴结清扫术,麻醉方式为术中麻醉及椎旁神经阻滞。手术顺利,麻醉已醒,安返病房。术后予以预防感染、镇痛、雾化、抑酸、补液、对症等处理。术中留置颈深静脉置管、导尿管及胸腔闭式引流管;术后予以镇痛泵持续给药镇痛。

背景:① 胸外科成立专门的规范化疼痛管理小组(麻醉医师、医生、护士长、责任护士),所有组员均已进行规范化疼痛管理的相关培训及学习。② 患者术前已接受过 PCIA 及 NRS 疼痛量表的相关知识培训。③ 患者无禁忌证的情况下,采用多模式镇痛方法。

患者术后疼痛评估、处理及护理措施如下:

(一) 手术当天

患者无特殊主诉,给予常规对症处理。

1. 镇痛治疗

(1) PCIA:舒芬太尼 100 μg＋地佐辛 10 mg＋右旋美托咪定 100 μg＋阿扎司琼 20 mg。

(2) 特耐(注射用帕瑞昔布钠)40 mg 静脉注射 1 次/12 h。

2. 镇痛护理

(1) 责任护士与麻醉医师详细交接班,了解手术与麻醉方法、术中补液、术中输血、PCIA 泵药物配制、锁定时间以及连接是否妥当、管路有无漏液等情况。

(2) 责任护士按胸外科护理常规妥善固定各类导管(深静脉置管、胸腔闭式引流管、导尿管),避免因导管固定不当,引起或加重疼痛。

(3) 责任护士妥善安置患者后,即刻采用 NRS 疼痛量表评估患者的疼痛评分,并对患者的疼痛部位、性质、程度、是否影响睡眠及饮食等进行评估记录。6 小时后以及每班交接班时再次评估患者疼痛的评分及相关情况。患者的 NRS 疼痛评分均为 2 分。

(4) 责任护士再次向患者及家属讲解 PCIA 的使用及注意事项。

(5) 责任护士指导患者床上活动(患侧肢体活动、抬臀运动、踝泵运动等)。

(6) 每小时监测呼吸、血压、脉搏,6 小时后平稳则改 q4 h,加强对 PCIA 泵使用情况的观察。

(7) 每班护士观察患者的意识及生命体征、镇痛药物的不良反应。

（二）术后第一天

患者于晨间咳嗽后出现爆发痛，主诉左侧切口阵发性刀割样疼痛。疼痛导致患者食欲不佳、自理能力下降、无法深呼吸。

1. 镇痛治疗

(1) 吗啡 10 mg 皮下注射。

(2) PCIA：舒芬太尼 100 μg＋地佐辛 10 mg＋右旋美托咪定 100 μg＋阿扎司琼 20 mg。

(3) 特耐（注射用帕瑞昔布钠）40 mg 静脉注射 1 次/12 h。

2. 镇痛护理

(1) 患者在按压 PCIA 之后仍未缓解，责任护士即刻采用 NRS 疼痛量表评估患者的疼痛评分为 6 分，立即汇报医生，给予吗啡 10 mg 皮下注射；并将评估及处理情况记录于护理记录单，30 分钟后，进行镇痛效果评价以及疼痛的再次评估。经过处理后再次评估患者 NRS 疼痛评分为 1 分，镇痛效果满意。

(2) 责任护士给予心理安抚，缓解患者紧张焦虑的心情。

(3) 责任护士了解患者的疼痛状况与规律等，进而采取适当的措施，提高患者对术后疼痛的耐受力。例如，告知患者在活动（咳嗽、下床）之前 5 分钟可以按压 PCIA，以缓解疼痛。

(4) 责任护士给予安全宣教，告知下床活动注意事项。

(5) 责任护士宣教并观察镇痛药物的不良反应。

(6) 避免激发或加剧术后疼痛的因素：拍背时尽量避开术侧，避免引起或加重切口疼痛；给予舒适体位。

(7) 每班护士评估患者疼痛的评分及相关情况，观察患者的意识及生命体征、加强对 PCIA 泵使用情况的观察。患者的 NRS 疼痛评分在 1～2 分。

（三）术后第二天

查房期间，患者主诉食欲不佳、头晕、恶心，担心镇痛药物副作用大。

1. 镇痛治疗

(1) 特耐（注射用帕瑞昔布钠）40 mg 静脉注射 1 次/12 h。

(2) 甲氧氯普胺（胃复安）10 mg 肌内注射。

2. 镇痛护理

(1) 遵医嘱停用镇痛泵,给予胃复安 10 mg 肌内注射。评估患者的 NRS 疼痛评分为 2 分,并将评估及处理情况记录于护理记录单,1 小时后进行效果评价,患者症状缓解。

(2) 责任护士再次给予镇痛药物宣教并心理安慰,纠正患者镇痛药物认识上的误区。

(3) 责任护士告知音乐疗法、皮肤刺激、分散注意力等缓解疼痛方法。

(4) 责任护士督促患者循序渐进地进行肺功能锻炼(呼吸功能锻炼、咳嗽咳痰、下床活动)。

(5) 每班护士评估患者疼痛的评分及相关情况、观察患者的意识及生命体征。患者的 NRS 疼痛评分在 1~2 分。

(四) 术后第三天

患者肺复张,医生给予拔除胸腔闭式引流管。患者主诉胸引管拔掉疼痛又缓解了,但是不知道这种痛要持续多久。

1. 镇痛治疗　注射用帕瑞昔布钠(特耐)40 mg 静脉注射 1 次/12 h。

2. 镇痛护理

(1) 责任护士宣教胸管拔除后疼痛的相关知识。例如,术后疼痛持续的时间因人而异,一般 3 个月至半年左右,这个阶段一般可忍受,不会过多影响生活,如果影响了睡眠或者生活的话,可遵医嘱使用非甾体抗炎药(无禁忌情况下)。

(2) 责任护士加强患者进行患侧功能锻炼(爬墙运动等)的宣教,以缓解肩部疼痛。

(3) 责任护士每天(14:00)评估患者疼痛的评分及相关情况。患者的 NRS 疼痛评分为 1 分。

(五) 术后第四天

患者睡眠可、心理状态可、胃口佳,NRS 疼痛评分为 1 分,停用注射用帕瑞昔布钠(特耐),予以出院。

(1) 责任护士做好出院后的疼痛的相关延续护理。如果伤口疼痛(排除切口感染)影响了患者的生活,可以采用冷敷或热疗的方法镇痛或者及时就医。

(2) 责任护士宣教伤口的相关护理知识。

[案例思考]

(1) 胸科术后疼痛发生的病理生理机制？

(2) 多模式镇痛药物的选择？

(3) 胸部手术疼痛的影响因素？

● 案例思考问题 1 要点解析

(1) 胸壁、肋骨和壁层胸膜的刺激通过肋间神经传递；纵隔胸膜、纤维心包、浆膜心包壁层和膈穹胸膜通过膈神经的感觉支传递；迷走神经、交感神经、臂丛神经也参与胸科术后疼痛的传递。

(2) 胸科手术中，皮肤切口、肌肉的分离和收缩以及肋骨的收缩或骨折都会刺激痛觉感受器；此外，韧带拉伤、肋骨关节脱位、肋间神经受损可进一步引发疼痛；胸膜常受到术中剥离、胸腔引流和残余胸膜血的刺激而产生炎症反应，进一步刺激伤害感受器，引发疼痛。

● 案例思考问题 2 要点解析

(1) 阿片类药物或曲马多与对乙酰氨基酚联合。

(2) 对乙酰氨基酚和非甾体抗炎药联合。

(3) 阿片类或曲马多与非甾体抗炎药联合。

(4) 阿片类药物，尤其是高脂溶性的芬太尼或舒芬太尼与局麻药联合用于PCEA。

● 案例思考问题 3 要点解析

(1) 围术期的准备：术前：医护人员培训、患者宣教、术前评估识别潜在疼痛患者；手术当天及术中：患者宣教、多模式镇痛策略；术后：迅速开始输注区域镇痛药物、常规非阿片类镇痛药、必要时使用抢救性镇痛药、患者早期运动和物理治疗等。

(2) 患者对阿片类药物是否耐受？耐受者术后疼痛更明显，疼痛评分增加，疼痛恢复时间延长。

(3) 是否给予患者预镇痛？

(4) 患者的性别、年龄、心理因素。

(5) 手术方式。

(6) 镇痛药物和技术的选择。

[案例体会]

(1) 运用合理方式正确评估疼痛是治疗患者疼痛的前提。

（2）加强医护患沟通、围术期疼痛宣教和心理护理是治疗患者疼痛的基础。

（3）足量、多模式有效控制疼痛，提高患者的生活质量，及时采用有效的护理措施是治疗患者疼痛的关键。

参考文献

［1］白雁.剖宫产产妇术后疼痛的护理进展研究［J］.中国医药指南,2020,18(6)：7-8.

［2］包沙沙.护理干预对顺产产妇会阴侧切切口愈合及疼痛程度的影响［J］.黑龙江科学,2021(10)：72-73.

［3］樊榕榕,李华艳,何苗,等.胸腔镜术后自控镇痛患者规范化镇痛管理模式的研究与应用［J］.护理学杂志,2019,34(13)：57-60.

［4］顾卫东,赵璇,何振洲.普通外科围手术期疼痛管理上海专家共识(2020版)［J］.中国实用外科杂志,2021,41(1)：31-37.

［5］洪秀,赖忠盟.超前镇痛的研究现状及在临床麻醉中的应用［J］.福建医药杂志,2018,40(6)：137-138+141.

［6］蒋欢.疼痛管理应用于儿外科术后患儿护理中的临床观察［J］.饮食保健,2021(6)：211.

［7］刘月花,陈少颜,侯红梅,等.儿童手外伤术后疼痛的护理干预［J］.现代医院,2014,14(2)：87-89.

［8］吕秋燕.个性化的护理干预在产科自然顺产孕妇护理中的应用［J］.健康大视野,2021(4)：140.

［9］彭琳,刘伟伟,崔静,等.基于术后疼痛管理指南的患者自控静脉镇痛护理管理方案构建与应用［J］.国际麻醉学与复苏杂志,2019(4)：318-322.

［10］蒲文娟,张莉,张金茹.分段式疼痛护理在剖宫产产妇术后疼痛控制中的应用研究［J］.饮食保健,2021(23)：209.

［11］秦光霞.探究自然分娩护理干预对顺产产妇焦虑的影响［J］.中国继续医学教育,2021,13(1)：186-190.

［12］沈彬,翁习生,廖刃,等.中国髋、膝关节置换术加速康复——围术期疼痛与睡眠管理专家共识［J］.中华骨与关节外科杂志,2016,9(2)：91-97.

［13］史星芳.老年患者外科术后疼痛护理［J］.东方药膳,2021(14)：255.

［14］孙向阳.围术期规范化流程护理对儿童骨折术后疼痛康复的影响分析［J］.中国医药指南,2020,18(3)：371-372.

［15］王惠珍,王英丽,张圣洁,等.不同医务人员对PCA泵使用方法认知度的调查研究［J］.中国医学装备,2017,14(8)：39-42.

［16］王玲玲,张桃.综合性护理干预对胸外科患者术后疼痛的影响［J］.实用临床护理学电子杂志,2019,4(17)：60+63.

［17］王志云,宋燕波.病人自控镇痛在英国成人病人术后疼痛管理中的应用及启示［J］.全科护理,2016,14(7)：667-670.

［18］韦秋美.规范化疼痛管理对胸部外科手术后疼痛护理中的应用［J］.实用临床护理学电子杂志,2020,5(11)：173+192.

[19] 徐建国.成人手术后疼痛处理专家共识[J].临床麻醉学杂志,2017,33(09):911-917.

[20] 许金梅.以活动性疼痛护理评估的疼痛管理在剖宫产术后产妇中的应用[J].实用临床护理学电子杂志,2020,5(23):176+196.

[21] 曾婉怡.综合护理对产妇术后疼痛的干预效果分析[J].饮食保健,2017,4(19):198-199.

[22] 张倩,尤浩军."超前镇痛"研究进展及麻醉中应用[J].中国疼痛医学杂志,2016,22(4):241-244.

[23] 赵晓丹,陈小烽,陈建敏,吴蓓蕾.综合护理干预对胸部手术患者疼痛管理满意度的影响分析[J].全科医学临床与教育,2015,13(6):710-712.

[24] 郑靖.超前镇痛在麻醉中的应用及研究进展[J].当代医药论丛,2018,16(10):59-60.

[25] 郑元元,詹玮玮,王芳,等.运用PDCA循环提高PCA术后镇痛患者满意率[J].麻醉安全与质控,2018,2(4):208-211.

[26] 周业娟.导乐陪伴分娩护理模式对顺产产程的改善作用探讨[J].特别健康,2021(1):238.

[27] 朱云柯,林琳,廖虎,等.中国胸外科围手术期疼痛管理专家共识(2018版)[J].中国胸心血管外科临床杂志,2018,25(11):921-928.

第三章
癌性疼痛的护理管理

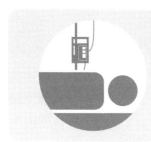

通过本章阅读,你会了解:
- 癌性疼痛的概念
- 基于护理临床路径设计下的癌性疼痛路径管理

第一节　癌性疼痛概述

　　疼痛是最常见的肿瘤相关症状之一。2016年关于癌症患者疼痛患病率的Meta分析显示,进行根治性肿瘤治疗后的疼痛发生率为39.3%,抗肿瘤治疗期间疼痛发生率为55.0%,在进展、转移或终末期肿瘤中疼痛发生率为66.4%;38.0%的患者报告了中度至重度疼痛(数字评分量表评分≥5)。如果疼痛得不到缓解,将使患者感到不适,并极大地影响他们的生活、与家人和朋友的交往,以及整体生活质量。癌痛治疗已成为癌症治疗的一个重要组成部分,但不论是在发达国家还是在发展中国家,癌痛治疗又是一个容易被忽视的问题。有效地治疗癌痛,尤其是对晚期癌症患者,是世界卫生组织(World Health Organization,WHO)癌症综合治疗四个重点之一。

一、癌性疼痛管理目标

　　美国国立综合癌症网络(National Comprehensive Cancer Network,NCCN)《成人癌痛临床指南(2022年第1版)》根据国际疼痛研究协会(IASP)修订疼痛定义为:一种与实际或潜在组织损伤相关,或类似的不愉快的感觉和情感体验。IASP将慢性癌症相关疼痛定义为由原发癌症本身或转移引起的(慢性癌症疼痛)

或其治疗引起的（慢性癌症后治疗疼痛）慢性疼痛。

2016 年 NCCN 发布的指南首次明确疼痛管理应达到"4A"目标，到 2018 年该指南提出的管理目标已升级到"5A"，即优化镇痛（Analgesia，optimize analgesia）、优化日常生活（Activities，optimize activities of daily living）、使药物不良反应最小化（Adverse effects，minimize adverse effects）和避免不恰当给药（Aberrant drug taking，avoid aberrant drug taking）以及重视疼痛和情绪之间的关系（Affect，relationship between pain and mood）。

二、癌性疼痛的发生机制和原因

（一）癌性疼痛的发生机制

癌性疼痛主要是由肿瘤损伤或刺激躯体、内脏组织痛觉感受器或破坏神经结构引起的，各种抗肿瘤治疗（如手术、放疗或化疗等）和伴随疾病也可导致疼痛。癌痛相关的伤害性机械或化学刺激经外周的伤害感受器转化成初级传入纤维的电信号，电信号产生的动作电位传输到背根神经节的细胞体，然后到脊髓背角。伤害性信号通过突触连接中继到第二和第三神经元，然后传递给大脑，从而产生疼痛的感知。

恶性肿瘤病灶通常由高代谢活性和快速分裂的异常细胞组成，当癌细胞代谢的需求超过可利用的营养和氧气时，可导致肿瘤坏死，特别是在正在膨胀生长瘤体的中心位置，这促进癌细胞分泌一系列的诱导疼痛的化学介质到肿瘤周围，包括白介素、肿瘤坏死因子 α 和神经生长因子；此外，肿瘤还可引发局部炎症反应，导致巨噬细胞和淋巴细胞包绕肿瘤，巨噬细胞和淋巴细胞同样可分泌诱导疼痛的化学介质。

这些因素使肿瘤周围间质环境产生变化，形成一种敏化外周神经的间质环境；同时疼痛诱导物质如 H^+、K^+、组胺、三磷酸腺苷、缓激肽、白介素、前列腺素和白三烯作用在敏化的外周神经末梢，参与调节外周神经敏化这个过程；局部炎症水肿进一步阻碍了氧气和营养物质从血管转移到间质，加剧间质环境的变化。肿瘤还可能对神经末梢或轴突产生直接的压迫作用以及影响到神经滋养血管的供血，从而导致对疼痛纤维受体的机械性刺激或损伤，甚至引起神经病理性重塑。对神经组织的直接损伤还可引起周围钠通道、钙通道和受体的聚集，导致外周、中枢或两者的敏化，这导致了动作电位的阈值降低、自发放电、脱髓鞘病变、神经突触串扰和脊髓背角的 N-甲基-D-天冬氨酸（NMDA）受体的激活，从而导致整个感觉神经系统的敏感性增加。

在外周游离神经末梢 Aδ 和 C 纤维上的特定感受器可转化有害机械和化学刺激成为电信号,Aδ 纤维传导定位良好的锐痛,而弥漫性钝痛则由 C 纤维传导。感觉神经末梢产生的电信号传导至脊髓背角层面,经过它的调节(兴奋或抑制),再经脊髓丘脑索和脊髓侧索投射到丘脑和其他脊髓上行结构,最终在大脑皮层产生痛觉。脊髓丘脑索通路终止在丘脑,再由丘脑传送到感觉中枢,最终形成了具体的疼痛痛觉(包括疼痛的位置、疼痛的性质等);脊髓侧索通道与腹内侧下丘脑、岛叶、杏仁核、前扣带和内侧前额叶皮质之间有连接,在这里主要形成了疼痛体验的认知-情感部分,传递"不愉快"和其他情绪体验。

重塑是神经系统对损伤造成功能障碍的一种反应。它可能是疼痛体验中一些特殊症状的病理生理原因。这些症状包括对有害刺激的感受野扩大,疼痛感受的强度增强(疼痛过敏);对正常无害的刺激产生疼痛的感觉(痛觉超敏);以及在没有外部的疼痛刺激下产生自发性疼痛。

(二) 癌性疼痛的原因

癌性疼痛的病因多为混合性的,常常有肿瘤因素,又有诊疗因素,炎症也可参与其中,社会心理因素又加重了疼痛。

1. 癌症浸润和压迫引起的疼痛 占 70%～80%,癌组织直接压迫神经和邻近组织,引起周围组织的缺血、坏死;癌细胞浸润到淋巴组织产生炎症和化学致痛物质如组胺、5-羟色胺、缓激肽和前列腺素等;癌细胞转移到骨组织可导致骨痛;侵入内脏和血管引起脏器梗阻、血管闭塞和组织水肿;刺激和牵拉胸膜壁、血管壁和内脏包膜也可导致疼痛。

2. 癌症诊断治疗所致疼痛 占 10%～20%,由诊断需要进行的各类穿刺活检所致,如诊断结肠癌需要进行纤维结肠镜检查,这些有创性诊断性检查均可带来组织损伤和疼痛。手术带来的疼痛,包括根治性胃大部切除术治疗胃癌所致的急性创伤疼痛和开胸手术中损伤肋间神经后带来的持续性疼痛等;放射性皮炎、放射性肺纤维化、放疗后局部组织纤维化所引起的神经压迫性疼痛,进行内照射的治疗操作和接受放疗摆位同样可能会引起患者疼痛;化学性静脉炎、化疗导致的骨骼肌疼痛、化疗相关性周围神经毒性、口腔黏膜炎、腹泻和化疗药物外渗等所致的疼痛。

3. 与癌症相关的疼痛 占 10%,如肿瘤副综合征、营养不良所致压疮部位疼痛、肠梗阻所致腹部疼痛。

4. 心理社会因素 癌症相关的痛苦、抑郁及其他情绪障碍在癌症患者中相当常见。疼痛、疲乏及精神痛苦是癌症患者最常见的三大伴发症状。疼痛与抑郁之间有很明确的关系,研究提示抑郁症状的缓解对疼痛具有很强的缓解作用,有效控制癌痛患者的抑郁对于提高癌症相关性疼痛治疗的疗效是非常重要的。

三、癌性疼痛的分类

(一) 按病理生理机制分类

1. **伤害感受性疼痛** 包括躯体痛和内脏痛。躯体痛皮肤或深层组织的伤害感受器被激活后可产生躯体痛,通常定位准确,常表现为钝痛、锐痛或压迫性疼痛,如癌转移引发的骨痛、手术后的伤口痛属于此种类型。胸部、腹部、骨盆的伤害感受器因肿瘤的浸润、压迫、扩张、牵拉而被活化引发的疼痛称为内脏痛,通常很难准确描述和定位,常表现为弥漫性疼痛和绞痛,还常伴有自主症状,如出汗、脸色苍白或心动过缓等。放射痛是内脏痛的特殊类型,因在脊髓水平,躯体和内脏伤害感受器的神经纤维相互交织而导致的。

2. **神经病理性疼痛** 常因肿瘤压迫、浸润损伤了外周神经系统或中枢神经系统(脊髓或脑)所致。神经病理性疼痛常被表现为刺痛、烧灼样痛、放电样痛、枪击样疼痛、麻木痛、麻刺痛、枪击样疼痛。幻觉痛、中枢性坠、胀痛,常合并自发性疼痛、触诱发痛、痛觉过敏和痛觉超敏。导致神经病理性疼痛的特殊原因包括化疗(如长春新碱、铂类化疗药);神经根被肿瘤侵犯;肿瘤或治疗(如放疗)导致神经根或神经丛病变受损等相关性并发症。

(二) 按疼痛持续时间分类

1. **急性疼痛** 常由组织损伤导致,表现为突然发作,随着组织修复,疼痛可以很快减轻直至完全缓解。急性疼痛并没有明确时长定义,但一般来说,急性疼痛可在3~6个月内恢复。常与癌症的创伤性诊断和治疗有关。

2. **慢性疼痛** 通常是指持续存在的,甚至在损伤愈合后仍然持续存在的疼痛。当急性病变愈合后疼痛仍然持续存在超过1个月,或持续数月,或数月内反复发作,或病灶不可能好转或治愈,便成为慢性疼痛。急性疼痛之所以转为慢性疼痛,部分原因是与神经出现病理性重塑有关。慢性疼痛通常是多因素造成的,因此需要多学科治疗。

3. **爆发痛** 对于癌性爆发痛全世界尚无普遍接受的统一定义,2019年中国抗癌协会癌症康复与姑息治疗专业委员会联合中华医学会疼痛学分会癌痛学组发布的《癌性爆发痛专家共识(2019年版)》中提出只要同时达到以下三个条件就可以诊断为癌性爆发痛,包括:① 存在慢性癌痛的基础;② 近期癌痛已得到充分的控制;③ 疼痛突然短暂地加重。癌性爆发痛从本质上来说是一种难治性癌痛,以突然发生、瞬间达峰、疼痛剧烈为特征,超出了患者已控制的背景痛水平。此外,大多数的癌性爆发痛都与肿瘤进展和活性增强相关。

四、癌性疼痛的筛查与评估

(一) 癌性疼痛筛查流程

根据 NCCN《成人癌痛临床实践指南(2022年第1版)》,对癌痛的筛查和评估应作为常规在门诊和住院患者中进行,遵循以下流程(图3-1):

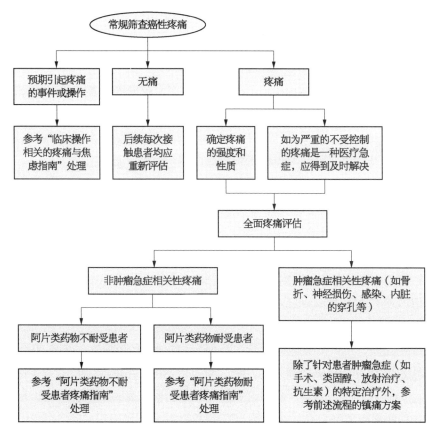

图 3-1　癌性疼痛筛查流程

(二)癌性疼痛评估的原则

国家卫健委印发的《癌症疼痛诊疗规范(2018版)》指出:癌症疼痛评估应当遵循"常规、量化、全面、动态"评估的原则。癌痛评估是合理、有效进行止痛治疗的前提。

1. 常规评估原则 癌痛常规评估是指医护人员主动询问癌症患者有无疼痛,常规评估疼痛病情,并进行相应的病历记录,一般情况下应当在患者入院后8小时内完成。对于有疼痛症状的癌症患者,应当将疼痛评估列入护理常规监测和记录的内容。疼痛常规评估应当鉴别疼痛爆发性发作的原因,例如需要特殊处理的病理性骨折、脑转移、感染以及肠梗阻等急症所致的疼痛。

2. 量化评估原则 癌痛量化评估是指使用疼痛程度评估量表等量化标准来评估患者疼痛主观感受程度,需要患者密切配合。量化评估应当在患者入院后8小时内完成,癌痛量化评估通常使用数字分级法(NRS)、面部表情评估量表法及主诉疼痛程度分级法(VRS)三种方法。

3. 全面评估原则 癌痛全面评估是指对癌症患者的疼痛及相关病情进行全面评估,包括疼痛病因和类型(躯体性、内脏性或神经病理性),疼痛发作情况(疼痛的部位、性质、程度、加重或减轻的因素),止痛治疗情况、重要器官功能情况、心理精神情况,家庭及社会支持情况以及既往史(如精神病史,药物滥用史)等。应当在患者入院后8小时内进行首次评估,并且在24小时内进行全面评估,在治疗过程中,应实施及时、动态评估。

癌痛全面评估通常使用《简明疼痛评估量表(brief pain inventory,BPI)》(见图3-2),评估疼痛及其对患者情绪、睡眠、活动能力、食欲、日常生活、行走能力以及与他人交往等生活质量的影响。应当重视和鼓励患者表达对止痛治疗的需求和顾虑,并且根据患者病情和意愿,制定患者功能和生活质量最优化目标,进行个体化的疼痛治疗。

4. 动态评估原则 癌痛动态评估是指持续性、动态地监测、评估癌痛患者的疼痛症状及变化情况,包括疼痛病因、部位、性质、程度变化情况、爆发性疼痛发作情况、疼痛减轻和加重因素,止痛治疗的效果以及不良反应等。动态评估对于药物止痛治疗中的剂量滴定尤为重要。在止痛治疗期间,应当及时记录用药种类、剂量滴定、疼痛程度及病情变化。

患者姓名：_____　病案号：_____　诊断：_____

评估时间：_____　评估医师：_____

1. 大多数人一生中都有过疼痛经历(如轻微头痛、扭伤后痛、牙痛)。除这些常见的疼痛外，现在您是否还感到有别的类型的疼痛？　　(1) 是　　(2) 否

2. 请您在下图中标出您的疼痛部位，并在疼痛最剧烈的部位以"X"标出。

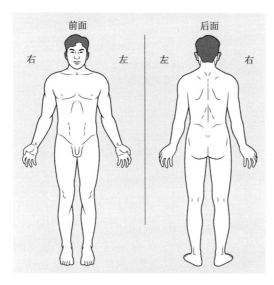

3. 请选择下面的一个数字，以表示过去 24 小时内您疼痛最剧烈的程度。

(不痛)0　1　2　3　4　5　6　7　8　9　10(最剧烈)

4. 请选择下面的一个数字，以表示过去 24 小时内您疼痛最轻微的程度。

(不痛)0　1　2　3　4　5　6　7　8　9　10(最剧烈)

5. 请选择下面的一个数字，以表示过去 24 小时内您疼痛的平均程度。

(不痛)0　1　2　3　4　5　6　7　8　9　10(最剧烈)

6. 请选择下面的一个数字，以表示您目前的疼痛程度。

(不痛)0　1　2　3　4　5　6　7　8　9　10(最剧烈)

7. 您希望接受何种药物或治疗控制您的疼痛？

---

8. 在过去的 24 小时内，由于药物或治疗的作用，您的疼痛缓解了多少？ 请选择下面的一个百分数，以表示疼痛缓解的程度。

(无缓解)0　10%　20%　30%　40%　50%　60%　70%　80%　90%　100%(完全缓解)

9. 请选择下面的一个数字，以表示过去 24 小时内疼痛对您的影响

(1) 对日常生活的影响

(无影响)0　1　2　3　4　5　6　7　8　9　10(完全影响)

(2) 对情绪的影响

(无影响)0　1　2　3　4　5　6　7　8　9　10(完全影响)

(3) 对行走能力的影响

(无影响)0　1　2　3　4　5　6　7　8　9　10(完全影响)

(4) 对日常工作的影响(包括外出工作和家务劳动)

(无影响)0　1　2　3　4　5　6　7　8　9　10(完全影响)

(5) 对与他人关系的影响

(无影响)0　1　2　3　4　5　6　7　8　9　10(完全影响)

(6) 对睡眠的影响

(无影响)0　1　2　3　4　5　6　7　8　9　10(完全影响)

(7) 对生活兴趣的影响

(无影响)0　1　2　3　4　5　6　7　8　9　10(完全影响)

图 3-2　简明疼痛评估量表样表

(三) 癌性疼痛评估的内容

1. 疼痛部位和范围的评估　了解癌痛发生的部位及范围,有无放射性疼痛及牵扯性疼痛等。给患者提供人体正反面线条图,请患者在感到疼痛的部位画上阴影,并在最痛的部位画"×"。也可使用 45 区体表面积评分法(45 bodyareas rating scale,BARS45)。此法在评估疼痛强度的同时评估疼痛的范围,评估时将人的体表分为 45 个区,前面为 22 个区,背面为 23 个区,与计算烧伤相似。

2. 疼痛强度的评估　癌痛轻度评估首选以患者主诉为依据。癌痛强度评估作为筛查和全面评估的一部分,至少应包括当前疼痛强度,重点评估最近 24 小时内患者最严重和最轻的疼痛程度,以及平常情况的疼痛程度。让患者进行自我疼痛强度的评估时,应考虑患者的情绪和认知功能状况。

3. 疼痛发作的时间及频率　由于疼痛治疗策略的不同,癌痛评估过程中应了解疼痛发作时间及频率,是持续性疼痛、周期性疼痛、间断发作性疼痛还是突发性疼痛。如果患者的疼痛表现为慢性持续性疼痛与发作性突发性疼痛两者兼有,应在使用长效镇痛药物持续给药的同时,备用短效即释性镇痛药,以利于充分缓解疼痛。

4. 疼痛性质的评估　熟悉疼痛的性质对于确定诊断及治疗方式极为重要。疼痛性质通常能反映其生理病理改变,如躯体感受伤害的疼痛特征是精确定位,主诉为刺痛、锐痛、跳痛、钻痛、刀割样、搏动性和压迫样疼痛,常由手术或骨转移引起。内脏器官感受伤害的特征是往往疼痛更加弥散,表现为挤压痉挛样疼痛、绞痛、胀痛、牵拉痛、钝痛、酸痛和游走性痛等,常发生于胸腹部内脏器官受到挤压、侵犯或牵拉后。神经病理性疼痛是由外周或中枢神经系统遭受伤害导致的。这种类型的疼痛可形容为烧灼痛、麻刺痛、刀割样痛或电击样疼痛。神经病理性疼痛的范例包括椎管狭窄或糖尿病神经病变引起的疼痛,或作为化疗(如长春新碱)或放疗的不良反应。

5. 疼痛伴随症状　各种疼痛性疾病都有其各自的伴随症状。几乎每个剧烈疼痛患者均伴有烦躁不安、心率增速、呼吸加快、瞳孔缩小等交感神经兴奋的症状；常见的伴随症状还有疼痛伴有发热，提示感染性疾病或为癌性发热。

6. 癌性疼痛对心理情绪及生活质量的影响　癌性疼痛通常存在不同程度的恐惧、愤怒、抑郁、焦虑和孤独等心理障碍。中重度疼痛会干扰和影响患者的生活质量。睡眠障碍和抑郁是疼痛对生活质量最常见的影响。因此，在疼痛评估的同时，还应评估癌性疼痛对患者生活质量的影响，包括对生理、心理、精神、社会活动等多方面的影响。

7. 癌性疼痛相关治疗史　详细了解患者止痛治疗的用药情况，包括镇痛用药的种类、药物剂型、药物剂量，给药途径、用药间隔、止痛治疗效果及不良反应等。

8. 疼痛控制效果的评估

（1）可用之前疼痛程度评估工具对目前的疼痛处理效果进行动态评估。

（2）四级法评估：① 完全缓解（CR）：疼痛完全消失；② 部分缓解（PP）：疼痛明显减轻，睡眠基本不受干扰，能正常生活；③ 轻度缓解（MR）：疼痛有些减轻，但仍感到明显疼痛，睡眠、生活仍受干扰；④ 无效（NR）：疼痛无减轻感。

（3）百分比量表：从 0～100％，0 为无缓解，100％为完全缓解。

五、癌性疼痛的管理

NCCN《成人癌痛临床指南（2022 年第 1 版）》中对于成人癌痛的一般管理原则是：根据疾病特点制定最优治疗方案是控制肿瘤相关疼痛的关键；疼痛管理是肿瘤管理的重要组成部分；治疗过程中要考虑药物的相互作用和滥用镇痛药的风险；多学科团队是疼痛治疗的最佳选择；应该考虑尽早进行姑息治疗转介；提供或给予心理支持转介；提供患者充分的可获得的教育材料，包括疼痛评估、疼痛管理和符合患者需求的阿片类药物安全使用；让患者参与制定治疗计划，设定有意义的、可实现和可衡量的目标；以尊重文化的方式处理"痛苦"对患者和照护者的多方面影响。

《成人患者癌痛的管理：欧洲肿瘤内科学会（European Society for Medical Oncology，ESMO）临床实践指南（2018 版）》中对于癌痛的管理原则为：应告知并鼓励患者参与到疼痛管理中；考虑到不同药物的半衰期、生物利用度和作用持续时间，应通过全天候给药来预防疼痛的发作；慢性疼痛的镇痛药应按时开具，而不是"按需"给药；提倡首选口服给药的镇痛药物途径。另外该指南还提出镇痛药物只是癌痛管理的一部分，应采取综合治疗方法，包括：抗肿瘤治疗、介入镇痛治疗和各种非侵入性技术，如心理和康复干预。

（一）病因治疗

在治疗前要明确患者疼痛的病因，不同病因所致的疼痛在治疗方案的选择上可能截然不同，准确地诊断可以及时、有效地控制疼痛。

1. 肿瘤相关性疼痛 因肿瘤直接侵犯压迫局部组织，肿瘤转移累及骨等组织所致。对放化疗敏感的肿瘤类型（如小细胞肺癌），抗肿瘤治疗可以使肿块缩小，从而改善压迫症状。骨转移等所致的疼痛可以通过放疗、化疗、局部介入治疗等起到止痛作用。脑转移、硬膜外转移、软脑膜转移等可引起头痛、局部胀痛等症状，可通过放疗、手术、脱水、激素等治疗改善疼痛。

2. 抗肿瘤治疗相关性疼痛 常由于手术、创伤性检查操作、放化疗治疗后产生。掌握治疗适应证，规范检查操作等可以减少疼痛的发生及减轻疼痛的症状，这类疼痛通常是暂时性的，对症治疗后可逐渐缓解。

3. 非肿瘤因素性疼痛 包括其他合并症、并发症，如并发感染、内脏器官梗阻或穿孔等非肿瘤因素所致的疼痛，通过手术、抗感染治疗等病因治疗后可改善。

（二）药物治疗

世界卫生组织于1986年制定了肿瘤癌痛"三阶梯止痛，五项给药原则"治疗方案，它是肿瘤癌痛治疗最早的也是根本性的指导原则，包括：口服给药、按阶梯给药、按时服药、个体化给药、注意具体细节。

1. 口服给药 为确保达到有效的镇痛效果，应使用创伤性最低、最简便和最安全给药方式。口服给药是癌痛治疗的首选途径，简单、经济、血药浓度稳定、患者依从性高、便于长期用药，较少引起医源性感染。对无法吞咽或有阿片类药物肠道吸收障碍的患者，可用其他给药途径，如舌下含服、直肠给药、透皮贴剂、皮下或静脉给药、患者自控止痛治疗等。与口服或经皮给药相比，胃肠外给予阿片类药物可迅速达到有效血药浓度。快速镇痛应静脉给药，因为从注射到起效的滞后时间短（镇痛作用15分钟达峰），而口服时起效的滞后时间很长（镇痛作用60分钟达峰）。

2. 按阶梯给药

（1）第一阶梯（轻度疼痛）推荐使用非阿片类药物±辅助药物，非甾体抗炎药和对乙酰氨基酚是第一阶梯的主要药物。非甾体抗炎药的代表药物有阿司匹林、塞来昔布、布洛芬、吲哚美辛、双氯芬酸、萘普生等。因与阿片类药物作用机制不同，可作为中重度疼痛的联合用药，增加止痛效果。非甾体抗炎药和对乙酰氨基酚对轻度疼痛疗效肯定,但都有"天花板效应",即达到一定剂量后,增加剂量止痛效果不再增加,反而增加毒性,限制了止痛的疗效。

(2) 第二阶梯(中度疼痛)使用弱阿片类药物±非阿片类药物±辅助药物,弱阿片类药物主要代表性药物是可待因、曲马多等。由于弱阿片类药物的剂量限制以及本身代谢、不良反应等因素,目前弱阿片类药物的第二阶梯用药已被弱化。2012 年欧洲姑息协会(European Association for Palliative Care,EAPC)和欧洲临床肿瘤学会发布的癌症疼痛指南均指出:可以考虑低剂量强阿片药物(如吗啡或羟考酮)可作为弱阿片类药物的替代药物,并界定了羟考酮(≤20 mg/d),吗啡(≤30 mg/d),氢吗啡酮(≤4 mg/d)为第二阶梯阿片类药物。

(3) 第三阶梯(重度疼痛)推荐使用强阿片类药物±非阿片类药物±辅助药物,慢性癌性疼痛推荐选择阿片类受体激动剂,代表药物有吗啡即释片、吗啡缓释片、羟考酮缓释片、芬太尼透明贴剂、美沙酮等。在用药方面将患者分为阿片类未耐受和耐受两类,根据美国食品药品管理局(FDA)的规定,阿片类药物耐受患者是指服用至少以下剂量药物者:口服吗啡 60 mg/d,芬太尼头皮贴剂 25 μg/h,口服羟考酮 30 mg/d,口服氢吗啡酮 8 mg/d,口服羟吗啡酮 25 mg/d,或等效剂量其他阿片类药物,持续 1 周或更长时间。不符合上述阿片类药物耐受定义或未使用过阿片类药物的患者为阿片类药物未耐受,这类患者应该初始接受短效阿片类药物进行个体化滴定,后期考虑进行长效阿片类药物的转换,而不是初始就开始使用长效阿片类药物(如芬太尼透明贴剂等)。强阿片类无"天花板效应",即强阿片类药物在治疗慢性癌性疼痛时,根据病情和患者耐受情况决定剂量,不受药典中极量的限制。

(4) 辅助用药:辅助用药应始终贯穿于整个治疗方案中。辅助用药的目的和药物有二类:① 增强阿片药物的镇痛效果,解除因疼痛带来的焦虑、抑郁和烦躁等精神症状,包括安定类药物如地西泮、三唑仑;抗抑郁药物如阿米替林;抗痉挛药物如卡马西平、苯妥英钠等,这些药物有轻度镇痛作用,主要用其调节患者精神状态,改善睡眠和提高生活质量的作用。② 针对性预防或减轻各种镇痛药物的副作用,包括胃黏膜保护剂、胃肠动力药物和通便缓泻药等,可避免过早出现的镇痛药副作用,如恶心、呕吐、便秘等,严重副作用的出现可妨碍"三阶梯"的顺利进行,有时会被迫中断治疗。因此,应从癌痛治疗一开始,就特别重视辅助用药,可列为常规用药,使患者顺利接受并完成镇痛治疗。

3. 按时给药　指按照药物的半衰期及作用时间,定时给药,目的是使疼痛得到持续的缓解。按时给药有助于维持稳定、有效的血药浓度。目前在临床实践中广泛使用的镇痛药给药方式为:"按时""按需"和"患者自控镇痛"。"按时"给药是为了给慢性疼痛患者提供持续的疼痛缓解。对于接受"按时"给药方案的患者,还应将"解救剂量"作为后续治疗。对于无法通过常规"按时"给药缓解的疼痛,应该给予短效阿片类药物解救治疗。阿片类药物"按需"给药用于那些伴无痛间期的间歇性疼痛患者。"按需"方法也用于需要快速滴定剂量的患者。患者自控镇痛技术可以允许患者"一旦需要"即可自行推注阿片类药物(该装置的推注剂量通过医师设定的参数来控制)。

4. 个体化给药 个体化给药强调的是药物的合理选择,用药前充分疼痛评估,根据患者疼痛强度、性质,对生活质量的影响,用药既往史、对药物的耐受性、经济承受能力等,个体化选择药物,制定治疗方案。

5. 注意具体细节 对使用止痛药物的患者要注意监护,密切观察疗效及不良反应,对于不可避免的不良反应,如便秘等应进行预防性用药,使患者获得最佳疗效的同时不良反应最小,提高患者的生活质量。

成人癌痛 NCCN 指南对 WHO 三阶梯原则进行了更为细致的补充:在开始使用阿片类药物治疗时,应尽量明确潜在的疼痛机制,并诊断是否存在疼痛综合征;其次最佳镇痛药的选择取决于患者疼痛强度、现行的镇痛治疗以及伴随疾病,吗啡、氢吗啡酮、芬太尼与羟考酮是最常用的阿片类药物;第三应该个体化确定阿片类药物的起始剂量、给药频率,并进行滴定,即在镇痛和不良反应之间获得平衡;滴定的 TIME 原则是:确定初始剂量(titrate,T),增加每日剂量(increase,I),处理爆发痛(manage,M),提高单次用药剂量(elevate,E)。

(三) 药物不良反应及处理

1. 非阿片类药物 NSAID 有血液学毒性、肾毒性、胃肠道损伤及心血管等副作用,对有肾脏、消化道或心脏毒性高危因素、血小板减少或血液系统上疾病的患者,长期使用 NSAIDs 要格外小心。

2. 阿片类药物 除便秘外,阿片类药物的其他不良反应会随时间逐渐减轻。如不良反应持续存在,可考虑阿片类药物更替。便秘、恶心、呕吐、瘙痒、尿潴留、嗜睡、谵妄、过度镇静和呼吸抑制等是常见的不良反应,每项不良反应均应进行详细评估,并采取合适的处理措施。

(1) 便秘:使用吗啡控制疼痛的患者中最常见的不良反应,发生率几乎为100%。因阿片类药物的作用机制导致肠蠕动减少,而引发便秘。因便秘不可耐受,故在使用阿片类药物进行治疗时,应预防性使用缓泻剂,以减少便秘的发生。

如便秘一旦发生,需评估便秘的程度,结合改进排便条件、增加膳食纤维和液体摄入量,适当参加锻炼等措施,助于改善便秘。

可选择的通便药物有乳果糖、聚乙烯乙二醇、比沙可啶、氢氧化镁、番泻叶等,外用药物可选择经直肠使用的通便栓剂,如开塞露、甘油灌肠剂等。如晚期肿瘤患者因阿片类药物出现便秘,泻药疗效不佳,可考虑甲基纳曲酮皮下注射。

(2)恶心、呕吐:发生率较高,约 2/3 初始使用吗啡的患者会出现恶心、呕吐。如果恶心、呕吐持续 1 周以上或更换几种阿片类药物并采取措施后仍存在,应重新评估恶心、呕吐的原因和严重程度,考虑通过轴索镇痛或神经毁损术尽可能减少阿片类药物的用量。可考虑使用丙氯拉嗪、氟哌啶醇、5-羟色胺拮抗剂(如格拉司琼、昂丹司琼等)进行预防性用药。其中 5-羟色胺拮抗剂会引起便秘,应谨慎使用。劳拉西泮和其他苯二氮卓类药物对焦虑所致的恶心、呕吐有效。

(3)皮肤瘙痒:阿片类药物引起的瘙痒的机制尚不明确。轻度瘙痒者可用抗组胺药治疗,如苯海拉明。如瘙痒持续存在或症状无法控制,可考虑换药。重者需减量或停药或考虑持续滴注纳洛酮,以减轻瘙痒且不减弱镇痛效果。

(4)尿潴留:发生率低于 5%,好发于老年男性患者。药物治疗可选择纳洛酮、甲基纳曲酮、新斯的明等。非药物性措施可采用局部按摩、流水诱导、针灸处理,必要时导尿,注意预防感染。因镇静药物会加重或增加尿潴留的发生,因此建议患者避免膀胱过度充盈,避免同时使用镇静药物。

(5)嗜睡:麻醉类镇痛药会导致患者意识清醒程度的降低,虽然表现为嗜睡,但容易被唤醒,一旦清醒后无定向障碍,并随着药物使用时间延长,嗜睡症状会改善。若出现令患者无法接受的嗜睡程度,应改变麻醉性镇痛药的剂量,若镇痛效果满意应逐渐减少阿片类药物的应用。

(6)谵妄:阿片类药物所致谵妄的发生率小于 5%,多见于首次大剂量使用或快速增加剂量的患者。在治疗谵妄前,要排除其他原因例如高钙血症、中枢神经系统病变、肿瘤转移、其他作用于精神系统的药物等。如未发现导致谵妄的其他原因,则应考虑更换阿片类药物,或减少剂量。药物治疗可选用氟哌啶醇、奥氮平或利培酮等。

(7)过度镇静:多见于初次使用阿片类药物的患者。排除过度镇静的其他原因,如高钙血症、脱水、缺氧、中枢神经系统病变等。可选用咖啡因、哌甲酯、右旋苯丙胺、莫达非尼等药物进行治疗。

(8)呼吸抑制:呼吸抑制的发生是由于阿片类药物用药过量,或疼痛突然缓解、服用半衰期长的美沙酮,原有肺部疾病者也易发生呼吸抑制。表现为呼吸<

8 次/min、潮气量减少、潮式呼吸,发绀、针尖样瞳孔、嗜睡状至昏迷,骨骼肌松弛、皮肤湿冷、心动过缓和低血压。严重时会导致呼吸暂停,深昏迷、循环衰竭、心脏停搏,甚至死亡。解救药物的使用应谨慎。患者如果出现呼吸异常或急性意识障碍,考虑给予纳洛酮,用 9 ml 生理盐水稀释 1 支纳洛酮(0.4 mg/ml),稀释后总体积为 10 ml,每 30~60 秒给药 1~2 ml(0.04~0.08 mg),直到症状改善,并做好重复给药的准备。如果 10 分钟内无效且纳洛酮总量达到 1 mg,则要考虑其他导致呼吸抑制的原因。

(9) 躯体依赖性:是指一种发生在突然停药或使用药物拮抗剂时出现的停药反应(戒断综合征)。在阿片类药物治疗需停止时,只要逐渐减小药量(每日 10%~25%)并且不使用拮抗剂,就可避免出现躯体依赖性;耐受性是指服用药物一段时间后,需增加药量才能达到过去的药效。当耐受性导致疼痛增加时,通过增加药量来缓解疼痛是安全有效的;成瘾性是一种复杂的精神行为性综合征,其特征是无法抗拒的、因非医疗目的而使用某种药物,而不顾生理上和(或)心理上的危害。躯体依赖性和耐受性是阿片类止痛药物治疗中的正常生理反应,"成瘾性"是一种行为综合征,以精神依赖性和异常的药物相关行为为特征。成瘾者因非医疗目的强制地使用药物,而不顾药物的有害作用;成瘾者可能会有躯体依赖性或耐受性。不能仅仅因为慢性疼痛患者使用阿片类止痛药就把他们当作成瘾者。研究表明,阿片类药物的医疗应用很少引发精神依赖性,"成瘾性"几乎不发生在疼痛患者中,包括癌症患者。

(四) 介入镇痛措施

2010 年在原 WHO"三阶梯"镇痛方案的基础上,有学者提出增加第四阶梯疼痛介入治疗。一些患者虽然接受药物治疗,但是疼痛未得到充分控制,或由于严重的不良反应而无法耐受阿片类药物滴定方案,而微创介入治疗可能为这些癌痛患者带来了曙光。常用的技术包括患者自控镇痛泵技术、神经毁损术、经皮椎体成形术、放射性粒子植入术和鞘内药物输注系统植入术等。

六、护理在癌性疼痛管理中的作用

(一) 护士在疼痛管理中的角色

1. **护士是疼痛的评估和记录者** 护士往往最先了解患者疼痛的各种不适症

状。护士可以通过语言沟通和观察患者的客观表现,包括面容、体态、各项生命体征等,判断疼痛是否存在,以及疼痛的部位、性质、程度并制定相应的护理措施,评估镇痛措施实施后的效果。

2.护士是镇痛措施的执行者　护士应熟悉患者的疼痛治疗计划,包括药物性治疗措施和非药物性治疗措施,以保证止痛治疗顺利进行。应遵医嘱按时给予患者镇痛药物,指导其正确服药,对患者进行常见药物不良反应的预防及应对措施的宣教,并密切观察和及时处理药物不良反应。护士应熟练掌握常用的非药物性治疗的护理措施,如冷敷、热敷、按摩、活动肢体、放松训练、转移注意力等,根据患者的病情和疼痛情况恰当选择非药物性治疗的护理措施,指导患者和家属正确实施。

3.护士是癌痛多学科治疗团队的参与者　疼痛管理是多学科协作的过程,临床医生、麻醉医生、护士、心理治疗师、理疗师等都是这个多学科团队的成员。护士作为其中的参与者必须与其他医务人员密切合作,护士应参与疼痛治疗方案的制定。护士的病情观察为治疗方案制定的合理性和个体化提供了可靠的依据。

4.护士是疼痛患者及家属的教育者和指导者　护士在整个镇痛治疗过程中应教会患者及家属疼痛评估的方法,鼓励患者报告疼痛;评估患者及家属对止痛治疗的理解程度;向患者及家属讲解止痛治疗的方法、过程、安全性、不良反应的观察及处理方法,提高患者及家属对不良反应的识别和应对能力;向患者及家属解释镇痛过程中按时服药的重要性。

(二) 护士在疼痛管理中的职能

1.落实规范化的护理评估和记录,为多学科团队提供准确、及时、动态的疼痛信息　护士通过评估、记录并报告患者疼痛的动态信息,为医生用药及相应诊疗提供了重要的参考依据。内容应包括疼痛一般情况的评估、患者心理情绪的评估、患者日常生活能力的评估、患者对癌痛治疗的误区评估、患者社会支持系统的评估等。新入院患者应在 24 小时内完成首次全面疼痛评估。当新发生疼痛,或病情发生变化,或根据治疗需要随时进行全面疼痛评估。当患者实施疼痛干预措施后需要再次评估疼痛缓解情况,通常仅需要评估疼痛强度,一般口服给药后 1 小时、皮下或肌内注射后 30 分钟、静脉注射后 15 分钟进行在评估。实施非药物干预措施 30 分钟后进行再次评估。多学科团队可以根据评估情况了解疼痛控制效果,及时更改药物剂量或改进治疗方案,保证了患者癌痛的有效治疗。

2.协助做好镇痛药品管理　病区应配备保险箱或采用智能药柜。备用麻醉药品应有高危标识,药名、规格、数量、有效期、批号应清晰。保险箱应双锁保管。精麻药品备用药应每班清点,交接清楚,且做好使用登记。

3. 做好患者和家属的宣教工作,鼓励患者和家属主动参与疼痛管理 癌痛治疗过程中,患者及其家属的理解和配合至关重要,护士要向患者及家属有针对性地讲解疼痛相关知识。重点包括:鼓励患者主动向医护人员如实报告疼痛情况;说明止痛治疗是肿瘤综合治疗的重要部分,忍痛对患者有害无益;多数癌痛可以通过药物治疗有效控制,患者应当在医师指导下进行止痛治疗,按要求规律服药,不宜自行调整止痛方案和药物(种类、用法和剂量等);在癌痛治疗时应用吗啡类药物引起"成瘾"的现象极为罕见;应当确保药物妥善放置,保证安全;止痛治疗时,要密切观察、记录疗效和药物的不良反应,及时与医务人员沟通交流;应当定期复诊或遵嘱随访。

4. 关注患者社会心理支持情况,必要时进行转介 患者在疼痛治疗过程中尤其是镇痛效果不佳时,很容易出现情绪低落,脾气暴躁,郁郁寡欢等不良情绪。护士在对患者进行疼痛相关知识宣教的同时,应关注患者的情绪反应,给予适当的心理护理,通过疏泄、劝慰、分散注意力等方法帮助患者调节心理状态,提高治疗的依从性,必要时应进行心理治疗转介。心理社会支持方面包括以下几点:告知患者和家属对疼痛的情绪反应是正常的,而且这将作为疼痛评估和治疗的一部分;对患者和家属提供情感支持,让他们认识到疼痛时需要表达出来;需要时帮助患者获得治疗;表明医务人员将与患者及其家属共同处理疼痛问题;讲解采用镇痛措施及与其出现疗效的时间;承诺会一直关注患者直至疼痛得到较好缓解;重申对患者采取的镇痛措施有哪些;告知患者和家属有可行的方法来控制疼痛等症状;评估对家属和其他重要相关人员的影响,必要时提供宣教和支持。

5. 重视患者随访工作 医院应当建立健全癌痛患者的随访制度。对于接受癌痛规范化治疗的患者进行定期的随访、疼痛评估并记录用药情况,开展患者教育和指导,最大限度满足病人的镇痛需要,保障其获得持续、合理、安全、有效的治疗。

(汪洋 张晓菊)

第二节 基于护理临床路径设计下的癌性疼痛路径管理

在癌症疼痛管理中,护士是患者疼痛的主要评估者、止痛措施的落实者、其他专业人员的协作者,也是患者及家属的教育者和指导者,在癌痛的全程管理中,发挥着重要作用。2018 年美国国立综合癌症网络发布的成人癌痛指南强调疼痛管理应达到"5A"目标,即优化镇痛、优化日常生活、使药物不良反应最小化、避免不恰当给药、重视疼痛与情绪的关系。

　　临床上根据不同的疾病专科特点,制定符合本病种或者治疗方案的标准化护理模式,从而达到成本最小化、效益最大化,减少不必要的环节,以提高护理工作效率、护理服务质量、患者住院满意度,减少护士工作量,简化优化护理记录。在制定的过程中尽可能地引入相关指南及标准,以科学的手段,以患者为中心,促进其身心的康复。

一、以肿瘤内科病房为例的基于护理临床路径设计下的癌性疼痛管理

　　肿瘤病房主要收治以内科治疗为主的肿瘤患者,主要涉及淋巴瘤、肺癌、食管癌、胃癌、乳腺癌、原发不明肿瘤等,主要的治疗手段放疗、化疗、靶向治疗等。肿瘤直接或间接引起的疼痛、肿瘤治疗中引起的疼痛影响患者整个治疗过程,以入院时间轴共设计两张疼痛评估单:入院首次全面疼痛评估单和出院当日全面疼痛评估单。

(一) 癌痛管理中相关术语和定义

　　(1) 疼痛(pain):一种与实际的或潜在的组织伤害有关的令人不愉快的感觉和情感体验,包括感觉、情感、认知和社会维度的痛苦体验。

　　(2) 癌性疼痛(cancer pain):由恶性肿瘤疾病或治疗引起的疼痛。

　　(3) 基本疼痛(background pain):在前一周中疼痛持续时间每天≥12 小时,或不应用镇痛药就会出现的疼痛。

　　(4) 爆发痛(breakthrough pain):在基础疼痛控制相对稳定和充分的前提下,自发或有触发因素引起的短暂剧烈疼痛。

　　(5) 剂量滴定(dose titration):调整阿片类药物剂量以达到充分缓解疼痛且药物不良反应可接受的过程。

　　(6) 疼痛控制稳定(well-controlled pain):疼痛有效缓解,连续 3 天基础疼痛强度≤3 分。

(二) 癌痛管理中相关缩略语

　　(1) NRS:数字评分量表。

　　(2) VRS:口述分级法。

　　(3) FPS-R:改良面部表情疼痛评估工具(faces pain scale-revised)。

(4) BPI：简明疼痛评估量表。

(5) PCA：患者自控镇痛。

（三）疼痛强度评估方法

1. **数字评分量表** 可用于理解数字并能表达疼痛的患者。将疼痛程度用 0～10 共 11 个数字表示，0 表示无疼痛，10 表示最剧烈的疼痛；数字越大，疼痛程度越重。由患者根据其疼痛程度选择相应的数字。

2. **改良面部表情疼痛评估工具** 可用于不能理解数字和文字的患者。由患者选择最能表达其疼痛程度的面部表情（图 3‑3）。

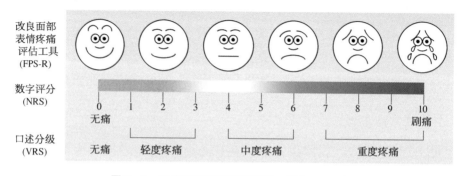

图 3‑3 改良面部表情疼痛评估工具(FPS‑R)

3. **口述分级法** 可用于理解文字并能表达疼痛的患者，根据患者对疼痛程度的表达，将疼痛程度分为 4 级。无痛；轻度疼痛：有疼痛但可忍受，不影响睡眠；中度疼痛：疼痛明显，不能忍受，要求使用镇痛药物，影响睡眠；重度疼痛：疼痛剧烈，不能忍受，须用镇痛药物，严重影响睡眠。

4. **无语言表达能力患者的疼痛评估**

(1) 由于认知和生理上的问题，无法通过语言表达其疼痛程度是这类患者疼痛评估和管理的主要障碍。因此，美国疼痛治疗护理学会(www.aspmn.org)制定了一份立场声明和临床实践建议，可能有助于临床医生治疗这类患者。对无法进行自我表达的患者，行为观察是疼痛评估的有效方法，不过要了解到其行为也可能是其他心理痛苦的原因（比如：情绪压力或谵妄）所致，这将使评估复杂化（见《NCCN 心理痛苦管理指南》）。在做疼痛的治疗决策时，必须要考虑到行为的潜在原因和背景。

(2) 建议通过多方途径进行疼痛评估，包括：直接观察、家属或照护者描述、对镇痛药物和非药物性干预措施的疗效评估。对插管和(或)丧失意识的患者，已在某些特定情况下检测过的疼痛评估工具包括但不限于：在成人患者和加强监护下检测过的行为疼痛评估量表(behavioral pain scale，BPS)、在成人患者和加强监护下检测过重症监护患者疼痛观察工具(critical care pain observation tool，CPOT)。

（3）鼓励临床医生关注当前正在进行的针对自我表达困难患者疼痛评估新策略和新工具的研究。

5. 文化和语言评估　医护人员应意识到文化和语言差异对疼痛一般筛查和综合评估的影响并采取应对措施，如寻求受过培训的口译工作者的帮助和使用与文化和语言相适应的教育材料。

二、制订癌性疼痛护理流程

见图 3-4。

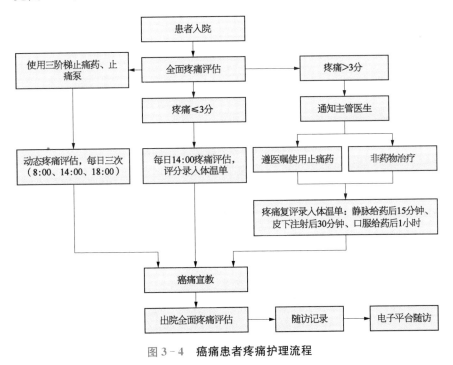

图 3-4　癌痛患者疼痛护理流程

三、基于护理临床路径设计下的癌性疼痛评估具体内容

(一) 入院日首次全面疼痛评估

入院当日，责任护士对所有入院患者进行首次全面疼痛评估(图 3-5)。护士

入院首次全面疼痛评估单 / 全面疼痛评估单

疼痛性质	刀割痛	☐	酸胀痛	☐	闷胀痛	☑	撕扯痛	☐
	压榨痛	☐	牵拉痛	☐	烧灼痛	☐	针刺痛	☐
	电击痛	☐	切割痛	☐	暴烈痛	☐	绞痛	☐
	其他	☐						
伴随症状	恶心		呕吐	☐	便秘		腹泻	
	瘙痒		口干	☐	眩晕	☐	麻木	
	抑郁		焦虑	☑	抑郁	☐	发热	
	其他	☐						

疼痛发作时间及频次	持续性 疼痛		间断 发作性 疼痛	
	每次发作持续时间		频次	

对患者影响	无	有						
	日常生活	☑	情绪	☑	行走能力	☑	生活兴趣	☐
	与他人关系	☐	睡眠	☑	日常工作（包括外出工作和家务）			☐

护理措施	通知医生	☑	解释病情	☑	卧床休息	☑	患肢体位摆放	☑
	分散注意力	☑	冷敷	☐	热敷	☐	理疗	☐
	针刺	☐	安慰患者	☐	PCA治疗	☐	拒绝治疗	☐
	其他	☐						

遵医嘱用止痛药	药名		剂量		用法		频次	
	药名		剂量		用法		频次	

图 3-5　疼痛评估表

主动询问癌症患者有无疼痛,若患者不伴随疼痛,评估目前疼痛程度(即 NRS 评分)和过去 24 小时最强、最轻及平均疼痛程度;评估患者的疼痛的性质、程度、部位及范围,发生持续时间,疼痛对日常生活等方面的影响以及疼痛有无并发症等,在患者入院 24 小时内完成全面评估,8 小时内对患者疼痛情况进行常规评估。

(二) 住院期间疼痛管理

1. 住院期间动态评估　疼痛控制稳定者,每日至少进行 1 次常规评估。疼痛控制不稳定者,如出现爆发痛、疼痛加重,或滴定过程中应及时评估;如出现新发疼痛、疼痛性质或镇痛方案改变时应进行全面评估。应用镇痛药物后,应更加给药途径及药物达峰时间进行评估。责任护士对疼痛患者进行每天动态评估 3 次(分别于 8 am、14 am、18 pm),可设置相应医嘱避免遗漏,评估结果在体温单页面进行评分录入,服用止痛药患者,勾选"三阶梯止痛治疗",便于临床查看。

2. 管理及干预　疼痛管理的目标强调结果要达到"5A":analgesia(优化镇痛)、activities[优化日常生活活动(activities of daily living, ADL)]、adverse effects(尽可能使药物不良反应降到最低)、aberrant drug taking(避免异常给药)、affect(疼痛和情绪之间的关系)。预防止痛相关不良反应(尤其是便秘)极为重要;对于急性、重度疼痛或疼痛危象,考虑住院治疗或住院临终关怀;通过定期给予止痛药或使用长效镇痛药来治疗持续性癌痛,并给予补充剂量的短效镇痛药来治疗爆发痛;对于癌症幸存者的慢性疼痛,参见《NCCN 生存者指南》。

3. 再评估

(1) 必须按特定的时间间隔进行疼痛的再评估,以确保镇痛治疗提供最大获益并将副作用降至最低,确保治疗计划适合后面继续使用。

(2) 根据需要,鼓励患者在复诊间隔期间报告当前的疼痛评估状况。

4. 癌痛的多学科治疗　良好的疼痛控制需要多学科团队合作,尤其是急性疼痛。如存在肿瘤科急症相关的疼痛,如病理性骨折、脑转移、感染及肠梗阻等急症所致的疼痛,应首先邀请相关学科进行多学科讨论,既要治疗引起疼痛的相关疾病又要处理并发症,为每例癌痛患者制定个体化的镇痛方案。

癌痛多数是慢性疼痛,部分癌痛患者虽经长期规范治疗但疼痛仍没有得到理想的控制,最终发展成为难治性癌痛。难治性癌痛原因十分复杂,其中多数是神经病理性疼痛,需要仔细的检查和动态的评估;需要由肿瘤科、疼痛科、介入治疗科和麻醉科等医师共同参与,作出准确的诊断从而指导治疗。对于预计生存时间超过

3 个月的晚期肿瘤患者,可采取以下有效的办法：如用高浓度的酒精损毁无髓鞘的腹腔神经丛是比较有效的治疗上腹部脏器肿瘤导致背痛的治疗方法；神经阻滞在胰腺、上腹部的腹腔神经丛、上腹下神经丛、肋间神经及外周神经等部位可取得良好的镇痛效果；经皮椎体成形术对于溶骨性椎骨转移瘤造成的疼痛及由此引起的神经压迫症状具有明确疗效。

5. 住院期间疼痛知识宣教

（1）遵医嘱给予患者三阶梯止痛治疗药物,观察药物的疗效及不良反应。

（2）非药物性措施包括理疗、热敷或冷敷等。

（3）提供安静、舒适环境,减少环境噪声及外来刺激,适当休息,增进患者舒适度,促进休息。

（4）运用支撑物协助患者采取舒适的体位,如靠垫、软枕等。

（5）协助固定支托伤口,减少牵拉疼痛：可帮助患者将过紧的衣服放松,双下肢关节部位微弯曲,降低腹部肌肉紧张度,利用枕头支撑身体,使用腹带固定伤口,翻身或活动时避免牵拉引流管。

（6）与患者沟通和交流,给予心理支持,因势利导,调动患者积极的心理因素,帮助患者分析疼痛的反复性,解释与疼痛有关的问题,减轻患者心理压力。

（7）告知患者及其家属疼痛的原因或诱因,以及可帮助患者减轻疼痛的方法,如听音乐、看电视、聊天、鼓励患者做一些有兴趣的事情等,分散患者对疼痛的注意力,增加对疼痛的忍受力,以达到减轻疼痛的效果。

（8）协助患者适当下床活动,走出病室,促使患者改善心情。鼓励患者参加社会活动,争取亲属、朋友及社会的支持,使患者受到正性的影响,以积极的心理情感阻断疼痛恶性循环。

（9）向患者和家属做好止痛药健康宣教,重点宣教以下内容：① 鼓励患者主动向医护人员描述疼痛的程度；② 止痛治疗是肿瘤综合治疗的重要部分,忍痛对患者有害无益；③ 多数癌痛可通过药物治疗有效控制,患者应当在医师指导下进行止痛治疗,规律服药,不宜自行调整止痛药剂量和止痛方案,存在疼痛的患者常常伴有其他需要控制的症状（如：便秘、恶心、疲劳、失眠、抑郁）,这些症状的管理可能有助于疼痛的；④ 吗啡及其同类药物是癌痛治疗的常用药物,在癌痛治疗时应用吗啡类药物引起成瘾的现象极为罕见；⑤ 应当确保药物安全放置,不得与酒精或其他违禁药品混合；⑥ 止痛治疗时要密切观察疗效和药物的不良反应。

(三) 出院当日进行全面疼痛评估及患者和家属的宣教

护士在患者出院当日进行全面疼痛评估(同入院首次全面疼痛评估),同时,相关口服止痛信息可做记录或通过系统自动关联至电子随访单(图 3-6),突显个性化随访内容。在患者出院当日完成出院后止痛药使用的宣教,患者及其家属的理解和配合至关重要,护士要向患者及家属有针对性地讲解疼痛相关知识。

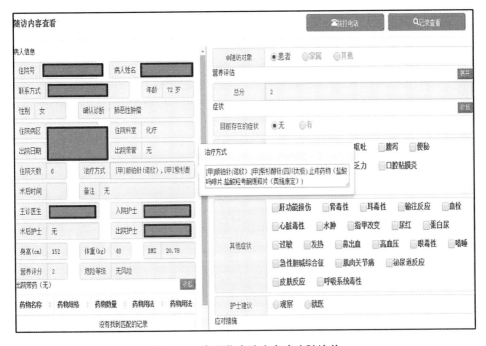

图 3-6　电子化出院患者疼痛随访单

重点包括:鼓励患者主动向医护人员如实报告疼痛情况;说明止痛治疗是肿瘤综合治疗的重要部分,忍痛对患者有害无益;多数癌痛可以通过药物治疗有效控制,患者应当在医师指导下进行止痛治疗,按要求规律服药,不宜自行调整止痛方案和药物(种类、用法和剂量等);在癌痛治疗时应用吗啡类药物引起"成瘾"的现象极为罕见;应当确保药物妥善放置,保证安全;止痛治疗时,要密切观察、记录疗效和药物的不良反应,及时与医务人员沟通交流;应当定期复诊或遵嘱随访。

(四) 出院后一周内电话疼痛随访

医院应当建立健全癌痛患者的随访制度。对于接受癌痛规范化治疗的患者进行定期的随访(图 3-7)、疼痛评估并记录用药情况,开展患者教育和指导,最大限度满足病人的镇痛需要,保障其获得持续、合理、安全、有效的治疗。护士对患者出院一周内进行电话随访,评估患者疼痛程度、性质及部位。若患者居家期间,发生异常情况,告知患者及时就近医院就诊处理等。

* 目前是否存在疼痛	●是 ○否
* 疼痛程度	○1 ○2 ○3 ○4 ○5 ○6 ○7 ○8 ○9 ○10(最剧烈)
* 疼痛部位	□头部 □颈部 □肩部 □胸部 □腹部 □背部 □腰、骶、髂部 □髋部 □四肢 □会阴部 □其他 □不清楚
* 疼痛性质	□钝痛 □痉挛痛 □针扎样 □灼烧样 □麻木样 □过电样 □撕裂样 □隐痛 □胀痛 □酸痛 □难受(描述不清) □不清楚
过去24 h内疼痛最剧烈的程度	○0(不痛) ○1 ○2 ○3 ○4 ○5 ○6 ○7 ○8 ○9 ○10(最剧烈)
过去24 h内疼痛最轻微的程度	○0(不痛) ○1 ○2 ○3 ○4 ○5 ○6 ○7 ○8 ○9 ○10(最剧烈)
过去24 h内疼痛平均的程度	○0(不痛) ○1 ○2 ○3 ○4 ○5 ○6 ○7 ○8 ○9 ○10(最剧烈)
过去24 h疼痛对与睡眠的影响	○0(无影响) ○1 ○2 ○3 ○4 ○5 ○6 ○7 ○8 ○9 ○10(最剧烈)
过去24 h疼痛对行走能力的影响	○0(无影响) ○1 ○2 ○3 ○4 ○5 ○6 ○7 ○8 ○9 ○10(最剧烈)
过去24 h疼痛对日常生活的影响	○0(无影响) ○1 ○2 ○3 ○4 ○5 ○6 ○7 ○8 ○9 ○10(最剧烈)
过去24 h疼痛对与他人关系的影响	○0(无影响) ○1 ○2 ○3 ○4 ○5 ○6 ○7 ○8 ○9 ○10(最剧烈)
过去24 h疼痛对情绪的影响	○0(无影响) ○1 ○2 ○3 ○4 ○5 ○6 ○7 ○8 ○9 ○10(最剧烈)
过去24 h疼痛对与生活兴趣的影响	○0(无影响) ○1 ○2 ○3 ○4 ○5 ○6 ○7 ○8 ○9 ○10(最剧烈)
* 是否存在爆发痛	○否 ●是
* 目前治疗爆发痛药物	□盐酸吗啡片 □盐酸羟考酮缓释片(奥施康定) □硫酸吗啡缓释片(美施康定) □氨酚羟考酮片(泰勒宁) □其他
* 是否按医嘱按时服用镇痛药物	●否 ○是
* 未遵医嘱服药的原因	○疼痛控制不佳 ○药物不良反应 ○遗忘 ○疼痛控制好医生同意 ○疼痛控制好未经医生同意 ○担心不良反应 ○其他
* 目前是否存在不良反应	○否 ○是
饮食变化	○正常 ○减少 ○食欲不振
睡眠变化	○正常 ○失眠 ○嗜睡
您目前存在的问题	□无 □未定时服药 □为及时处理药物不良反应 □未及时处理爆发疼 □其他
随访意见	□继续依照医嘱口服止痛药物 □定时口服药物 □及时就医处理爆发痛,并告知就医方式 □时就医处理药物不良反应 □定时评估疼痛情况及 □其他
* 入院期间是否接受过止疼药物的不良反应的宣教	○是 ○否
您对疼痛最想了解?	

图 3-7　出院患者疼痛随访单

对于高危患者建议采取以下方法进行观察和监测：① 建议患者建立记录药物使用剂量和时间的"镇痛药物使用日记"；② 医师对门诊患者"镇痛药物使用日记"中记录的信息进行核实；③ 阿片类药物使用前和治疗期间进行尿检，可以监测不恰当的药物使用；④ 对于出现药物不恰当或存在高危因素的患者，可适当增加门诊就诊频率。

（陈凤珍）

第三节　癌性疼痛管理案例

案例 1　一例腹膜后肿瘤并发肠梗阻患者的癌性疼痛管理

1. 基本信息　患者，男，43 岁。因"右侧腹膜后神经纤维肉瘤术后 2 年，胸痛半月"入院，患者于 2 年前发现右侧腰部肿块在外院行剖腹探查＋腹膜后肿瘤切除术，术后见右中下腹可及巨大肿瘤，位于髂腰肌内，大小 10 cm×8 cm×8 cm，包膜完整，腹腔内胃、肝表面及盆腔均未见异常。病理为考虑为神经来源，倾向神经纤维瘤。1 年前发现双肺多发转移，予以行化疗（多西紫杉醇 120 mg，吉西他滨1.6 g）两次，因严重副反应停化疗。本年度随访 CT 显示：两肺多发转移较前增多，部分增大。右肾水平腰大肌增厚。右侧叶间胸膜及膈面处占位。右侧胸腔少量积液，局部包裹。患者吸烟十余年，约 10 支/天，病来戒烟；无药物、食物过敏史。

入院后查体：T 37.0 ℃，P 80 次/min，R 20 次/min，BP 108/75 mmHg，KPS 70 分。神志清，精神可，浅表淋巴结未扪及明显增大。双肺呼吸音清。腹平软，腹正中见陈旧性手术疤痕，愈合可，全腹无明显压痛反跳痛，肝脾下未及，双下肢不肿。入院诊断为：腹膜后神经纤维肉瘤（cTxNxM1 Ⅳ期）；肺部继发性恶性肿瘤。

入院后检查结果为胸部 X 线片：右肺下野占位，转移可能，请结合 CT 检查，右侧胸腔积液可能，请结合临床随访；B 超检查：右肾内后方实质不均质占位；肝脏、脾脏、胆囊、胰腺、腹腔、两侧肾脏、两侧肾上腺未见明显占位。

2. 疼痛评估　患者主诉：近半月右侧胸痛加重，口服氨酚羟考酮片止痛，控制不佳，同时解便困难。

（1）疼痛部位：胸部，放射至肩背部，右侧为主。

（2）疼痛时间：持续性。

（3）疼痛性质：酸胀痛，闷胀痛，偶有刀割痛。

（4）疼痛强度

1）过去 24 小时内疼痛最剧烈的程度：6 分。

2）过去 24 小时内疼痛最轻微的程度：0 分。

3）过去 24 小时内疼痛的平均程度：3 分。

4）当前疼痛的程度：2 分。

（5）诱发因素：静息痛，改变体位、咳嗽及活动时加重。

（6）缓解因素：制动，坐起，休息。

（7）当前使用的止痛药物：① 氨酚羟考酮片（1 粒，6 小时一次，口服）；② 辅助药物：无。

（8）爆发痛：3～4 次/24 小时。

（9）疼痛的影响：影响睡眠、日常生活、日常工作、情绪。

（10）其他相关症状：便秘、乏力。

（11）疼痛原因：肿瘤压迫。

（12）疼痛的病理生理学分类：伤害感受性疼痛。

3. 止痛治疗相关不良反应的评估　患者存在解便困难的情况，使用便秘评估量表（constipation assessment scale，CAS）评估患者的分数为 7 分，说明患者存在便秘，进一步了解患者的便秘病史，得知患者膳食纤维摄入不足。

4. 癌痛的管理

（1）入院后予以醒目的标识提醒所有的医务人员该患者使用三阶梯止痛药，使用标准化路径对该患者进行疼痛的宣教，内容包括疼痛的评估方法、止痛药的使用原则、药物的不良反应的预防和处理。向患者及家属强调疼痛的分值以患者自我报告为准，疼痛的分值用于评估患者疼痛的主观感受程度，由于患者能理解数字并能表达疼痛，使用数字分级法评估患者的疼痛，即将疼痛程度用 0～10 共 11 个数字表示，0 表示无疼痛，10 表示最剧烈的疼痛。数字越大，疼痛程度越重。同时使用视频、宣教展板、宣教手册等方式加强患者对相关知识的理解。使用闹钟药盒提醒患者按时用药。采用放松疗法、分散注意力疗法、音乐疗法等非药物措施帮助患者止痛。同时，护士主动关心患者，与患者建立良好的关系，鼓励患者说出内心的真实想法，合理释放不良心理压力，对于止痛效果不佳造成患者情绪低落，请心理咨询师进行会诊后进行情绪的疏导。

（2）护士每日记录患者的排便次数和性状（使用布里斯托大便分类法），遵医嘱使用缓泻剂（乳果糖口服液 10 ml，tid，口服），并教会患者使用非药物的措施：如每日液体摄入量＞2 000 ml，增加膳食纤维，鼓励患者在安全的范围内进行活动，养成良好的排便习惯,保持患者如厕的私密性及舒适度等。

（3）止痛药物的调整：患者入院时使用氨酚羟考酮片,因每日有 3 次爆发痛,NRS 评分为 4～6 分,故次日调整为三阶梯药物（奥施康定）,使用方法为 10 mg,q12 h;当日仍有 6 次爆发痛,根据剂量调整原则,第三日奥斯康定的剂量调整为 20 mg,q12 h,后无爆发痛。护士对奥施康定的药物使用注意事项进行宣教,并持续监测患者止痛效果。每日定点三次（8:00、14:00 和 18:00）评估疼痛情况,鼓励患者出现新的疼痛或者疼痛发生变化的时候,随时主动向医护人员报告疼痛情况。患者在第三日至第九日疼痛分值维持在 3 分以下,患者无恶心、呕吐、嗜睡、瘙痒、头晕、尿潴留、呼吸抑制等副作用;每日使用缓泻剂,第三日至第六日每日大便一次,量较少;第七日起患者无大便。入院第十日患者主诉腹部绞痛两次,NRS 为 4～6 分,使用山莨菪碱 10 mg 后缓解至 0～1 分;同时患者主诉呕吐,无明显肛门排便排气。立即行腹部立卧位平片检查,结果显示：中腹部肠腔积气,可见多发短小液平,不全梗阻可能,建议结合临床随访。遵医嘱给予患者禁食,置入胃管进行减压引流,并更换止痛药物为芬太尼透皮贴 8.4 mg 外贴。护士对芬太尼透皮贴的使用注意事项进行宣教,每班观察芬太尼透皮贴的黏合情况,并监测患者的止痛效果,第十一日至第十四日疼痛分值维持在 3 分以下,同时无恶心、呕吐、嗜睡、瘙痒、头晕、尿潴留、呼吸抑制等副作用。使用禁食、胃肠减压、甘油灌肠剂灌肠等方式对症处理肠梗阻,入院第十四日患者复查腹部平片见梗阻改善,予以拔除胃管,遵医嘱予以办理出院。

（4）止痛效果：患者疼痛控制在 0～3 分,无爆发,出院时使用芬太尼透皮贴,出院日疼痛评分为 0 分。

（5）出院宣教：告知患者和家属止痛治疗是肿瘤综合治疗的重要部分,忍痛对患者有害无益;应在医师指导下进行止痛治疗,规律服药,不宜自行调整止痛药剂量和止痛方案;确保药物安全放置;密切观察疗效和药物的不良反应,随时与医务人员沟通,调整治疗目标及治疗措施;忌食用辛辣刺激食物,增加液体摄入,逐渐恢复饮食,酌情添加膳食纤维,适当锻炼身体;应定期复诊或随访。

（6）疼痛的随访：患者出院 1 周后随访,询问患者的疼痛情况、药物使用情况和止痛药副作用的情况,患者疼痛控制良好,每日稳定在 0 分,每 72 小时更换一次芬太尼透皮贴,在每日口服乳果糖口服液 10 ml 的情况下,每日一次大便。

案例 2　一例肺癌骨转移患者的癌性疼痛管理

1. 基本信息　患者,男,52 岁。因"发现肺及骨多发占位 1 周余"入院,患者一周前无明显诱因下出现腰背部剧痛,最疼时为 9 分(NRS),疼痛呈放射性,向双下肢放射,活动时加剧,休息后缓解,伴翻身困难,患者遂至外院就诊,查腰椎 CT 显示 L_3 及 L_5 椎体骨质破坏,MT 可能? 建议进一步检查。后进一步完善 PET - CT 提示,肺及骨多发占位,MT 可能。后患者至我院就诊,我院予以肺肿瘤穿刺活检后,细胞学报告提示:见恶性肿瘤细胞,倾向癌(非小细胞性)。组织学报告:(肺,穿刺活检)腺癌。患者既往有高血压病史,无药物、食物过敏史。

入院后查体:T 36.8 ℃,P 74 次/min,R 19 次/min,BP 132/86 mmHg,KPS 50 分。神志清,精神可,浅表淋巴结未扪及明显增大。双肺呼吸音清。全身皮肤黏膜及巩膜未见黄染,腹平软,无压痛及反跳痛。肝肋下未及,剑突下未及,脾肋下未及。移动性浊音(一)。后背部疼痛,关节无畸形,关节运动自如。美国脊柱损伤协会(American Spinal Injury Association, ASIA)评分(评估神经功能障碍):C 级;Tomita 分类(评估肿瘤侵蚀椎体范围),属于 6 级(侵袭邻近椎体);硬膜外脊髓压迫六点分级系统(评估脊髓受压程度):1b 级;L_3 及 L_5 压痛伴叩击痛,双下肢放射痛伴有酸麻,直腿抬高试验 40°,生理反射存在,病理反射未引出。入院诊断为:肺癌骨转移。

入院后查血显示,血钙为 2.55 mmol/L(正常为 2.11~2.52 mmol/L),血磷为 1.65 mmol/L(正常为 0.85~1.51 mmol/L)。

2. 疼痛评估　患者主诉:腰背部剧痛 1 周。

(1) 疼痛部位:腰背部,放射双下肢。

(2) 疼痛时间:持续性。

(3) 疼痛性质:酸胀痛,闷胀痛,伴有酸麻。

(4) 疼痛强度

1) 过去 24 小时内疼痛最剧烈的程度:9 分。

2) 过去 24 小时内疼痛最轻微的程度:0 分。

3) 过去 24 小时内疼痛的平均程度:3 分。

4) 当前疼痛的程度:3 分。

(5) 诱发因素:静息痛,翻身、站立及活动时加重。

(6) 缓解因素:制动,平卧。

(7) 当前使用的止痛药物:① 无。② 辅助药物:无。

(8) 爆发痛:5 次/24 小时。

(9) 疼痛的影响:影响睡眠、日常生活、日常工作、情绪。

（10）其他相关症状：焦虑。

（11）疼痛原因：病理性骨折（肿瘤导致骨质破坏）以及神经根压迫。

（12）疼痛的病理生理学分类：混合性疼痛，伤害感受性疼痛混合神经病理性疼痛。

3. 癌痛的管理

（1）患者入院后告知患者和家属，患者应适当减少活动，进行合适地翻身和摆位，动作轻柔，避免出现严重的病理性骨折。让患者及家属知晓骨折的危险性与可能性，避免腰部关节弯曲＞90°，建议穿着宽松弹性的衣服，在穿衣时避免肢体剧烈拉扯。向患者和家属宣教疼痛的评估方法，强调疼痛的分值以患者自我报告为准，疼痛的分值用于评估患者疼痛的主观感受程度，由于患者能理解数字并能表达疼痛，使用数字分级法用于评估患者的疼痛，即将疼痛程度用 0～10 共 11 个数字表示，0 表示无疼痛，10 表示最剧烈的疼痛。数字越大，疼痛程度越重。鼓励患者发生疼痛时立即向医护人员进行汇报。

（2）介入治疗：患者入院当日及第三日在局麻下行 L_3 及 L_5 经皮椎体射频消融术＋椎体成形术，患者于 CT 室取俯卧位，定位后常规消毒、铺巾，将骨穿针经皮穿入病变内，CT 扫描确认针尖位于椎体内，置入射频消融针对 L_3 椎体及 L_5 椎体的肿瘤进行消融。后调和骨水泥呈牙膏状态，用骨水泥专用注射器抽取骨水泥在透视监视下经穿刺针缓慢注入病灶内，摄片见骨水泥分布满意，L_3 椎体骨水泥填充率达 61.6%（L_3 椎体术前及术后 CT 影像见图 3-8 和图 3-9），L_5 椎体的骨水泥填充率达 90.9%（L_5 椎体术前及术后影像见图 3-10 和图 3-11）。

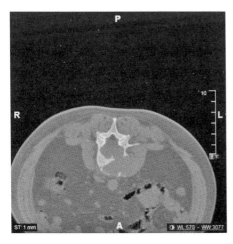
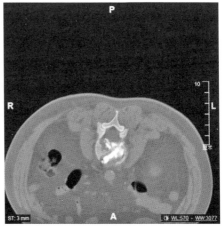

图 3-8　L_3 椎体术前 CT 影像图　　　　图 3-9　L_3 椎体术后 CT 影像图

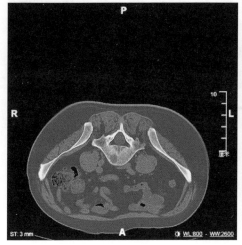

图 3 - 10　**L₅ 椎体术前 CT 影像图**　　　　图 3 - 11　**L₅ 椎体术后 CT 影像图**

（3）止痛药物的使用：患者入院当日行 L₃ 椎体经皮椎体射频消融术＋椎体成形术后返回病房，主诉疼痛 6 分，为腰背部疼痛，疼痛性质为酸胀痛，给予氟比洛芬酯注射液 50 mg 静推，氨酚羟考酮片一粒，q6 h 口服，后缓解为 3 分。考虑术后病灶区域因局部水肿会加重疼痛，给予地塞米松、甘露醇、甘油果糖脱水治疗，伊班磷酸钠（佳诺顺）保骨治疗。护士以醒目的标识提醒所有的医务人员该患者使用三阶梯止痛药，使用标准化路径对该患者进行疼痛的宣教，对氨酚羟考酮的药物使用注意事项进行宣教，并持续监测患者止痛效果。每日定点三次（8：00、14：00 和18：00）评估疼痛情况，鼓励患者出现新的疼痛或者疼痛发生变化的时候，随时主动向医护人员报告疼痛情况。患者在第二日至第五日疼痛维持在 0～3 分（NRS），患者无恶心、呕吐、嗜睡、瘙痒、头晕、尿潴留、呼吸抑制等副作用。患者在第三日行 L₅ 椎体经皮椎体射频消融术＋椎体成形术术后返回病房时未主诉爆发痛，但患者第六日主诉有 4 次爆发痛，NRS 评分为 5～6 分，调整药物为三阶梯药物（奥施康定），使用方法为 10 mg，12 h 一次。

（4）止痛效果：出院日（第七日），KPS 评分为 90 分；ASIA 评分：D 级；Tomita 分类：6 级；硬膜外六点分级系统：1b 级；口服奥施康定，疼痛评分为 0 分，患者无恶心、呕吐、嗜睡、瘙痒、头晕、尿潴留、呼吸抑制等副作用。

（5）出院宣教：告知患者和家属止痛治疗是肿瘤综合治疗的重要部分，忍痛对患者有害无益；应在医师指导下进行止痛治疗，规律服药，不宜自行调整止痛药剂量和止痛方案；确保药物安全放置；密切观察疗效和药物的不良反应，随时与医务人员沟通，调整治疗目标及治疗措施；忌食用辛辣刺激食物，增加液体摄入，保证膳食纤维摄入，预防性使用缓泻剂（乳果糖口服液）；动作轻柔，避免大幅度的活动；应定期复诊或随访。

（6）疼痛的随访：患者出院1周后随访，询问患者的疼痛情况、药物使用情况、止痛药副作用，日常生活的情况，患者疼痛控制良好，每日稳定在0分，按医嘱要求使用奥施康定，在使用缓泻剂的情况下，每日一次大便，日常生活自如。出院两周后随访，根据医生指导已停止服用痛药物，每日疼痛的分值维持在0～3分，不影响日常生活。

（赵文娟）

参考文献

［1］胡夕春,王杰军,常建华,等.癌症疼痛诊疗上海专家共识［J］.中国癌症杂志,2017,27(4)：312－320.

［2］胡雁,陆箴琦.实用肿瘤护理［M］.3版.上海：上海科学技术出版社,2020.

［3］孔祥鸣,龚黎燕.癌痛规范化治疗与临床实践［M］.上海：上海科学技术出版社,2019.

［4］谭冠先,罗健,屠伟峰.癌痛治疗学［M］.郑州：河南科学技术出版社,2019.

［5］徐波,陆箴琦.癌症疼痛护理指导［M］.北京：人民卫生出版社,2017.

［6］中国抗癌协会癌症康复与姑息治疗专业委员会(CRPC)难治性癌痛学组.难治性癌痛专家共识(2017年版)［J］.中国肿瘤临床,2017,44(16)：787－793.

［7］中国抗癌协会癌症康复与姑息治疗专业委员会难治性癌痛学组,中华医学会疼痛学分会癌痛学组.癌性爆发痛专家共识(2019年版)［J］.中国肿瘤临床,2019,46(6)：267－271.

［8］中华人民共和国国家卫生健康委员会.癌症疼痛诊疗规范(2018版)［S］.2018.

［9］Caraceni A, Hanks G R, Kaasa S, et al. Use of opioid analgesics in the treatment of cancer pain：evidence-based recommendations from the EAPC［J］. Lancet Oncol, 2012, 13：e58－68.

［10］Fallon M, Giusti R, Aielli F, et al. Management of Cancer Pain in Adult Patients：ESMO Clinical Practice Guidelines［J］. Annals of Oncology, 2018, 29(Suppl 4)：Iv166.

［11］National Comprehensive Cancer Network. NCCN Clinical Practice Guidelines in Oncology［J］. Adult Cancer Pain, 2016, version 1.

［12］National Comprehensive Cancer Network. NCCN Clinical Practice Guidelines in Oncology［J］. Adult Cancer Pain, 2018, version 1.

［13］National Comprehensive Cancer Network. NCCN Clinical Practice Guidelines in Oncology［J］. Adult Cancer Pain, 2020, version 1.

［14］National Comprehensive Cancer Network. NCCN Clinical Practice Guidelines in Oncology［J］. Adult Cancer Pain, 2022, version 1.

[15] Ripamonti C I, Santini D, Maranzano E, et al. Management of cancer pain: ESMO Clinical Practice Guidelines[J]. Annals of Oncology, 2012, 23 (Supplement 7): vii139 - vii154.

[16] van den Beuken-van Everdingen MH, Hochstenbach LM, Joosten EA, Tjan-Heijnen VC, Janssen DJ. Update on Prevalence of Pain in Patients With Cancer: Systematic Review and Meta-Analysis[J]. J Pain Symptom Manage, 2016, 51(6): 1070 - 1090.

[17] Vargas-Schaffer G. Is the WHO analgesic ladder still valid? Twenty-four years of experience [J]. Can Fam Physician, 2010, 56(6): 514 - 517.

第四章
临终关怀期疼痛的护理管理

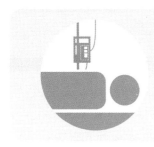

通过本章阅读,你会了解:
- 临终关怀及临终关怀期疼痛的概念
- 临终关怀期患者疼痛评估
- 临终关怀期患者疼痛控制

第一节　临终关怀及临终关怀期疼痛概述

临终关怀,英译为"Hospice",也称"舒缓医学""姑息医疗"和"善终服务"等不同说法。"Hospice"来源于拉丁文"hospes",原指为长途劳累或患病的旅行者提供休息和庇护的场所,后演变出"收容所""济贫院"和"招待所"等含义。

中世纪时代,临终关怀兴起,当作朝圣者或旅游者中途休息、补足体力的一个中途驿站。19世纪,为满足增加的医疗需求,西方国家的医院数量随之增多,但没有医院愿意接受临终患者。为了帮助这些濒临死亡的人,特别是贫困患者,一些慈善个人或团体成立了专门的组织,其中部分组织被称为临终关怀医院。1967年,英国桑德斯博士在伦敦创建"圣克里斯多弗临终关怀院",并将医学、护理学和社会学等结合起来,标志着现代临终关怀的开始。

1988年7月,我国设立了大陆第一个临终关怀专门研究机构,即天津医科大学临终关怀研究中心,标志着我国大陆临终关怀事业的起步。同年10月,我国大陆建立了首家临终关怀院——上海南汇护理院。2006年4月,我国生命关怀协会成立,推动了我国临终关怀事业的发展。经历20多年的发展,临终关怀医院在上海、北京、天津、广州等大城市相继建立,但在我国的中小城市及农村地区,临终关怀尚未起步。尽管国内已经成立了临终关怀服务机构,但人们对临终关怀的认识不够深刻。多数医院的临终关怀,只在患者出现明显生命危象时才开始,导致时间不充裕,临终关怀不能有效开展。

中国是个人口大国,随着人口老龄化、疾病死亡谱的变化以及国家经济的发展,人民对临终关怀服务的需求与日俱增。事实上,受传统死亡观的影响,国人惧怕谈论死亡,不愿接受临终关怀的存在,我国临终关怀事业发展一度缓慢,仍处于服务机构少、服务范围窄、护理质量低、管理不规范的状态。对比显示,我国99%的老年人不能享受到临终关怀服务,西方国家70%～80%的老人能享受此类服务。

一、临终者

临终者指尚未达到临床死亡期,处于濒死状态的人,包括老年人、成年人和儿童。他们病情不断恶化,所患疾病诊断明确,现代医学不能治愈,预期存活短于6个月。这些人具体分为临终恶性肿瘤患者、艾滋病终末期、严重心肺等脏器衰竭者等,也包括衰老临终者。

二、临终阶段

迄今为止,世界上还没有对临终阶段的时间界定,我国同样缺乏对临终阶段的定义。理论上说,临终阶段,是由于疾病终末期或意外伤害导致人体脏器功能逐渐衰竭,十分接近死亡的时段。因为生命的不可预见性,临终阶段到底是生命最后时刻、几天、几周或几个月,这个时间界限是很难判断的。

有学者根据疾病分类,提出临终阶段的时限:

(1)自然衰老者:生命4个主要脏器衰竭、生活完全不能自理者,其临终阶段时限为300天。

(2)非恶性疾病的慢性病终末期者,其临终阶段为180天。

(3)临终恶性肿瘤,伴远处转移者,其临终阶段一般在90天。

(4)意外伤害濒临死亡者,其临终阶段为数小时或数天之内。

三、临终关怀的定义

2002年世界卫生组织(WHO)对缓和医学定义为:"缓和医学指的是一门临床学科,它通过运用早期确认、准确评估、控制疼痛和治疗其他症状,包括身体、心理和社会困扰,来干预并缓解患者的痛苦,以此提高罹患威胁生命疾病的患者及其家属的生活质量。"临终关怀是缓和医学的一部分。临终关怀起源于临终肿瘤患者的姑息治疗,服务对象为目前医学条件尚无救治希望、估计生命期少于 6 个月的患者,包括严重心血管失代偿期患者、临终恶性肿瘤患者、多脏器衰竭患者、各种慢性病临终患者及其他生命垂危者。

临终关怀是一种特殊的缓和医学服务项目,强调姑息性照护,而不是治疗。它也是一门新兴交叉学科,由医护人员、心理学家、神职人员和志愿者等多方人员组成团队,不以延长生命,而以减少临终患者的身心痛苦为目的,维护其尊严,并给予患者家属支持。

四、临终关怀的基本内容

在世界范围内,恶性肿瘤是居民死亡的主要原因。全球临终死亡人数不断上升,预测在 2030 年将超过 1 310 万。随着临终死亡人数的逐渐增多,目前全世界临终关怀的主要对象为恶性肿瘤患者。临终关怀内容的研究很多,概括起来,主要围绕 3 个方面:症状治疗、患者的心理疏导、患者家属的支持。

(一) 症状治疗

临终肿瘤患者常见的症状有:疼痛、呼吸困难、厌食、吞咽困难、恶心、呕吐、便秘、无力、昏迷和压力性损伤等。疼痛是临终者最普遍、最突出的症状。

1. 疼痛的缓解　资料显示,87％的临终患者和 60％的其他疾病临终患者均有疼痛不适。长时间的躯体疼痛不适,不仅让患者痛苦不堪,还会增加他们的精神压力,甚至导致抑郁症的产生。据李琛等对 103 例住院老年患者及家属的调查显示,62.14％的调查对象希望能有措施减轻临终者肉体疼痛,大多数被调查者赞同减轻痛苦(81.55％)、维护生命尊严(50.49％)、提供心理支持(30.10％)是临终关怀的目的。临终关怀的关键在缓解疼痛,一方面解除患者肉体痛苦,另一方面减轻患者的心理及精神压力,从而最大限度地提高患者的生活质量。

2. 改善营养状况　吞咽困难占所有临终患者的 10％～20％。有数字显示,40％～80％的临终患者有不同程度的营养不良。临终患者常见的食欲减退、恶心、呕吐、吞咽困难等消化系统疾病,大多与肿瘤有关,应当鼓励患者多进食、少食多餐、药物止吐,从而提高患者的食欲,增加摄入营养。对于吞咽困难严重、意识不清及肠梗阻等患者,可以选择鼻饲管或胃肠外营养支持治疗。

3. 预防压力性损伤 压疮是由于外部压力和剪切力引起局部缺血所致的皮肤溃疡和皮下组织的溃疡。临终患者大部分存在恶病质,营养状态差,身体抵抗力弱,因而压疮有时是不可避免的。护理人员除了为患者勤翻身、护理皮肤,还可以选择气圈、棉花垫、翻身床或按摩床等达到预防压疮的目的。营养不良的患者适当补充维生素 C 和锌,有助于伤口的愈合。

(二) 临终者的心理安慰

临终关怀,接近死亡,却也温暖。在这里,每一个人的尊严等得到维护,临终患者也能得到心理安慰。一个人在知道自己不久于人世时,恐惧、惊慌、悲伤等情绪都有可能产生。美国精神科医师 Kubler Ross 曾提"临终心理五阶段说",即否认期、愤怒期、协议期、忧郁期和接受期。受不同文化背景、传统死亡观和医疗制度的影响,国内的临床观察表明,临终患者心理行为并不一定按顺序出现。临终关怀工作人员应正确区分患者的心理分期,根据其心理状态,实施不同的护理。探视者要学会用简单自然的方式,在温暖轻松的氛围里,倾听和接受临终者,让他们坦然面对死亡,而不是期望能拯救他们。

(三) 对家属的支持

亲人面对临终者的即将逝去,是极其悲伤的事情,也是悲哀的高峰期。大多数老年人希望有家属陪伴,度过生命的最后行程,家属是他们的生活依靠和精神支柱。我国台湾地区 Chia-Chin Lin 等的研究表明,虽然临终者家属明白此时最佳的选择是姑息照顾,可是他们仍会想方设法延长临终者的生命。部分家属在居丧时期,或难以接受失去的现实,或不能承受丧亲的痛苦,抑或无法适应丧亲后的环境改变,从而表现出严重的焦虑、烦躁和愤怒,甚至自毁行为。临终关怀工作者可以与家属交流沟通,进行死亡教育,聆听家属的诉说,鼓励和引导其宣泄情感,做好患者的生活起居,帮助料理患者遗体等。给予临终者家属身心支持,可以明显降低其死伤率。国外一些国家,在患者过世后的两周甚至一年时间里,从业人员仍然会通过电话、邮件或探访的方式,与家属保持联系,帮助他们摆脱丧亲的痛苦,恢复正常的生活。

五、临终关怀期疼痛

临终关怀期的疼痛对患者的影响特别大,许多患者都认为,疼痛甚至比死亡更让人觉得恐惧。临终时对疼痛的恐惧是普遍的，这也是有些人要求安乐死的主要原因。缓解和消除痛苦是临终关怀的精髓。

桑得斯在 20 世纪 60 年代早期第一次使用了"total pain"的概念，全方位疼痛（total pain）强调临终疼痛是多方面因素的结果，包括躯体的、心理的、社会的和精神的因素，因而可以说是复杂性疼痛。桑得斯从一名护士、社会工作者到医生，这种独特的经历让她更好地理解患者的痛苦。

疼痛包括生理、心理、社会、精神四个因素，并且四个因素间也存在相互作用，比如生理疼痛主要是疾病引起的，心理性疼痛包括恐惧、抑郁等。如果生理性疼痛得到控制，心理上的焦虑、抑郁等情绪也会缓解。

80 年代中期，"total pain"已经成为临终关怀领域中的中心概念，并在临床、教学、科研中得到验证。"total pain"的提出有助于鼓励医护人员关注患者痛苦的不同层面，除了对止痛剂的需求以外，患者仍需要人性化的关怀和社会的帮助。

六、护士在临终关怀期疼痛控制中的作用

(一) 详细及全面的疼痛评估

评估患者的疼痛程度，询问患者"有什么不舒服？"；留意患者形容疼痛的情况，有些患者为了表现自我的坚强或对止痛药物存在错误认识，不愿表达疼痛，护士需要从患者的睡眠、表情、行为，甚至在患者的梦境中了解患者的疼痛；尊重患者对自身疼痛的表达方式，每个人有不同的疼痛经验和感受，只有患者最了解自己的疼痛特征，护士应尊重患者的表达并相信患者，有时候并非一定要使用 0～10 评分，有的患者并不理解，要选择患者理解的表达方式，耐心倾听患者的主诉。

(二) 患者和家属的教育

了解患者和家属对疼痛治疗存在的误区。教育患者和家属：良好的疼痛控制对生活质量的影响；与护士和医生交流疼痛的重要性。可采用教育手册和书面指导。

(三) 帮助控制躯体疼痛

躯体疼痛的缓解是与患者深入沟通的基础，也是避免安乐死的重要方面。止痛药物的使用不简单是一种技术，而是与患者间承诺的表示。

选择适合患者、家属和环境的疼痛控制方式。提前预防、处理阿片类药物的副作用,考虑到疼痛控制的其他方法,另外还有一些辅助疗法,简单可行,能够提高患者自我控制的能力(有些患者会觉得自己生病后,完全依赖别人,自己的生命毫无意义,这些简单的方法,可以提高患者的幸福感)。

有学者指出,对临终患者来说,所有不必要的药物都可停用,只有镇静、镇痛、解痉药是必要的,如果能够及时发现临终前48小时的患者可能发生的问题并适当地处理,即可保证患者舒服地走完人生之旅。

(四)帮助疏导心理性疼痛

在临终阶段,临终患者除了生理上的痛苦之外,更重要的是对死亡的恐惧。临终疼痛患者的心理学症状中,涉及焦虑和抑郁的最多。焦虑可引起痛觉加重,增加对身体健康的威胁以及延长疼痛体验过程,甚至可降低疼痛阈值以致患者对任何刺激都会产生疼痛。抑郁状态能改变疼痛信号的传递,降低患者应付疼痛的能力。

美国的一位临终关怀专家就认为"人在临死前心理上的痛苦大于躯体上的痛苦",因此,一定要在控制和减轻患者机体上的痛苦的同时,做好临终患者的心理关怀。尤其是当患者的疼痛主诉超出了体征和诊断性治疗的解释时,常常需要对其进行心理评估。

有效帮助患者止痛,患者对医护人员的信任不可或缺,疼痛的评估、教育、效果评价、对患者的心理安抚等,都需要建立在信任的基础上。一旦建立起信赖和信心,气氛就会变得轻松,也就会让临终者把他真正想说的话说出来。所以我们必须给他完全的自由,让他充分说出他想说的话。

"医生、护士和朋友来看我,但是我还没遇到一个真正可以和真正的我谈心的。"英国临终关怀先驱西斯里·桑德斯说:"我曾经问过一位知道自己将不久人世的人,他最想从照顾他的人身上得到什么。"他说:"希望他们看起来像了解我的样子。""的确,完全了解另一个人是不可能的事,但我从未忘记他并不要求成功,只希望有人愿意试着了解他。"积极的倾听是必要的,比如宗教人士尊重患者的个人意愿,允许患者按照自己的方式做事。

(五)帮助疏导社会性疼痛

社会性疼痛是与预期或实际的分离,或丢失有关的痛苦。临终患者会意识到他们将要因死亡而和家属离别。采取一些措施以避免使临终患者与他们的亲友分离的一切事情是很重要的。允许患者孙儿、子女们探视,比增加阿片类的剂量更有利于疼痛的缓解。

主要做好以下内容:

(1)亲友/照顾者陪伴患者。

(2)尊重患者所需的个人空间。

(3)鼓励患者在身体允许的情况下保持社交活动。

(4)保持患者日常的活动。

促进患者和家属间的沟通,患者的某些错误认识或者患者与家属间的误解,常常是心理痛苦的重要方面。护理人员是促进患者和家属沟通的主要成员,引导患者讲出压抑在心中的误解,并帮助他们缓解情感上的不安、恐惧,以适应临终这个突发的事件。

(六)安抚精神性疼痛

患者的痛苦往往被整体的感受所影响,心灵上的问题,很多时候都会加重患者对疼痛的感受。精神痛苦可能是负疚感、无望、不公平、无价值、被抛弃感、孤独、无意义等。

有位患者,她相信神,她的疼痛使用很多药物都无效,但自从她能道出对神的愤怒和怨言后,疼痛就减少了,人也精神了。

当患者面对死亡的时候,生命的再评估有助于患者面对现实。其是指通过调解过去的冲突、完成心愿、完成一些未完的事业来增加自我控制力和角色功能,从而更好地认识生命、感激人生。我国台湾学者曾指出:"当我真正愿意去面对死亡时,我才知道生命中什么事情是重要的。当我还有力气去做生命中重要的事情时,我的心是快乐的。"

当临终患者在一个安全的环境中,感觉到被接受,被爱,并找到生命意义的时候,患者就能平静下来,把死亡看成是一个美丽的结局。

护士并不只是旁观者,护士应陪伴在心灵困苦的患者身边,聆听他们的痛苦经历,通过回忆往事的方法帮助患者达到生命的完整,找到生命的意义,给予安慰和鼓励。

第二节　临终关怀期患者疼痛评估

疼痛会对临终患者造成多方面的伤害,国际临终关怀专家主张将疼痛作为临终患者的第五生命体征,即医护人员应像每天测体温、脉搏、呼吸、血压一样评估临终患者的疼痛并做尽量详细的记录,同时提供相应的止痛措施并纳入患者的医疗护理计划中。

一、评估原则

临终患者疼痛的评估原则主要有以下四个方面:

(1) 倾听并相信患者的主诉,教会患者及其家属有关疼痛的评估方法。

(2) 收集全面、详细的疼痛史,包括疼痛的发病时间、部位、程度、性质、病程、持续性和间断性、加重或减轻的因素、疼痛治疗史、相关症状、体征、疼痛对患者和家属的影响等,还应有家属提供和核实的相关情况。

(3) 评估每次疼痛的发生、治疗效果及转归。

(4) 注意患者的精神状态及分析有关心理社会因素。因大部分临终患者都存在不同程度的恐惧、愤怒、抑郁、焦虑、孤独等心理障碍,护士应及时发现并做出相应评估。

二、评估内容

对临终患者的疼痛评估是疼痛控制的前提,是护士的基本职责。疼痛评估的内容包括:

(一) 了解患者的个人及社会情况

(1) 个人背景:主要包括患者的年龄、受教育程度、职业、婚姻状况、居住地、宗教信仰、风俗习惯、种族等基本情况。

(2) 社会环境状况:主要包括临终患者目前的器官功能情况、健康状况、社会支持系统状况。

(二) 相信临终患者关于疼痛的主诉

请患者自己对疼痛的性质和程度进行概括性描述,如:① 用划线法表示疼痛的强度及动态变化;② 用不同的符号或颜色标出疼痛的性质及疼痛部位的深浅度;③ 请患者自己对疼痛的强度进行描述,如"轻度疼痛""中度疼痛"或"剧烈疼痛"等;④ 对目前疼痛情况和先前疼痛情况进行比较,是否"加重"或"减轻"。临终患者自己对疼痛的评估可以采用正式的疼痛量表,但此类量表的使用在临床上并不是必需的。

（三）详细询问病史

除向患者询问肿瘤的相关情况外,还应包括：① 疼痛开始和持续的时间；② 疼痛的部位和性质；③ 疼痛对身体活动的限制程度；④ 疼痛对睡眠的影响程度；⑤ 曾经服用的止痛药或采用过的治疗措施,以及这些药品或治疗措施对疼痛缓解的程度；⑥ 其他疾病和并发症。

（四）详细进行身体检查

包括全面的神经系统检查。对临终患者进行详细的身体检查,对确定导致临终患者疼痛的原因和选择适当的治疗措施是非常必要的。

（五）评估临终患者的心理状态

包括了解临终患者过去患病的情况和目前疾病的发展情况、对其心理的影响、对疾病和治疗的态度及是否存在焦虑、抑郁、恐惧等症状。

（六）必要的特殊检查

包括疼痛部位的 X 线、CT、B 超、MRI 等。有些病例,特别是在疼痛原因不能确定或者需要根据疾病发展状况来选择进一步的抗癌措施时,特殊检查往往是非常必要的。如果临终患者的身体状况不适合抗肿瘤治疗,就没有必要进行诊断性检查。

（七）与家属的沟通

请家属介绍临终患者的身体和活动情况,说明疼痛是否影响其工作、活动和日常生活,以及在食欲、睡眠、性功能、情绪和与同事、亲属间关系等方面的变化。

三、常用评估工具

疼痛管理的基础是评估。护士在疼痛的全程管理中发挥着重要作用,是患者疼痛评估的主要实施者、止痛措施的落实者、其他卫生专业人员的协作者,也是患者及其家属的教育者和指导者。疼痛是患者的主观感受,评估应以患者主诉为准,评估原则为"常规、量化、全面、动态"。① 常规评估原则指医护人员应主动询问临终患者有无疼痛,常规评估并记录患者疼痛情况。应在患者入院 8 小时内完成首次疼痛评估,应当常规检测并记录临终患者的疼痛症状。② 量化评估原则指选择合适的疼痛程度评估工具进行量化的评估。③ 全面评估原则是对癌症患者疼痛情况及相关病情进行全面评估,包括疼痛原因及类型、疼痛发作情况(疼痛的性质、加重或减轻的因素)、止痛治疗情况、重要器官功能情况、心理精神情况、家庭及社会支持情况以及既往史(如精神病史,药物滥用史)等。在入院 8 小时内完成首次全面疼痛评估,住院期间每 2 周全面评估一次,住院期间如患者疼痛情况发生变化,如出现疼痛部位、性质等改变时,需要再次进行全面的评估。④ 动态评估原则指连续、动态地评估患者的疼痛症状及变化情况,包括评估疼痛的原因、部位、性质、程度、爆发性疼痛发作情况、疼痛减轻及加重因素,以及止痛治疗的不良反应等。在止痛治疗期间,应当记录用药种类及剂量滴定、疼痛程度及病情变化。

临终患者疼痛评估通常以可衡量的方式记录疼痛的部位、严重程度、诱发及缓解因素等疼痛相关信息。由于疼痛是包含一系列病因、病理生理学和解剖学的混合疼痛,因此需要独特的描述术语和评估方法。目前疼痛评估工具种类繁多,操作简易程度不同,关注的重点不同,评估的结果也存在一定的差异。目前国际上较为普遍使用的疼痛程度评估工具有:

(一) 直观模拟评分表(VAS)

VAS 是各种痛觉评分法中最敏感的方法。在一条 10 cm 直线的两端分别用文字注明"无痛"和"剧痛",让患者根据自己的痛觉在线上最能反映自己疼痛程度之处划一交叉线标记出疼痛程度(参见图 2 - 1)。

VAS 简单易行、有效,相对比较客观而且敏感。但此评分表刻度较为抽象,标记线时需要必要的感觉、运动和知觉能力,不适合文化程度较低或认知损害者。

(二) 数字评定量表(NRS)

NRS 是应用范围最广的单维度评估量表。将一条直线平均分成 10 份,在每个点用数字 0~10 分表示疼痛依次加重的程度,0 分为无痛,10 分为剧痛,让患者自己圈出最能代表自身疼痛程度的数字。0:无痛;1~3:轻度疼痛;4~6:中度疼痛;7~10:重度疼痛(参见图 1 - 1)。适用于老年人和文化程度较低者,此评价表在国际上较为通用。

(三) 言语描述疼痛量表(VRS)

VRS是最早应用于疼痛研究的量表。最轻疼痛程度为0分,每级增加1分,每个级别都有相应的评分标准,便于定量分析疼痛程度(图4-1)。0分表示疼痛;1分表示轻度疼痛,可忍受,能正常生活睡眠;2分表示中度疼痛,适当影响睡眠,需用止痛药;3分表示重度疼痛,影响睡眠,需用麻醉止痛剂;4分表示疼痛剧烈,影响睡眠较重,并有其他症状;5分表示无法忍受,严重影响睡眠,并有其他症状。此量表患者易于理解,但缺乏精确度,有时患者很难找出与自己的疼痛程度相对应的评分,从而影响疼痛管理与治疗。

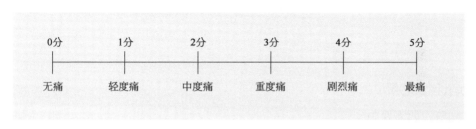

图4-1　言语描述疼痛量表

(四) Wong-Baker 面部表情疼痛量表

该评价量表采用6种面部表情从微笑至哭泣表达疼痛程度,最适用于3岁及以上人群,没有特定的文化背景和性别要求,易于掌握(参见图1-2)。尤其适用于急性疼痛者、老人、小儿、表达能力丧失者、存在语言或文化差异者。

(五) 根据主诉疼痛程度分级法

0级:无痛。

1级(轻度疼痛):虽有疼痛但仍可忍受,并能正常生活,睡眠不受干扰。服用非阿片类止痛药(±辅助药),可使疼痛解除。

2级(中度疼痛):疼痛明显,不能忍受,要求服用镇痛药,睡眠受干扰。服用非阿片类止痛药(±辅助药)不能使疼痛缓解或疼痛加剧;服用弱阿片类止痛药(±非阿片类止痛药±辅助药)可使疼痛缓解。

3级(重度疼痛):疼痛剧烈,不能忍受,要求服用强镇痛药物,睡眠严重受到干扰,可伴有自主神经功能紊乱表现或被动体位。服用弱阿片类止痛药(±非阿片类止痛药±辅助药)不能使疼痛解除或疼痛加剧,需要服用强阿片类止痛药。

护士在运用上述工具对临终患者的疼痛进行评估时,应向患者提出下列问题并做好记录,从另一侧面对疼痛进行评估。具体问题是:您的疼痛是怎样开始的?何时开始的?何种刺激能够引发您的疼痛?您的疼痛持续多长时间了?您的疼痛是持续性的,还是间断性的?请用您自己的语言描述一下疼痛的程度和变化情况?怎样才能缓解疼痛?怎样会加重疼痛?是如何止痛的?您认为哪些方法没有止痛效果?疼痛发作时您有何症状?疼痛在哪些方面(如睡眠、食欲、身体活动、注意力、情绪、社交活动、性生活等)对您影响大?您认为什么原因引起现在的疼痛?

对认知障碍的患者,评估其疼痛程度时需将自我评定与行为观察和生理反应相结合。患者步态的变化、退缩或激动行为、食欲或睡眠改变、呻吟、哭泣,均可视为非语言性疼痛行为。国外有报道,痴呆患者表明不适的最常见行为是痛苦面容、坐立不安、行为改变、呜咽、肌肉紧张或出汗。

四、评估记录

护士在临终关怀机构对晚期患者疼痛的评估和所做的干预结果记录是临终护理实践的重要组成部分,同时也是评估疼痛控制医疗护理水平的依据。记录疼痛的方法大致可以分为由护士完成的住院晚期患者的疼痛护理记录和由家庭临终关怀机构、社区临终关怀门诊患者完成的自我护理记录两种。

(一) 护士完成的住院晚期患者的疼痛护理记录

晚期住院患者的疼痛护理记录内容较为详细完整,图4-2是日本庆应大学病院护理部使用的疼痛记录表,其特点是形象、简洁且详细,被国内外许多临终关怀机构借鉴。

(二) 家庭临终关怀机构、社区临终关怀机构门诊患者疼痛护理记录

家庭临终关怀机构的晚期患者和社区临终关怀机构的门诊患者疼痛护理记录,是在社区临终关怀护士的指导下,由患者自己做记录的。对于晚期疼痛患者,疼痛记录可以发挥很大的作用。

(1)可以使晚期患者自己持续监测疼痛的强度及治疗后的变化。

(2)记录每次用药剂量及下次给药时间,为自我管理提供指导。

(3)有利于医患、护患间有关疼痛的信息交流。

(4)有利于提高晚期患者自我控制疼痛的信心。

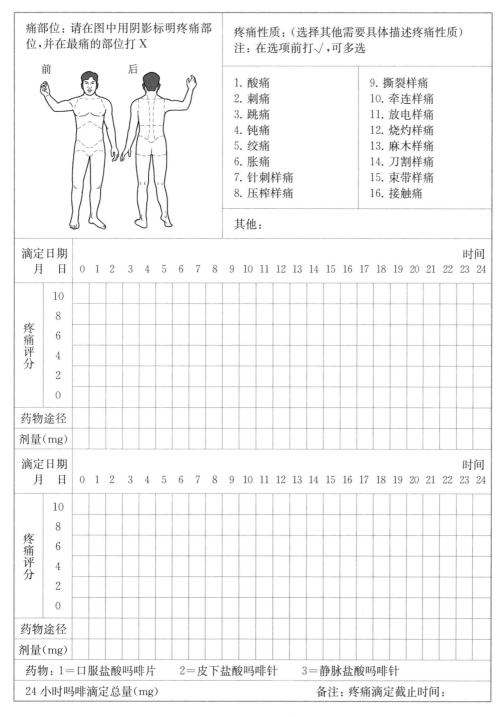

| 痛部位：请在图中用阴影标明疼痛部位，并在最痛的部位打 X | | 疼痛性质：（选择其他需要具体描述疼痛性质）注：在选项前打√，可多选 | |

1. 酸痛		9. 撕裂样痛
2. 刺痛		10. 牵连样痛
3. 跳痛		11. 放电样痛
4. 钝痛		12. 烧灼样痛
5. 绞痛		13. 麻木样痛
6. 胀痛		14. 刀割样痛
7. 针刺样痛		15. 束带样痛
8. 压榨样痛		16. 接触痛

其他：

药物：1=口服盐酸吗啡片　　2=皮下盐酸吗啡针　　3=静脉盐酸吗啡针

24 小时吗啡滴定总量(mg)　　　　　　　　备注：疼痛滴定截止时间：

图 4-2　疼痛记录单

第三节　临终关怀期患者疼痛控制

　　1990 年,美国国家临终协会宣称:每一个临终患者都期待把控制疼痛作为疾病过程的一个要素。护士应了解疼痛控制的相关知识和技术,帮助临终患者减轻疼痛。

一、临终疼痛控制的发展现状

(一) 全球临终疼痛控制的现状

　　由于人类健康条件的改变和疾病谱的变化,恶性肿瘤已经成为居民死亡的重要原因。近年来,恶性肿瘤的发病率在世界各地都有明显增高的趋向。目前,全世界每年临终患者数约 700 万,每年死于癌症的人数约 500 万。据美国临终关怀组织统计,临终关怀对象的 60% 为癌症患者,发生临终疼痛的患者约占临终患者总数的 2/3。世界卫生组织已将临终疼痛控制列为急需解决的全球问题之一。

　　1986 年,世界卫生组织专家委员会提出的《疼痛控制》专家报告指出:在临终患者中,70% 有疼痛症状,而且是最主要的躯体症状;在接受临终治疗的临终患者(包括成人和儿童)中,50% 有疼痛症状。在有疼痛症状的各种临终患者中,疼痛程度为中度至重度者约占 50%;疼痛非常严重或剧烈疼痛者约占 30%。随着病情的发展,临终患者的疼痛会不断加重。

(二) 中国临终疼痛控制的现状

　　我国是世界上人口最多的发展中国家,每年癌症患者数约 180 万,每年死于癌症的人数约为 150 万。随着现代医学的发展,已有 30% 的患者可得到早期诊断和完善的治疗;但仍有 1/3 的患者在发现自觉症状时已是临终。肿瘤治疗是综合性治疗,疼痛治疗是其中的重要部分,且可以影响其他治疗的效果和疗程,通常要伴随患者至临终。由此可见,临终疼痛控制的社会需求非常突出。我国卫生健康委员会已将临终防治和临终疼痛控制列为社会和卫生事业发展中急需解决的重点问题之一。

二、临终疼痛控制的基本原则

　　临终患者(包括临终癌症患者)疼痛治疗的基本原则包括:以提高临终患者的

生活质量为宗旨、采用综合治疗方法、遵循疼痛药物治疗的基本原则和要求、按照临终关怀模式、根据临终患者的需要实施全面照护。

(一) 舒适原则

近年来,我国对临终患者的生活质量(quality of life,QOL)问题日益关注。关于不同病种临终患者的生活质量,目前学术界尚无统一标准。中国医学科学院肿瘤研究所孙燕等提出了肿瘤临终患者生活质量的 12 条指标,可作为临终关怀实践中的参考。

1. 食欲 包括五个程度:几乎不进食;食量<正常的 1/2;食量为正常的 1/2;食量略少;食量正常。

2. 精神 包括五个程度:很差;较差;时好时坏;尚好;正常(与病前相同)。

3. 睡眠 包括五个程度:难入睡;睡眠很差;睡眠差;睡眠略差;大致正常。

4. 疲乏 包括五个程度:经常疲乏;自觉无力;轻度疲乏;有时轻度疲乏;无疲乏感。

5. 疼痛 包括五个程度:剧烈疼痛,需经常服用镇痛药;慢性疼痛,需经常服药;慢性疼痛,需服药;轻度疼痛,能耐受;无痛。

6. 家庭理解与配合 包括五个程度:全不理解;差;一般;家庭理解及照顾较好;家庭理解及照顾好。

7. 同事的理解与配合 包括五个程度:全不理解,无人照顾;差;一般;少数人理解、照顾;多数人理解、照顾。

8. 对疾病的认识 包括五个程度:失望,完全不配合;不安,勉强配合;不安,配合一般;不安,但能较好配合;乐观。

9. 对治疗的态度 包括五个程度:对治疗不抱希望;对治疗半信半疑,信心不足;希望看到疗效,又怕副作用;希望看到疗效,尚能配合;乐观,积极配合。

10. 治疗的副作用 包括五个程度:Ⅰ度,严重影响日常生活;Ⅱ度,影响日常生活;Ⅲ度,经对症治疗后可以不影响日常生活;Ⅳ度,未对症治疗,基本不影响日常生活;0 度,不影响日常生活。

11. 日常生活情况 包括五个程度:卧床;能活动,多半时间卧床;能活动,有时卧床;正常活动,不能工作;正常活动,能工作。

12. 面部表情 包括五个程度:极度痛苦;痛苦;无痛苦;轻松;愉快。

将各个小题的得分相加,每题 1～5 分,满分为 60 分,<20 分为生活质量极差,

21～30 分为生活质量差,31～40 分为生活质量一般,41～50 分为生活质量较好,51～60 分为生活质量良好。

(二) 综合治疗原则

1. 抗肿瘤治疗　由于肿瘤导致的疼痛,有些可以通过适当的抗肿瘤治疗迅速取得满意的镇痛疗效。如对骨转移施行的局部放射治疗,针对巨大肿块采取的有效化疗,能在很大程度上减轻或解除临终患者的疼痛。抗肿瘤治疗主要有以下 3 种方法:

(1) 手术治疗:手术治疗是早期肿瘤的首选治疗方法,通过手术可以比较彻底地根除肿瘤,术后协同化疗,以达到满意的临床疗效。有些临终肿瘤,通过姑息手术和辅助放疗及化疗也可不同程度地减少肿瘤的大小和侵犯范围,控制伤害性刺激的范围和强度,减轻患者的疼痛。用外科手术的方法固定临终肿瘤患者的病理性骨折、解除脊髓压迫和肠梗阻、引流腹水等对缓解临终患者的疼痛具有很好的效果。

(2) 放疗:放疗对于因骨转移、脊髓受压、脑部转移、周围神经肿瘤浸润等原因引起的疼痛具有良好的治疗效果。

(3) 化疗:对化疗敏感的恶性肿瘤如淋巴瘤、小细胞肺癌、卵巢癌、骨髓瘤以及因白血病造成的压迫或浸润神经组织引起的疼痛经化疗后能够迅速减轻。

2. 药物治疗　疼痛的治疗方法很多,但多年来国内外临床经验认为,药物治疗仍是临终疼痛治疗的首选。WHO 三阶梯疼痛治疗方案正是国际上已被广泛应用的疼痛药物治疗方法,只要严格遵循该方案的基本原则,90% 的疼痛都能得到很好的控制。给药应遵循的五个基本原则是口服、定时、按阶梯、个体化给药、注意具体细节。

在临床上,世界卫生组织疼痛治疗专家委员会提出的疼痛药物治疗需遵循的基本原则和要求主要包括以下 6 条:

(1) 根据临终患者的个体差异确定药物使用剂量。

(2) 首选口服镇痛药。

(3) 必须有效地治疗失眠。

(4) 及时有效地预防和治疗药物引起的副作用。

(5) 必要时应采用辅助治疗措施。

(6) 密切观察临终患者的病情发展,及时调整治疗方案。

　　除了上述原则外,根据近年来国内外临终患者疼痛治疗的进展,以下两原则同样非常重要:第一,采用疼痛药物治疗的"三阶梯"方法;第二,按照"时钟"给药,而不是按"必要时"给药。

　　3. 家中止痛　Lichter 报道约 40% 患者临终期在家中度过。77% 的临终患者死于家中,所以教会疼痛患者在家中止痛很重要。在所有接受临终护理的患者中,平均存活期为 61.5 天,据国家临终组织统计,90% 的临终照料是家庭提供的,家庭护理由患者的亲属、朋友提供。Ferrell 提倡教育临终患者与其看护人员学会在家中止痛,有利于帮助患者缓解疼痛。护士给予患者和看护人员关于疼痛、药物治疗、成瘾性和耐受性方面的教育,向患者介绍简单的非药物处理(如热疗和冷疗、按摩、松弛疗法等)和分散注意力的方法(音乐疗法、看电视、回忆往事等)。

　　4. 舒缓治疗　Anon 研究发现临终或濒死患者很少感到饥饿或口渴,即使只给少许食物或水,患者也无任何痛苦感觉。因此对口干和偶尔的渴感,可采用有效的口腔护理和吮吸冰屑等局部措施即可适当减少症状,临终患者的脱水可表现为盐与水的混合失调。有些人认为:脱水能减轻痛苦症状,如脱水使胃肠液和肺部分泌物减少,从而减轻了呕吐、咳嗽和肺充血,尿少减轻尿失禁和导尿。然而另一些人则提出不同意见,认为脱水有不利之处,易引起压力性损伤、体位性低血压、深静脉血栓形成和肺栓塞,脱水引起电解质失调导致神经肌肉的应激性改变,出现抽搐或定向力障碍、思维能力受损等,这些对家属和患者来说都是痛苦的,补液时必须考虑到潜在的利弊关系。临终期补液以减轻患者症状,纠正水电平衡或延长生命为目的,但静脉高营养时给液体和营养过多,易导致恶心、腹胀、肺水肿和全身水肿,对存活时的感觉并无裨益。医务人员必须以科学的手段,用姑息、支持疗法最大限度地控制和缓解临终者疼痛等症状。

　　5. 针刺治疗　医学研究证实针刺治疗可以诱生体内的内啡肽,内啡肽能与吗啡受体结合,进而产生中枢性镇痛作用。至于针刺治疗是否能同时阻断和干扰疼痛刺激的传导,目前尚无定论。目前,国外临终关怀机构大量使用经皮神经电刺激(TENS,俗称电针)对临终疼痛患者进行止痛治疗,取得了一定的效果。

　　6. 神经阻滞治疗　神经阻滞治疗主要是指应用药物或其他物理手段暂时或长期阻断神经传导通路,以达到止痛目的的方法。

　　7. 心理行为干预　对引起疼痛的非躯体因素进行干预,同样可以起到减轻患者疼痛的效果。对临终疼痛患者的心理行为干预包括教育性干预和治疗性干预。

　　(1) 教育性干预:教育性干预指通过健康教育、心理疏导、行为指导、提供信息等形式对临终患者的干预,包括向患者提供相关化验、诊断、治疗方案、治疗可能产生的副作用、预后、社会支持系统、医疗费用等信息;向患者解释可能引发的强烈负性情绪反应导致的疼痛或疼痛加剧症状;向患者介绍各种不同的应对方式、不同的社会支持利用状况对临终疼痛的影响;澄清患者关于疼痛的错误认知,并给予相应的支持等。

(2) 治疗性干预:治疗性干预是运用心身相互作用理论,对疼痛患者进行干预的方法,主要有:

1) 心理药物治疗:通过使用抗焦虑药、抗抑郁药、抗精神病或麻醉药减轻患者因临终诊断或治疗继发的适应障碍、严重焦虑障碍、严重抑郁障碍、谵妄、精神分裂、疼痛、恶心与呕吐、失眠等症状,从而减轻疼痛。

2) 认知-行为干预:认知-行为干预方法指通过帮助临终患者建立正确的认知方法,教会其自我行为训练程序和方式,帮助其改变对疼痛的不良认知、不良止痛行为及一些躯体症状。认知-行为干预向患者提供学习并实施有效的应对策略、解决问题的技能和沟通技术等的机会,使患者掌握正确有效的应对策略、问题解决技能等,以解决所面临的诸如疾病诊断、治疗带来的问题。认知-行为干预的具体方法包括认知治疗、自律训练、生物反馈、冥想、音乐和艺术治疗、操作条件法、放松训练、暗示和催眠治疗、示范法等。

3) 支持-表达干预:支持-表达干预是通过为患者提供相互讨论的场所,使患者有机会和场所表达他们关心的疼痛相关问题,以及由疼痛导致的害怕、悲伤、愤怒等不良情绪。鼓励患者参加社会活动,如抗癌协会、病友支持组织、宗教活动等,取得亲人、病友、朋友及社会的支持,用积极的心理情感,阻断疼痛的恶性刺激。

(三) 全面照护原则

按照临终关怀模式,根据临终患者的需要实施全面照护,主要包括四个方面,即医疗照护、质量护理、心理辅导、社会支持。

三、临终疼痛的护理措施

为了更好地理解患者的疼痛,桑德斯提出了"总疼痛(total pain)"的概念。总疼痛是多种身体疼痛(骨浸润痛、便秘、呼吸困难等)、心理疼痛(对死亡的恐惧等)、社会疼痛(离婚、亲人去世、失业等)、灵魂疼痛(自责)和经济疼痛(谁来养育我的孩子,谁来偿还债务)综合作用的结果。因此,要解除患者的疼痛和痛苦,必须采取综合性的措施。

(一) 疼痛健康教育

临终关怀机构的工作人员,尤其是护士对晚期患者进行疼痛相关的健康教育主要有以下几个方面:

(1) 为了帮助晚期患者能够准确地表达疼痛程度,在评估前需向患者及家属提供通俗易懂的量表,并对患者和家属进行简单的培训,使晚期患者及家属了解为什么要测量疼痛、如何测量、如何使用合适的测量工具。

(2) 帮助晚期患者了解所使用的止痛药物的疗效、方法和副作用等。

(3) 让晚期患者知道忍受疼痛不但会影响睡眠和食欲,还会降低自身免疫力,影响自己和家属的心理状态及人际关系。

(4) 告诉晚期患者缓解疼痛是临终关怀最重要的工作,他可以随时向医生、护士或其他工作人员诉说有关疼痛的感觉和感受,以便医生和护士找出合适的止痛药及用量。

(5) 帮助晚期患者解除耐药和成瘾的顾虑。

(二) 心理护理

护士在对晚期患者进行心理护理时应注意以下方面的工作:

1. 了解并相信患者提供的信息　晚期患者对疼痛的恐惧往往超过对死亡的恐惧,这种恐惧以及随之而来的抑郁,会使晚期患者的痛阈下降,患者会对轻微的疼痛难以忍受,恐惧和抑郁只会加重疼痛,这就需要护士首先要相信晚期患者提供的疼痛信息,对患者的疼痛给予同情和理解,进行心理安慰、鼓励,使其从精神上摆脱恐惧,从而有效配合治疗。鼓励患者说出自己的痛苦,及时准确地了解患者疼痛的特点、部位、诱发因素,迅速采取有效措施以减少患者的痛苦。

2. 应用适当的心理护理方法　在了解晚期患者有关疼痛的信息后,护士应对患者的疼痛做出评估,并制定出相应的心理护理措施。对于疼痛的心理护理一般采用认知-行为疗法,如疼痛加剧时指导患者进行缓慢的深呼吸、全身肌肉放松、听音乐,采取暗示疗法、鼓励法、与患者共同讨论感兴趣的问题等以分散患者的注意力,转换思维方式,去除患者的烦躁、忧虑,减轻患者的疼痛和心理痛苦,淡化晚期患者的角色。

设置优美舒适的环境,建立家庭式病室,可使疼痛患者获得安全感、舒适感,增加患者的生活内容和人生乐趣。一般应将患者安置在比较安静的病房,对剧烈疼痛者可安排单人房间,以利于患者休息和睡眠,特别是那些经过长时间努力才入睡的疼痛患者。对绝望的晚期患者要注意安全,积极地进行有效的心理疏导,及时发现自杀倾向,保证患者安全。要安排合理的探视陪护制度和时间,尽可能提供方便,鼓励组织、同事、亲友探视,积极协助解决患者提出的合理要求。帮助寻求家庭及社会支持系统给予患者战胜疼痛的信心,鼓励患者对外界的环境发生兴趣,限制与其他有焦虑的患者或家人接触。护士还应以亲切、科学、可信的言语帮助患者面对现实、正视死亡,使患者从容地认识死亡。

在患者临终阶段,希望仍会存在。患者的希望由如下因素支持:对患者价值的欣赏,加强和改善患者与家庭、朋友的关系,帮助他们探索精神问题,控制他们的症状。

(三) 营养与睡眠

1. 营养支持　肿瘤疼痛、活动受限、恶心、呕吐、肠蠕动减弱、恶病质等易造成患者的营养不良。同时,疼痛也会影响患者对营养物质的消化、吸收,利用率降低。因此,在护理过程中要注意评估患者有无食欲缺乏、厌食、摄入量不足、体重减轻,是否存在活动时心率增快、血清蛋白数值的降低、水及电解质代谢失调等。

护士应识别导致患者营养状态下降的有关因素,增加营养的摄取以适应新陈代谢的需要。协助营养师根据患者的情况改进饮食,刺激食欲,增加蛋白质的摄取量,允许患者按个人嗜好选择食物的品种,鼓励家属携带患者特别喜好的家制食品,传授制作食品的技术,在患者能忍受疼痛的范围内尽可能地进食。

服用吗啡类药物初期易引起恶心、呕吐,因此应取得患者的理解,鼓励患者少量多次进食碎冰或清凉饮料、气味较小的冷食,必要时给予止吐剂。饭后2小时避免平卧位。

2. 保证睡眠　由于疾病的困扰、疼痛以及镇痛药的副作用,使晚期患者不能维持正常的睡眠。护士要注意评估患者的面部表情、眼圈是否发黑、眼睑是否下垂、是否经常打呵欠或常变换体位、有无难以入睡和难以维持正常的睡眠状态(常醒或早醒、昼夜颠倒的睡眠情况)的情况。为保证睡眠,护士可帮助患者增加白天的活动量,建立起规律的生活,去除致痛因素,必要时使用镇痛药物。

(四) 皮肤护理

晚期患者活动能力低下、长期卧床、营养不良,加之皮肤潮湿、排泄物和分泌物的刺激,容易发生压力性损伤。压疮一旦形成会迅速扩展,进一步增加患者的痛苦和营养消耗,因此护士应注意评估患者的受压部位,特别是骨隆突处,有无持续的压迫、红肿热痛及溃疡、糜烂。

(五) 止痛效果观察

1. **止痛药物用药效果观察**　在晚期患者疼痛控制过程中,护士的作用是协助医生为患者缓解疼痛,并对疼痛治疗效果进行观察和记录。这些工作是临终关怀的护理工作常规,其目的和作用是为医生调整药物种类或剂量提供科学的临床依据。

临终关怀临床实践证明,护士必须在用药的 24 小时之内进行多次的个性化疼痛评估,并记录止痛效果,及时与医生讨论止痛效果,才能将晚期患者的疼痛程度维持在满意的水平。

对于硬膜外麻醉止痛的晚期患者,如果其神经阻断在 L_4 以上,护士应该在术后 4 小时内,每小时观察记录 1 次;此后的 24 小时内,每 2 小时观察记录 1 次;然后每 4 小时观察记录 1 次。硬膜外止痛损伤会影响交感神经、自主神经和运动神经,护士还应观察并记录患者的呼吸、血压、脉搏、氧饱和度、尿量、液体出入量,同时还应注意检查患者硬膜外插管部位有无渗漏或感染现象的发生。

2. **药物副作用观察**　辅助止痛药常见的副作用有肾功能不全、肝脏损伤、出血、消化道溃疡等。

阿片类止痛药最常见的副作用是恶心、呕吐、便秘和尿潴留,这些症状都可以通过对症处理得到缓解。阿片类药物的另一个副作用是呼吸抑制。晚期患者服用阿片类止痛药后,如果意识清醒或有痛觉时一般不会引起呼吸抑制;当痛觉消失或增加阿片类药物用量时,通常会出现由嗜睡开始、逐渐发展到意识模糊或昏迷的临床症状。由于意识状态的改变总是发生在呼吸抑制症状之前,因此,护士监测晚期患者的意识状态是预防呼吸抑制的关键,当护士发现患者的意识状态有改变,或出现瞳孔缩小、呼吸次数小于 10 次/min、血氧饱和度低下时,需马上与医生联系,停止用药。

呼吸抑制出现的时间与阿片类药物的剂型有关。如吗啡静脉给药 5~10 分钟后、肌内或皮下给药 30~90 分钟后、服用盐酸吗啡粉及盐酸吗啡片 15 分钟后均可引起呼吸抑制,当血药浓度达到高峰时可能还会引起强烈的呼吸抑制,时间可长达 4 小时。

呼吸抑制的紧急处理措施是:

(1) 测量血氧饱和度,如果在 90% 以下,可给少量氧气,使其保持在 90% 以上。

(2) 进行血气分析,如果 $PaCO_2 > 60$ mmHg,应进行行人工呼吸;如小于 60 mmHg,应在 10 分钟后进行血气分析的复查;在没有血气分析的情况下,呼吸频率小于 6 次/分时,应立即进行人工呼吸。

四、临终关怀期疼痛患者的健康教育

(一) 疼痛管理的重要性

疼痛是临终关怀期患者最常见的症状之一,对患者身心健康构成严重影响。若未得到适当处理,会导致身体功能状态下降、情绪低落、愤怒、压力、疲劳。研究表明,80%~90% 的疼痛是可以通过药物或非药物方法得到缓解的。但是目前,国内外均有相当部分癌症患者在抗癌治疗中,疼痛得不到规范治疗,仍然有约 40% 癌症患者的疼痛未能达到完全缓解。患者对疼痛管理的认识仍存在多种不足和误区,包括对疼痛管理相关知识的缺乏、害怕镇痛药的不良反应和成瘾性,怕麻烦别人等。另外,患者认为疼痛是不可避免的,告诉医生反而会耽误对疾病本身的治疗。患者的认识不足是疼痛管理实施障碍的重要因素之一。因此,加强患者疼痛健康教育尤为重要。

近年来,疼痛治疗呈现出由疼痛控制向疼痛管理转变的发展趋势。疼痛管理作为患者选择主动采用使其生活质量最优化的方法,能够使患者掌握克服疼痛的技巧、改变不良健康习惯、形成恰当的健康行为,实现缓解疼痛、提高生命质量和保持临终尊严的目标。

(二) 影响疼痛管理的患者因素

1. 患者对疼痛的认识障碍　由于疼痛是一种主观感受,患者的疼痛程度受到多种因素的影响,涉及生理感觉、情感、认知、行为和社会文化等诸多方面,医生、护士及家属往往无法感知。患者对疼痛的认识常出现以下几种情况:① 患者担心疼痛是肿瘤进展的信号,不愿如实告诉医生和护士自己真实的疼痛情况;② 认为癌症本身就具有疼痛,是不可避免的,是正常现象,不需要治疗;③ 认为忍痛是一种美德,向他人述说疼痛是懦弱的表现;④ 认为出现疼痛是疾病到了晚期,感到悲观和绝望,不愿接受治疗。李漓等对 212 例癌症患者进行调查,结果表明仅 12.74% 的患者会主动讲述疼痛。许怀麟等调查显示,24% 的癌症患者在陈述病情时有意隐瞒疼痛史或降低疼痛的等级。Yates 等发现,前 24 小时经历疼痛的癌症患者中有 52.7% 不曾与任何人谈及疼痛及应用镇痛药情况;其余疼痛的患者部分向护士讲述、少部分向医讲述、不足 10% 的患者与家人或朋友讲述自己的疼痛。由于患者没有认真与医护人员交流自身的疼痛,并向家人或朋友隐瞒疼痛情况,使得医护人员和家属误认为患者得到满意的疼痛控制效果。有的家属和患者不知如何反映问题,例如疼痛的评分、频次、性质等,从而选择忍受疼痛。患者陈述病情时隐去疼痛病史或降低疼痛等级,不能如实主诉疼痛,导致医护人员对其不能正确评估疼痛的强度,造成不能准确地选择药物,影响了疼痛的控制效果。

2. 患者对疼痛治疗及药物的认识障碍　研究表明,疼痛患者对疼痛治疗的顾虑及不遵医嘱用止痛药物的行为普遍存在,成为疼痛不能得到有效控制的原因之一。李小妹等对住院癌症患者进行调查,只有 67.75% 的患者能按医嘱服用止痛药,并由此推断,在家中的癌症患者按医嘱服药的比例可能会更低。

目对阿片类药物的“成瘾性”宣传过多,而其治疗作用宣传明显不足,这些概念上的混淆和对医疗目的用药的错误观念,导致了阿片类药物不能合理使用。Potter 等研究显示,55.6% 的患者担心止痛药成瘾,39% 的患者担心对止痛药产生耐药性;担心药物成瘾与担心产生耐药性两者之间显著关联。余红春等调查了254 例中晚期肺癌伴有疼痛的患者,发现 100% 的患者没有做到按时服药,而影响患者止痛治疗依从性的因素包括患者担心成瘾,占 100%;对止痛药物的知识不全,占 83.46%,有的患者认为疼痛发作时才需要服用止痛药物,不需要定时、定量服用止痛药,否则副作用很大,导致服药依从性下降。

上述因素是导致患者疼痛无法有效控制的重要因素,因此针对疼痛患者的健康教育要从疼痛知识、止痛治疗方案及药物的正确认识方面入手。

(三) 患者在疼痛管理中的权利和义务

患者本身在疼痛管理中享有一定的权利和义务,正确履行权利和义务有助于全面控制患者疼痛。

1. 患者的权力

(1) 对疼痛作出正确的主诉,对重度疼痛医护人员应视为急症。

(2) 得到专业医护人员控制疼痛的处理措施。

(3) 获得有关疼痛和止痛措施的信息。

(4) 对治疗有知情权。

(5) 接受疼痛治疗专家的治疗。

2. 患者的义务

(1) 向主治医护人员说明希望了解的疼痛和疼痛管理知识。

(2) 同主治医护人员详细交谈止痛方案。

(3) 当确定疼痛管理计划时配合主治医护人员。

(4) 出现疼痛时及时报告。

(5) 协助主治医护人员评估疼痛情况。

(6) 疼痛不缓解时应向主治医护人员报告。

(7) 同主治医护人员交谈对止痛药物的顾虑。

(四) 疼痛健康教育的内容

1. 正确认识疼痛 疼痛健康教育中的最重要内容之一,是让患者和家属认识到罹患疾病并不代表患者一定要承受疼痛,任何疼痛都需要进行规范的治疗。止痛治疗是综合治疗的重要部分,忍受疼痛有害无益。疼痛的持续存在会导致患者出现疲乏、失眠、食欲缺乏、易怒、紧张、焦虑、孤独,甚至抑郁。疼痛可以通过药物治疗有效控制,并有助于患者增加食欲、促进睡眠、缓解疲乏、消除紧张情绪,提高患者的生活质量。

疼痛控制是临终治疗的一部分,鼓励患者大胆说出自己的疼痛。有的患者担心疼痛治疗会分散医生治疗的注意力,或者会让医生觉得自己是个"麻烦的患者",或者认为无法支付止痛的药费,造成患者不愿意如实或及时的告知医护人员有关自己疼痛的情况。然而,从医护人员的角度,患者对疼痛的报告关系到治疗的效果,更有助于对疼痛的有效控制。

2. 疼痛的分类

(1) 按照疼痛持续时间分类

1) 急性疼痛:开始时间明确、持续较短的疼痛。

2) 慢性疼痛:疼痛持续存在或反复出现,通常持续 3 个月以上。

3) 爆发痛：突然发生的剧烈疼痛，持续较短的时间。常发生在某些特定情况。如进食后、某些姿势、活动或长时间站立后，发生突然而且间断发作。即使正确的服用镇痛药物，一天内也可能发生数次爆发痛。

（2）按照神经解剖或生理学分类

1) 躯体痛：皮肤或深层组织的疼痛，其特点是钝痛或锐痛，能明确定位，如癌症转移引发的骨痛、手术后的伤口痛。

2) 内脏痛：胸部、腹部、骨盆等处，因肿瘤的浸润、压迫、扩张、牵拉而引发的疼痛称为内脏痛。常发生于肿瘤腹膜内转移及胰腺癌，定位较模糊，常被描述成深层的挤压痛。

3) 神经痛：常因肿瘤压迫、浸润损伤了周围神经或中枢神经系统，或因化学物质损伤了周围神经，或因外科手术、放疗、化疗等损伤脊髓而发生的疼痛。常描述为烧灼痛。

3. 疼痛的原因　肿瘤本身及治疗均会导致疼痛，常见的原因如下：

（1）相关的医疗诊断或检查：某些医疗的诊断方法会引起疼痛，例如病理活检、骨髓穿刺和腰椎穿刺。

（2）肿瘤本身：当肿瘤较大或转移时，会导致疼痛。例如骨转移、肿瘤压迫神经或脊髓、脏器，均会产生不同程度的疼痛。部分截肢的患者会出现"幻肢痛"，目前原因不明。

（3）脊髓压迫综合征：当肿瘤扩散到脊髓时，它会压迫脊髓并导致脊髓压迫综合征。首发症状往往是背部或颈部疼痛，或两者兼有。咳嗽、打喷嚏或其他动作可能会使疼痛加重。

（4）癌症的治疗：化疗、放疗、手术及其他治疗手段会导致部分患者出现疼痛。例如，使用某些损伤周围神经的铂类化疗药，患者会出现神经病理性疼痛，患者通常描述为烧灼样疼痛、尖锐痛或射击样疼痛。

（5）告知患者其所感受到的疼痛取决于多种因素，包括癌症本身、患者以往对疼痛的体验、所处的心理状态和环境等，所以疼痛对于每个人来说都是不同的。鼓励患者进行自我疼痛评估。

4. 疼痛评估管理管理　正确的评估是有效控制疼痛的第一步，疼痛评估的内容包括：

（1）疼痛的具体部位。

（2）疼痛的性质，即患者对疼痛的感受，例如尖锐样痛、钝痛、烧灼样痛、枪击样痛或搏动性疼痛等。

(3) 疼痛的强度,可以通过疼痛量表进行评分。

(4) 疼痛持续的时间,是持续疼痛还是间歇性疼痛。

(5) 加重或缓解疼痛的活动。

(6) 除了药物,其他可以帮助患者缓解疼痛的方法或措施。

(7) 在何种情况下开始出现疼痛的,例如疼痛开始的时间、患者在做什么、如何处理的?

(8) 疼痛是否影响患者的日常生活,包括睡眠、进食和正常活动。

疼痛的评分代表患者的疼痛强度及疼痛控制的效果,详细告知患者疼痛评分的方法,并要求其掌握。例如,使用数值 0~10 分进行评分,0 分代表"没有疼痛",10 分代表"无法忍受的疼痛"。其中 1~3 分为轻度疼痛,4~7 分为中度疼痛,8~10 分为重度疼痛。患者也可同时结合文字描述疼痛,例如刺痛、挤压痛或酸胀痛等。还有一种常用的方法是"疼痛面部表情量表",不同的脸谱表情代表不同的疼痛强度。无论采取何种评分方法,对患者来说,每次评分的标准要保持一致,当出现新的疼痛时,要及时告知医护人员。

5. 服用镇痛药物的原则

(1) 按阶梯给药

1) 治疗轻度到中度疼痛的非阿片类药物:在 0~10 分的疼痛评分中,评分在 1~3 分的患者推荐使用非阿片类药物,有规律的使用该类药物,能够有效控制多数疼痛。

2) 治疗中度到重度疼痛的阿片类药物:0~10 分的疼痛评分≥4 分时,则需要使用止痛效果更强的药物,即阿片类药物。这类药物需要医生开具处方,并通常会与阿司匹林、布洛芬或对乙酰氨基酚同时使用,以增加止痛效果。结合患者实际情况,每层阶梯的止痛给药均可加用一些其他药物,例如抗抑郁药、抗癫痫药或类固醇药。

(2) 无创给药,首选口服给药:口服给药简单、经济、易于接受,便于患者应用,患者能独立自行服药,更易于控制和更有自主性。口服镇痛药物就能达到稳定的血药浓度,有效控制疼痛,且不受人员、地点限制,与皮下或静脉注射相比,患者不需要每天辗转于医院和住所之间,也间接降低了医源性感染的发生。一般情况下,口服的镇痛药需整粒吞服,不需要掰碎、咀嚼或碾磨,除非医嘱要求。其他无创给药的方法还包括:① 含服,有部分药物需舌下含服或通过颊黏膜吸收;② 透皮贴剂,这类药物通过皮肤吸收,缓慢而稳定的释放药物,达到全身止痛的效果;③ 直肠栓剂,将药物置入直肠,溶解后通过直肠吸收。

当无创给药无效或无法实施时,选用有创给药的方法,例如皮下注射、静脉注射、椎管内给药等。

(3) 按时服药:即按照规定的间隔时间给药,如每隔 12 小时 1 次或 4 小时 1 次,无论给药当时患者是否发作疼痛,这样可保证疼痛连续缓解。"痛了就吃,不痛就不吃"的按需给药,在疼痛患者中是不推荐的。

按时服药与药物在体内代谢的程度有关。只有当镇痛药物在体内达到一定的血药浓度后,才起到有效的止痛效果。随着时间的推移,药物会在体内不断代谢而使血药浓度下降,这时患者会再次出现疼痛。在疼痛再次出现前,按时服药可使血药浓度重新达到有效的止痛范围内,从而让患者始终处于良好的止痛状态。

患者对"按时服药"的接受度不一,除了让患者了解原因外,还需告知未按时服药的后果,包括:① 降低患者痛阈,会导致患者越来越频繁地出现疼痛,甚至加重疼痛;② 需要花费更长的时间来控制疼痛,由于频繁出现疼痛,会导致疼痛的治疗复杂化;③ 增加患者对药物的耐受和依赖的可能性,需要更大的药物剂量,才能有效控制疼痛。

6. 止痛药物的分类及不良反应　常规镇痛药物可分为非阿片类药物和阿片类药物。

(1) 非阿片类药物

1) 含对乙酰氨基酚的药物,如泰诺:对乙酰氨基酚可缓解疼痛,但对炎症无效。常规剂量不会引起不良反应,但如果长期每日服用大剂量的对乙酰氨基酚,会导致肝损伤。服用常规剂量时饮酒,也会引起肝损伤。很多药物中含有对乙酰氨基酚的成分,为避免过量服用,当患者服用该类药物时应及早告知医护人员。尤其是处于化疗期的患者,对乙酰氨基酚会掩盖发热,导致不能及时发现感染。

2) 非甾体抗炎药,如阿司匹林、布洛芬:非甾体抗炎药可缓解疼痛及控制炎症。最常见的不良反应是胃部不适或消化不良,尤其是老年人。服用该类药物时,建议患者适当进食或喝牛奶,以减轻这类症状。非甾体抗炎药有抗凝血的作用,患者受伤后,出血时间会延长。同时,非甾体抗炎药还可导致胃出血。因此,当出现以下症状时,及时告知医护人员:① 大便的颜色变暗或变黑;② 大便后便血;③ 胃部不适;④ "胃灼热"症状;⑤ 咯血(咳嗽带血)。

有以下情况的患者,避免使用非甾体抗炎药:① 对阿司匹林过敏;② 接受化疗期间;③ 使用类固醇药物;④ 有胃溃疡或溃疡史、痛风或出血疾病史;⑤ 服用治疗关节炎的药物;⑥ 肾脏疾病;⑦ 心脏疾病;⑧ 一周内计划手术;⑨ 使用抗凝药物,如肝素或香豆素。

(2) 阿片类药物:常用阿片类药物包括,可待因、芬太尼、美沙酮、羟考酮(如盐酸羟考酮控释片)、吗啡、氢吗啡酮等。使用阿片类药物期间,会出现相关的不良反应,常见的有便秘、嗜睡(感觉困倦)、恶心、呕吐、尿潴留。少见的不良反应有眩晕、意识混乱、呼吸困难、皮肤瘙痒。当出现任何不良反应,患者需及时报告给医护人员,部分不良反应可以通过其他药物得以控制。

1) 眩晕:告诉患者、家属和其他照护者,初次使用阿片类止痛药和随后增加剂量时,通常会出现短时间的镇静作用和眩晕。当眩晕超过 72 小时,要对潜在的病因进行评估,并及时报告给医护人员。

2) 便秘:几乎所有服用阿片类药物的患者均会出现便秘,这是由于阿片类药物会导致肠蠕动减慢,粪便中的水分被过度吸收而使粪便变硬,导致排便困难,即便秘。

患者可采取以下措施减轻或预防便秘的发生:① 首次使用阿片类药物时,预防性使用缓泻剂或大便软化剂;② 足量饮水,每天 8~10 杯水;③ 多吃富含纤维素的食物,包括带皮的水果、蔬菜、全麦面包和谷类食品;④ 尽可能地多运动,如散步;⑤ 超过 2 天未排便,应及时告知医护人员。

3) 嗜睡:阿片类药物会引起嗜睡。如果之前疼痛使患者无法入睡,那么当患者开始服用阿片类药物时,可能会睡得更多。正常情况下,几天之后睡意便会消失。当患者感觉疲倦或昏昏欲睡,告知患者避免以下活动:① 不要独自爬楼梯或下楼梯;② 停止需要集中注意力的活动,如开车、运作机器等。如果患者的嗜睡在数天内未减轻或消失,应及时告知医护人员。

4) 恶心、呕吐:在服用阿片类药物数天后,恶心、呕吐便会减轻或消失。但如果恶心、呕吐让患者无法服药,则应及时告知医护人员。以下措施有助于缓解恶心、呕吐:① 如果走路会让患者感到不适,类似"晕船",则建议患者服药后平卧 1 小时;② 也可咨询医生使用其他止吐药物以缓解恶心、呕吐。如果由其他原因造成的恶心、呕吐,应及时告知医生,例如化疗药或便秘均会引起恶心、呕吐。

5) 尿潴留:部分患者用药后会出现排尿困难,常见于老年男性患者。可积极采取诱导排尿的方法,如听流水声等;热敷会阴部或热水冲洗会阴部。也可采取局部按摩,或按压膀胱部位增加膀胱内压力。必要时,求助于医护人员进行导尿。

6）当患者服用止痛药出现呼吸困难、眩晕或红疹等过敏症状时，应及时就医诊治。

7. 镇痛药物耐药和成瘾的相关定义

（1）镇痛药物的耐药性：是指随着药物的重复使用，药效逐渐降低，只有加剂量，才能维持原有的止痛效果，在使用止痛药物的患者中比较常见，有别于"成瘾"。当患者发生耐药时，医生一般会考虑增加原有药物剂量、增加新药或更换药物。不仅止痛药物具有耐药性，抗生素和化疗药也有耐药性。

（2）镇痛药物的躯体依赖性：是指一种发生在突然停药或使用药物拮抗剂时出现的停药反应（戒断综合征），患者身心不定，甚至肌肉痉挛。

（3）镇痛药物的成瘾性："心理依赖性"，是指以追求欣快感为目的，使用药物后，从心理上产生对药物的渴求，强迫性使用，在戒断症状（生理成瘾性）得到控制后仍有显著地难以克制的服用及相关的心理、行为反应，甚至不择手段的觅药行为。

事实上，长期用阿片类镇痛药治疗，尤其是口服或透皮贴剂按时给药，发生成瘾的危险极微。国外通过贯彻"癌症三阶梯止痛方案"的大量临床实践证实，癌症患者长期使用吗啡止痛成瘾罕见。有研究表明，11 882 例疼痛患者使用阿片类药物治疗，仅有 4 例发生精神依赖，不到万分之四。于世英等用芬太尼透皮贴剂治疗 1 664 例老年疼痛患者，无一例出现药物精神依赖性不良反应。说明正确使用止痛药物，不必要过分担心成瘾。临床使用阿片类药物治疗疼痛时，随着用药时间的延长，需要增加剂量或缩短给药时间才能维持治疗效果，是正常生理药理学现象，不影响疼痛患者继续使用阿片类镇痛药。

8. 其他缓解疼痛的方法

（1）非药物医疗方法：对于部分患者，尤其是镇痛药物无法完全缓解疼痛的患者，医生会考虑其他治疗手段缓解疼痛，如放疗、神经阻滞、手术、化疗和经皮神经电刺激等。

（2）补充替代疗法：患者可尝试针灸、生物反馈、分散注意力、热敷或冷敷、催眠、按摩、冥想、放松训练、太极、瑜伽等方法，辅助患者缓解疼痛。但在尝试这些方法前，建议患者告知医护人员，并在专业人士的指导下完成。补充替代疗法不能完全代替药物性治疗措施，但结合药物性治疗，可实现有效的疼痛管理。患者根据自己的个体偏好和治疗目的，选择合适的补充替代疗法。

（3）心理干预：增加专业人员对患者和家属的心理干预，让患者尽快投入到疼痛的治疗进程中,并结合认知行为和跨学科的康复治疗,有助于患者缓解疼痛。

(五) 疼痛健康教育的方法

疼痛管理不足的一个重要原因即患者知识缺乏,对疼痛控制存在许多障碍,国外开展了较多关于对患者进行疼痛管理的健康教育研究,以促进患者对于癌症疼痛相关知识的正确掌握,提高其生活质量。研究证实,专业人员对患者及其家属进行书面和口头的健康教育,能够加深他们对疼痛知识的了解,可减少药物耐受和成瘾的发生。目前,对癌症疼痛患者的疼痛管理有多种方法,目的是提高患者对疼痛管理的知识,以改变患者的态度,进而影响患者的行为,控制患者的疼痛情况,帮助患者减轻疼痛症状,以更好地应对癌症及治疗。常见的方法包括健康讲座、健康教育路径、发放知识手册、疼痛日记、电话随访、病友交流以及媒体宣传等。

研究表明,大力运用包括综合健康教育项目等在内的知识传递干预在疼痛管理方面起到了积极的效果。尤其是有针对性的个性化健康教育。王宝娜等将 6 名疼痛患者随机分组的实验组和对照组,采用 PIO 疼痛全程健康教育形式,即以P(problem,问题)、I(intervention,措施)、O(outcome,结果)形式,记录病情的动态变化过程。设计《疼痛患者 PIO 互动随访手册》发放给实验组患者,《手册》分成 3个部分内容,第 1 部分为疼痛相关知识,包括疼痛控制理念、疼痛程度数字评估量表及面部表情疼痛评分量、镇痛治疗原则、药物不良反应及预防疼痛控制目标等;第 2 部分为疼痛患者的自我管理,即疼痛日记,日记内容为:疼痛评分、给药方法、剂量和时间、爆发痛次数、不良反应等;第 3 部分为形式记录单,共 3 个内容,分别是患者目前问题、需配合的措施、疼痛管理目标。在出院后 1 个月,实验组的疼痛评分低于对照组,而生活质量优于对照组($P<0.05$),PIO 健康教育形式取得显著效果。PIO 随访管理模式下的疼痛教育,将疼痛相关知识与患者具体情况系统有机地结合起来,使复杂的疼痛随访健康教育工作的组织更加完善、条理更加清晰、目的更加明确、针对性更强。

史计月等将确诊晚期的疼痛患者 240 例,随机分为常规镇痛组、健康教育组和健康指导组,各 80 例。常规镇痛组依据疼痛规范化治疗用药;健康教育组并进行针对性健康教育;健康指导组并进行个体健康风险因素问卷调查,根据调查结果进行针对性健康指导。对比分析 3 组首诊当日、3、6、9、12 个月时体重、上臂臂围、生活质量及观察结束时吗啡月均用量、主要并发症、肿瘤诊疗、生存例数及平均生存日数和医疗满意度等效果评价指标。结果显示 3 组患者体重、右上臂臂围和生活质量评分自 6 个月起均低于前 1 个时间点($P<0.05$),其中,健康指导组生活质量评分 6、9、12 个月时高于常规镇痛组和健康教育组($P<0.05$),同时吗啡月平均用量与主要并发症等观察指标健康指导组低于其他两组($P<0.05$),生存例数高于其他两组($P<0.05$)。健康指导组的个性化健康指导的重点内容包括:① 强调亲属应减少对患者不必要的生活关照,鼓励患者合理安排家庭生活,更多地参加社会娱乐与室外活动;② 提高患者体能锻炼的质量,通过针对性健康指导使患者和家属更多了解镇痛药物体内代谢特点,在药物有效镇痛时段尽可能多地室外活动或参加社会娱乐;③ 体能的维护,患者耐受力的提高与精神分散,可减少吗啡等镇痛药物的用量,促进食欲的改善,减缓癌性疲劳的产生,提高睡眠质量,进一步增加患者信心,改善心理社会适应能力。

目前,有关疼痛健康教育的形式多种多样,护士在选择健康教育方法时,应根据各家医院的自身条件,结合患者的实际情况,制订合适的疼痛健康教育项目。

(六)家属及照顾者健康教育

家属和照顾者在患者疼痛控制中起到至关重要的作用,作为家属或照顾者应站在患者的立场,充分理解和协助患者做好疼痛和不良反应的控制,以期提高患者的生活质量。

1. 对疼痛控制的正确认识

(1)任何程度的疼痛对于患者来说均是恶性刺激,没有必要让患者忍受疼痛。临终期的癌症疼痛是常人难以想象的,部分患者家属认为镇痛药物不能从根本上治疗肿瘤,更是担心药物依赖问题,从而选择让患者忍耐疼痛。但需要明确的是,肿瘤患者使用阿片类制剂极少发生药物依赖。最重要的是,疼痛是常人难以想象的,尤其是骨转移等引起的疼痛。疼痛影响患者睡眠、减低患者食欲、对患者的身心不利,因此充分的止痛治疗才能改善患者生活质量,才是患者最需要解决的问题。

(2)止痛是一种积极的治疗手段:很多患者家属把止痛治疗看成一种消极治疗,认为是医疗上的一种无奈之举。其实,疼痛往往是多数晚期患者的主要症状,因此止痛治疗恰恰是对晚期患者的一种关爱,是应该积极使用的一种治疗方式。

(3)阿片类药物治疗极少引起患者发生药物依赖:使用阿片类药物不等于吸毒。很多患者家属拒绝使用阿片类物,是出于对药物依赖的担心。其实多数止痛治疗选择缓释型阿片类制剂,不会像静脉注射毒品一样迅速在血液中形成较大的血药浓度,因此多数医学专家及对疼痛患者的随访研究显示,疼痛患者药物依赖十分罕见,医院性的药物依赖发生率低于万分之一。医院对于疼痛患者的药物供应也是充足的,完全没有必要担心阿片类药物依赖。

(4) 阿片类药物毒性有限:便秘是阿片类药物长期存在的不良反应,但是经过缓泻药物的预防性使用和治疗,这一不良反应是可以克服的。其他不良反应多数会逐渐消失,包括:恶心、呕吐、嗜睡、眩晕、呼吸困难、排尿困难(甚至尿潴留,老年男性患者更应警惕,必要时实施导尿术)、幻觉、胆绞痛,偶见瘙痒、荨麻疹、皮肤水肿等过敏反应。个别敏感的患者可能出现阿片类药物中毒,但概率极低。中毒患者进入麻痹期后表现为昏迷、针尖样瞳孔、呼吸抑制,呼吸频率减慢,皮肤湿冷,血压下降,尿少,腱反射消失,应用纳洛酮等药物解救后多数会消失。

(5) 片剂与针剂存在一定的量效比,但不是说针剂作用优于片剂。部分使用片剂的患者在疼痛加重后可能要求改用针剂,虽然片剂与针剂存在一定的量效比,比如吗啡针剂 10 mg 相当于吗啡片剂 30 mg,但是并不是说针剂作用优于片剂。如患者能够口服,建议首选口服给药,但如果患者出现消化功能不良,饮食量少,还可改用其他途径的给药方式,如透皮贴剂或直肠给药,最后才选择针剂给药。

(6) 帮助患者判断爆发痛:爆发痛是指在疼痛控制的基础上发生的一种疼痛加剧的过程,通常迅速发作。持续时间很短,往往出现于用药间歇末期或因剧烈活动而引起,一般达到中至重度疼痛。爆发痛时需要使用阿片类药物解救。如 24 小时内爆发痛出现 3 次及以上,应与医生联系,增加药物剂量。

(7) 药物耐药属于正常现象:由于疼痛的不断加重和药物耐药性的产生,原有的剂量会逐渐不足以止痛,患者往往会提出增加药物剂量来止痛,这属于正常的耐药现象。对于药物剂量的提升不必担心,现代止痛理念强调在不产生严重不良反应的前提下,用足药量,以期达到最佳的疼痛控制效果。

(8) 哌替啶针剂不应用于疼痛治疗:哌替啶即杜冷丁,很多患者家属误以为哌替啶是最好的镇痛药物,但是哌替啶止痛的有效时间短,只适合短期的急性止痛。对于疼痛的治疗,则需反复肌内注射,止痛效果不如阿片类药物,且其代谢产物在体内的蓄积会导致神经毒性,因此哌替啶不应用于疼痛的治疗。

(9) 家属应辅助患者进行自行疼痛评分的量化,这有利于医生对患者进行充分的止痛治疗,但同时,家属或照顾者应意识到"疼痛是一种主观感受",他人是代替不了患者对于疼痛的感受和评分,患者自己完成的疼痛评分才是最客观的。对于不能进行自行疼痛评分的患者可以通过患者的表情、呻吟声等判断患者疼痛程度。

2. 与医护人员的有效沟通　作为医护人员应向患者做好充足的用药宣教,包括药物名称、剂量、频次、用法、起效时间、药效持续时间、与其他药物的相互作用、不良反应及应对措施、服药期间的注意事项等,让家属及照顾者清楚了解所用药物的相关信息,有助于提高服药依从性。

(1) 在制订止痛用药方案前,应主动告知医护人员以下信息:

1) 服用治疗其他疾病的药物名称。

2) 服用的止痛药超过或少于处方剂量。

3) 过敏药物。

4) 使用的任何非处方药,或草药或替代疗法。

(2) 在疼痛控制过程中,建议记录以下用药信息:

1) 每天服用止痛药物的具体时间。

2) 止痛药物的药名和剂量。

3) 记录所发生的不良反应,如便秘、恶心、呕吐。

4) 止痛药物对疼痛的缓解程度,即疼痛强度减轻的程度。

5) 止痛效果能够持续多少小时。

(3) 鼓励以"疼痛日记"的形式记录患者的疼痛控制情况,包括日期、时间、对疼痛的描述、疼痛强度及采取的措施等。由于个体差异,即使患有同一种疾病,每位患者的疼痛治疗方案是不同的,适合的药物和剂量才是最佳方案。因此,需要让患者和家属都认识到,其他患者服用的镇痛药对他自己不一定有效,不要过于轻信网络或他人的建议而擅自改药。上述记录的信息将有助于医护人员制订止痛治疗方案。

(4) 当患者出现以下情况时,应及时告知医护人员,可能需要调整止痛治疗方案:

1) 疼痛未缓解或消失。

2) 止痛药物的止痛效果越来越短。

3) 出现爆发性疼痛。

4) 服药期间出现无法缓解的不良反应。

5) 疼痛影响了患者的工作、学习以及日常生活,如饮食、睡眠。

6) 按时按量服用止痛药后,无法起到止痛效果。

3. 关注疼痛患者的心理变化　疼痛对于患者来说是一种长期的痛苦和精神负担,患者会认为自己是家庭的累赘,从而产生一系列的心理变化。经研究调查显示,疼痛患者最常见的心理问题是焦虑和抑郁,表现为紧张、烦躁、情绪低落、无助感、无望感。晚期癌症患者甚至还会出现孤僻、愤怒、恐惧、绝望及自杀念头等。作为家属或照顾者,需要关注患者的心理变化,并及时反馈给医生,必要时进行抗焦虑、抑郁的药物治疗。同时,家属或照顾者可配合医生为患者进行认知行为治疗、音乐治疗等非药物手段。家属及照顾者是患者的坚强后盾,他们的配合能够帮助患者有效地控制疼痛,进一步改善生活质量。

五、临终关怀期疼痛患者的随访

在诸多影响患者生存的因素中,疼痛已成为临终期患者面临的最重要的问题之一,是影响患者生命质量的重要因素。随着疼痛规范化治疗示范病房的创建活动,住院患者的疼痛得到了很好的控制,但患者出院后如何评估疼痛控制效果,延续规范化疼痛治疗,提高生活质量已成为值得探讨的重要课题。因此需建立完善的随访管理体系,使服务延伸至家庭,通过对出院患者进行随访,使患者与医院保持长期的合作关系,不仅丰富了服务内涵,而且使人文关怀得到延续,患者得到真正的实惠。此模式使健康教育成为伴随患者院前-院中-院后全过程的动态康复模式,促使健康教育规范化的发展,对接受疼痛规范化治疗的患者进行定期随访,评估疼痛并记录,保障患者得到持续、合理、有效的疼痛规范化治疗,提升临终期患者生活质量。

(一) 随访的意义

1. 提高了患者的满意度,促进医护和谐的关系,提高服务品质 随访使服务延伸至家庭,通过与患者或家属的沟通,能不断地提供医学专业知识,给予相应的健康教育和指导,不仅能及时的解答患者的疑问,而且可以有效征求患者的意见和建议,及时采取相应的改进措施,保证护理工作的质量,护患之间真诚的交流建立了一种新型伙伴的关系,对患者的生理、心理和社会各方面因素以支持,帮助患者达到全面的康复。

2. 提高了患者遵医行为的依从性 患者的依从性是指患者按医生的规定进行治疗,与医嘱一致的行为。依从性降低成为当前出院患者较为普遍现象和健康教育的重点。开展出院随访能及时地提醒、关怀患者,使患者对护理人员更加的信任,更激发患者对治疗的积极的态度,从而提高患者依从性,积极配合治疗。

3. 提高了患者知识的掌握率和自我保健率 通过随访监测患者病情,督促患者坚持治疗,促进患者战胜疾病的信心,通过不断持续反复的健康宣教及指导,增加患者及家属对疾病知识的了解,提高患者的健康认知水平和自我保健的能力,摒弃不良的生活习惯和行为习惯,促进疾病的全面康复和健康生活行为的有效建立。

4. 提供了个性化服务,满足了个性化的健康需求 随访能让出院患者的治疗得以延续性,在家也能得到专业的指导。有效地解决出院患者存在的健康问题;同时还能评估患者住院期间对疾病知识的掌握情况,使患者个性化服务落到实处,充分体现了医护人员"以患者为中心"的服务宗旨。

5. 提高了护士的综合素质,促进护理学科的建设 对从事随访工作护士的访谈显示,随访护士不仅要有高度的责任心和良好的职业道德,还要具有系统丰富的医学理论知识和扎实的临床业务水平,需要有良好的心理素质,极好的耐心,主动寻找问题、发现问题、分析问题、解决问题,还要懂得沟通交流技巧,具备较好的表达能力,高质量的解决患者实际问题,提供正确的治疗、健康保健知识的信息,提高护理服务质量,这些都迫使护理人员不断地学习,充实完善自我。同时解决了患者出院后护理支持不足的问题,顺应了护理产业化,使护理工作向预防、保健、康复等领域全面发展,推动了护理学科的建设。

(二) 建立多学科随访管理体系

1. 组建随访团队

(1) 肿瘤疼痛随访团队:包括疼痛治疗医生、疼痛专科护士、随访工作人员,以上人员均具有多年肿瘤专科工作经验,并须接受疼痛规范化培训,培训内容包括完成《疼痛诊疗规范》的知识、疼痛分类、评估方法、需用镇痛药及辅助用药作用机制及不良反应培训。并定期对随访团队所有成员进行理论知识的考核和实施随访效果的评价。

(2) 多学科随访支持团队:包括疼痛科医师、麻醉医师、心理医师、肿瘤科药师,均有多年的临床工作经验,负责对随访过程中出现的疑难问题进行会诊并制定相应的解决方案。

2. 建立随访管理制度

(1) 随访时间:随访时间应根据患者病情和治疗需要而定,对于疼痛控制不佳或治疗用药副作用较大者,一周内可进行多次随访,必要时随时随访;疼痛控制稳定者,一周内进行随访一次,直至患者再次入院。

（2）确立随访对象：随访对象为所有出院后需继续治疗的疼痛患者。疼痛专科护士对住院患者进行每日访视，评估患者疼痛情况，与患者有效沟通并建立良好的信任关系，并告知出院后会继续随访以及随访的方式，并注明患者希望的随访方式、随访时间，这些可以减少患者的失访率，同时也是对患者知情权的尊重。

（3）填写随访记录本：包括基本信息，如患者姓名、年龄、住院号、详细住址、联系方式以及跟踪随访的护士诊疗信息，如患者的疾病诊断、主诊医师、出院时用药及疼痛控制程度。

（4）随访内容：目前疼痛评分；目前服药情况；有无出现爆发痛，包括：爆发痛出现的频次、评分和解救药；目前不良反应，包括：恶心、呕吐、便秘、嗜睡、尿潴留、呼吸抑制等；出院至今疼痛控制总体情况。

（5）建立随访质量评价和持续改进制度：对疼痛患者随访情况每月进行总结，定期组织团队成员召开会议，对随访情况进行汇总并分析随访质量，包括随访的例次、患者疼痛的转归、疼痛控制效果、不良反应发生的频次、生活质量改善情况等。同时自行设计调查问卷，对一季度随访的问题进行整理、分析，找出患者居家疼痛控制不佳的因素，持续进行质量改进。

3. **实施随访** 住院患者出院后需留有护士及医生的联系方式，以便患者随时联系医务人员，增加医患之间的信任。在随访方式的选择上，主要利用现代化工具采用微信、电话、短信等方式。在收集数据的同时还有整理、分析功能，更方便、实用。微信的方式更适合年轻人，且近两年被广泛使用，操作方便，随访中的信息、资料都可以保留记录，随时阅读，医护人员随时可获取一些信息，并提供疼痛健康宣教材料。肿瘤病房可以设置疼痛的微信群二维码，微信群中有随访团队以及所有住院期间疼痛的患者，对于文化程度低、年纪较大、不会使用微信者，可以采取电话和短信随访，并注明2个以上电话，以防失联。若是电话随访，随访人员每周固定两天进行随访，每次随访时间不得少于10分钟，并将随访中的内容一一记录下来，了解疼痛患者在院外的疼痛情况、镇痛药使用情况以及使用镇痛药后是否出现不良反应，及时了解患者是否定时、定量、按要求服药等，并给予督促和指导，对于患者提出的疑问和要求，不能解决的需通知随访团队其他成员，发挥专业团队合作性。给患者提供专业的药物指导、止痛技巧及心理疏导，并做好再次随访的准备工作。对于微信随访，医护人员需24小时开机，对疼痛患者予实时动态评估，解决患者的需求。

六、居家临终关怀期疼痛患者的管理

临终期患者疼痛治疗不只是单纯的止痛治疗，而是综合治疗，包括病因治疗、心理治疗等多学科治疗。随着治疗的进步，规范化疼痛治疗的建立，大多患者住院期间疼痛能得到很好地控制，但晚期疼痛患者病程长，长期住院治疗不太现实，这就需要在家中继续止痛治疗。但由于其缺乏疼痛相关知识及规范化治疗的认知，导致部分患者长期忍受疼痛折磨，产生悲观绝望的消极态度，影响其生活质量。而且疼痛患者回家后受很多因素的影响，只有认识到这些因素，对其使用干预措施，可以弥补居家患者治疗及护理上的不足，提高止痛疗效和生活质量。

(一) 居家疼痛的影响因素

1. 患者及家属方面

(1) 患者角色适应：大多患者经过长期疼痛的折磨，心情抑郁，通过住院规范化的治疗后疼痛能有效缓解，有些患者开始期待正常人的生活。由于疼痛患者要长期口服止痛药，有些患者因家里经济条件有限，就偷偷隐瞒疼痛，或不按时服药，怕给家里人带来负担，以此想减轻家里人的负担，从而影响疼痛的治疗疗效。

(2) 患者社会环境适应：随着社会发展，我国逐步进入了老龄化社会，许多老年人独自生活，缺少子女的关心，大多老两口陪伴看病，有些老年人认知能力逐步下降，容易健忘，经常会忘记自己是否服药，则会影响疗效。这时家庭成员需主动关心，多陪伴，多沟通，给予干预措施，帮助患者客观地评估疼痛，督促他们按时服药，减少漏服现象。因此，家属是患者最有力的支持者。

(3) 患者遵医性降低：经调查发现疼痛患者遵医行为的前 5 位影响因素是：① 担心药物成瘾；② 担心药物不良反应；③ 认为使用哌替啶等针剂最有效；④ 认为使用吗啡类镇痛药预示临终；⑤ 医护人员解释不到位。这些影响因素对患者遵医行为有很大影响，很大程度上直接导致居家疼痛疗效降低。

(4) 患者家属的影响：由于家属都有自己的工作，对照顾患者不周到，陪护者经常更换，对患者的整个治疗都不清楚，以致影响患者疼痛的疗效。因此医护人员加强对患者家属的教育，提高照顾者对疼痛知识的认识，这对于患者提高服用镇痛药物的依从性有很大帮助，按时按量规范服用药物，能大大提高止痛疗效。

(5) 与患者疾病有关：癌症本身属于慢性疾病，病程长，大多患者需要放化疗，这些治疗本身对患者的身体伤害很大，导致患者的免疫力低下，生理功能的减退，乏力等。这不仅影响到患者的日常生活,加重精神负担,还导致患者会放弃治疗,影响到疼痛治疗的实施和效果。

2. 治疗方面

(1)患者对药物知识理解不够:王华等开展的疼痛治疗的总体满意度调查,通过调查居家疼痛患者止痛治疗得到缓解程度、疼痛治疗引起的副作用、缓解的满意度、对医务人员处理的满意度、医务人员选择止痛疗法、被重视的程度等显示,患者对家居疼痛控制治疗仍不是特别满意,药物的副作用是最大影响因素。韦摇燕等研究显示,癌症疼痛患者对疼痛治疗的顾虑及药物副作用"上瘾"恐惧心理普遍存在。陈玉梅等认为阿片类药物所引起的便秘,始终贯穿于止痛治疗的全过程,便秘如不能及时控制,形成恶性循环,严重影响患者的生活质量,影响疼痛疗效。患者对药物知识的全面理解仍是重要影响因素,我们应重点开展药物知识宣教。

(2)药物剂量控制方面:目前医院对麻药的管理应当严格,住院期间每张麻醉药处方只能开一日的量,疼痛控制不佳时,医师会根据疼痛的评分,以止痛原则为本,及时为患者调整止痛药物的剂量,出院患者镇痛药只能开出两周的剂量,而居家患者需要自我评估疼痛分值和记录疼痛的情况,有些患者出现疼痛加剧时不在医生的指导下,自行增加药物剂量。有些患者自觉无痛时自行减少服药剂量,因此,居家治疗中存在很多的不严谨。

3. 社会方面

(1)药物配备与管理方面:因镇痛药属于麻醉药品,均需要出具麻醉处方开药,患者出院后麻醉处方只能开出两周的剂量,而疼痛患者一般病情长,需长时间服用药物,患者或家属需要经常跑到医院开药,有些患者居住地区较偏远,开药不方便等,就不能保证按时用药,阻碍了疼痛的治疗。有些医院的药物配备不齐全,常常缺药少药,影响患者疼痛治疗。

(2)社区知识方面:我国社区医院治疗疼痛水平还处在初级阶段,由于社区医务人员疼痛治疗知识的缺乏,导致社区临终期患者疼痛治疗指导存在差距。

(二)居家疼痛的护理

对居家患者有效的护理干预,能提高患者的生活质量。通过专业的疼痛医护人员、其他相关不同专业人员、家庭成员组成多功能团队,建立系统的沟通协调平台,在居家的条件下对患者及家属提供专业知识身体、心理等方面的教育和指导,动态地评估疼痛患者的疼痛控制效果,通过团队的合作、规范化的药物治疗,有效的控制患者疼痛。

1. 专业团队的建立　由一支受过专业培训团队的工作人员,以患者的家庭为单位,提供个体化的照顾计划。医护人员每周利用固定的时间通过信息平台对患者进行随访,鼓励家属参与,对患者进行全面的评估,动态监测和评价患者疼痛控制效果。对评价效果不佳的患者,在医生的指导下及时采取有效的干预措施,不断完善制订个体化干预计划。团队系统化的随访需要医生、疼痛专科护士、心理治疗师、家属以及社会其他成员一起参与,使患者及家属对疼痛有全面的认识,能更好地配合治疗。既能提高患者的躯体功能,还能改善患者的心理状态,让患者更好地参与社会活动。

2. 对患者疼痛知识的培训　大多居家疼痛患者缺乏对镇痛药规范使用的认知,多数患者感到疼痛时才使用药物,或者根据疼痛程度自行调节药量,用药时间不规范,害怕镇痛药产生的副作用及担心药物的成瘾性等,这些种种问题都是随访期间患者反映的问题,也说明患者住院期间对疼痛知识的健康宣教不到位,因此需加强对患者的疼痛知识培训。医院门诊建立疼痛宣传栏,对疼患者发放纸质版疼痛宣教材料,发放疼痛知识光盘,可免费下载 APP 软件在线获取疼痛相关知识,组建疼痛微信群,群内医护人员定期发布疼痛相关知识,医院定期组织疼痛知识讲座,由疼痛专科医生及护士讲解。经过多种形式培训后,护士必须结合实际情况来查看患者及家属对疼痛知识的掌握率,再根据患者具体情况制定个性化、实用性的培训方式。

(1) 教会患者疼痛的自我评估:利用疼痛评估工具来进行疼痛程度的评估,疼痛评估工具可以分三大类:视觉模拟量表(VAS),数字评定量表(NRS)、面部表情评定量表(FPS)、长海痛尺(参见图 1-3)等。疼痛程度评分多采用数字分级法(NRS),即用 0~10 的数字代表不同程度的疼痛,1~3 分为轻度疼痛,睡眠无干扰;4~6 分为中度疼痛,睡眠偶尔痛醒;7~10 分为重度疼痛,无法入睡。让患者选出一个最能代表过去 24 小时内其疼痛平均程度的数字,若平均分≤3 分,即可服用原有的镇痛药的剂量,若平均分≥4 分,患者应主动联系医护人员,在医生的指导下调整止痛药的剂量。

(2) 镇痛药的管理:目前药物止痛仍是控制疼痛的有效措施之一、不仅医护人员要熟练掌握三阶梯止痛方案的基本原则,而且还要指导患者及家属掌握以下 5 个基本原则:口服给药、按阶梯给药、按时给药、个体化给药,注意具体细节。并指导教会患者服用镇痛药需注意的事项:① 控/缓释制剂整片吞服,不易嚼碎;② 按时给控缓释制剂,12小时给药一次,如出现爆发痛需服用即释制剂;③ 首次使用阿片类药物应从低剂量开始,逐渐增加剂量;④ 若弱阿片类药物常规用量无效时,应在医生的指导下按阶梯用药,不要自行从一种弱阿片药换另一种弱阿片类药物;⑤ 如果过去24小时内疼痛评估为4分以上,或疼痛缓解时间缩短或疼痛总是在下次常规用药前出现,应主动联系医生,在医生的指导下考虑增加药物剂量,不可自行调整药物剂量、种类和间隔时间,不能按"痛了就吃,不痛就不吃"的按需给药方式;⑥ 尽量不要空腹服药,用温开水服药,不可与牛奶、茶水、果汁等其他液体一起服用,以免影响药物效果;⑦ 患者服药后需注意药物的副作用;⑧ 更新对镇痛药物的认识,使患者改变对药物副作用及耐受性的错误认识,帮助患者控制疼痛;⑨ 很多患者因为无法耐受阿片类药物的副作用而拒绝继续服用。因此,在使用此类药物的同时,就要指导患者使用辅助药物。例如恶心、呕吐,可以在服止痛药前半小时服用甲氧氯普胺等止呕药物,对于无法耐受的便秘问题,可指导患者多吃水果、蔬菜、每天腹部环形按摩,必要时使用果导片、麻仁丸、番泻叶等药物。

(3) 教会患者自我填写疼痛护理日志:疼痛护理日志封皮上印有疼痛随访团队电话,咨询手机号码及疼痛微信群二维码,出现紧急状况时的联系电话,便于居家疼痛患者及家属及时得到专业指导。"疼痛日志"的首页为痛尺页,方便患者出现疼痛时可自我评定疼痛强度;第二页为疼痛治疗简易病历,包括住院期间疼痛发生的部位、强度、频率,镇痛药物调整的简单过程、现用量、不良反应的预防及处理措施,出院时由疼痛医生填写;续页为出院后患者填写,主要是疼痛患者服用药物名称、服药时间、疼痛强度、疼痛发作的原因及缓解因素、不良反应发生情况及处理等。患者住院期间由护士指导并教会患者及其家属使用痛尺以及如何填写疼痛日志中的续页部分。患者出院时再次与患者及家属核对出院随访表单上的基本信息,并将填好的疼痛日记交与患者或家属,方便患者自我镇痛管理,同时,也方便患者在其他医院就诊时,使医生对患者的疼痛治疗和用药情况有全面地了解。

(4) 疼痛的家庭照护:居家疼痛患者大多时间在家中,因此家庭照护也在疼痛治疗中占重要的地位,教育的对象主要转换成以家庭为中心。首先,帮助家属及患者转换观念,走出疼痛的误区,明确疼痛不仅仅是一种症状,也是一种疾病,需引起重视。其次,指导家属及患者正确的表达疼痛感受,参与制订个体化的治疗方案,鼓励患者说出疼痛,告知重复体验疼痛可使患者产生恐惧、焦虑、抑郁等心理症状,正确引导家属整体照护患者,除了满足患者身体的基本需求,还要保持患者清洁、端庄的形象,鼓励患者积极参加社区活动,培养有益健康的兴趣,帮助患者树立信心,努力为家庭和社会做些力所能及的事,从精神上摆脱对疼痛的恐惧,使患者获得身体和心理的舒适,同时给患者带来尊重感与自信,让自己的生命重新燃起希望。其次,家属在居家护理中的角色也尤为重要,疼痛患者对心理疏导的需求和镇痛治疗的需求同等重要。家属要及时发现患者的心理问题,学会陪伴与倾听,以同理心理解患者的心理感受,鼓励患者把心理负担诉说出来,主动与患者沟通,尽最大地努力帮助患者解除忧虑,平复情绪,积极配合治疗。居家患者的管理主要是建立一个合作的团队,对止痛治疗的跟踪随访,动态监测患者的止痛效果,教会患者如何自我评估疼痛,进行自我疼痛管理,为患者自我照顾行为提供指导。医护人员主动沟通,加强对疼痛患者的关注度,及早地发现问题,采取有效的干预措施,有效地控制疼痛。其次,在疼痛的管理中动员家属的参与,帮助患者宣泄不良情绪,增加战胜疾病的信心。对居家患者的管理能最大限度地提高患者的身心健康,改善晚期疼痛患者的生活质量,同时也是临终期患者规范化治疗的护理干预方式。

七、临终关怀期疼痛的护理教育

随着医学科学技术的迅猛发展,有关疼痛控制的指导方针、临床治疗、护理理论和技术发展很快,因此,对从事临终关怀工作的护士应定期开展有关疼痛控制方面的继续教育,提高其处理疼痛的能力,以适应不断进步的医学科学技术和晚期患者的舒适需求。

在临终关怀机构工作的护士一般每年应接受有关疼痛控制的继续教育,具体内容如下。

(一) 疼痛评估

(1) 疼痛描述及其与身体、内脏和神经性疼痛间的关系。

(2) 疼痛的分级类型及适用范围。

(3) 急性疼痛和慢性疼痛。

(4) 不同文化背景下的疼痛患者的表现。

(5) 认知障碍患者的疼痛。

(6) 如何培养患者自我评估疼痛级别的能力。

（二）疼痛控制药物

（1）WHO 的三阶梯止痛原则及具体方法。

（2）止痛用药原则。

（3）长效止痛药物和预防疼痛的药物。

（4）止痛药物的主要种类，如何科学有效地使用止痛药，止痛药用药剂量转换和等量给药。

（5）止痛药副作用的处理。

（三）其他疼痛控制方法

（1）有效的非药物止痛方法和仪器的使用。

（2）疼痛控制步骤。

（四）特殊患者的止痛

（1）晚期患者疼痛的早期处理。

（2）艾滋病患者的疼痛控制。

（3）有药物滥用史晚期患者的疼痛控制。

第四节　临终关怀期疼痛管理案例

案例　一例胰腺癌伴肝转移患者的临终关怀期疼痛管理

1. 基本信息　患者，男性，70 岁。因"腹痛 2 个月余，确诊胰腺癌 1 个月，眼黄 1 周"入院，患者于 2 月前出现腹部胀痛，伴体温升高、腰背部疼痛及肤黄、尿黄，查肿瘤标志物示 CA199＞20 000 U/ml，癌胚抗原 2 699 μg/L；胰腺 CT 提示：胰头钩突部肿块；肝脏多发低密度灶，考虑转移可能。超声胃镜：胰头-钩突低回声占位。活检病理提示腺癌。予以"白蛋白结合型紫杉醇 180 mg＋吉西他滨 1.6 g"第 1 疗程化疗。近 1 周疼痛症状较前加重并出现巩膜黄染。患者自患者病以来，精神状态一般，体重 1 月来下降 5 kg，饮食差，长期便秘，小便正常，睡眠差。患者吸烟 40 余年，约 20 支/天，病来戒烟；无药物、食物过敏史。

入院后查体：T 36.6 ℃，P 78 次/分，R 20 次/分，BP 112/80 mmHg。神志清，

轮椅推至病房,无贫血貌。皮肤轻度黄染。双肺呼吸音清。腹平软,上腹部轻度压痛,无反跳痛,肝脾及脾脏肋下未及,双下肢无水肿。入院诊断为:梗阻性黄疸;胰腺癌伴肝转移。

入院后完善检查结果为上腹部 MRI 平扫+增强:胰头癌伴肝内多发转移;左肾上腺区结节影,转移待排。腹部 B 超提示胰头钩突占位伴肝内外胆管扩张,考虑胰腺癌压迫造成压迫胆管引起梗阻性黄疸。

这是一例肿瘤晚期伴多发转移的老年患者,入院后与家属沟通,并充分告知家属病情,家属表示理解、放弃化疗,仅采取姑息治疗,通过消除或减轻疼痛来提高患者的生命质量。

以下是此患者入院后,对其进行的疼痛评估及管理:

2. 疼痛评估 患者主诉:近 1 周腹痛较前加重,口服奥施康定 10 mg 1 次/12 小时止痛,疼痛缓解不明显,同时解大便困难。

(1) 疼痛部位:腹部。

(2) 疼痛时间:持续性。

(3) 疼痛性质:胀痛,偶有刀割样痛。

(4) 疼痛强度

1) 过去 24 小时内疼痛最剧烈的程度:6 分。

2) 过去 24 小时内疼痛最轻微的程度:0 分。

3) 过去 24 小时内疼痛的平均程度:3 分。

4) 当前疼痛的程度:1 分。

(5) 诱发因素:静息痛,改变体位、咳嗽及活动时加重。

(6) 缓解因素:制动,半卧位。

(7) 当前使用的止痛药物:① 泰勒宁(1 粒,q12 h,po);② 辅助药物:地西泮。

(8) 爆发痛:2~3 次/24 小时。

(9) 疼痛的影响:影响睡眠、日常生活、情绪。

(10) 其他相关症状:便秘、乏力。

(11) 疼痛原因:肿瘤压迫。

(12) 疼痛的病理生理学分类:神经病理性疼痛。

3. 临终关怀期疼痛的管理

(1) "三阶梯"止痛法:由于该患者之前已经应用过多种非阿片类解热镇痛药,故选择从第二阶梯开始,先给予患者弱阿片类药物泰勒宁(氨酚羟考酮片)规律口服,同时考虑患者情绪焦虑,睡眠质量差,给予联合地西泮口服。患者疼痛得到有效控制,患者焦虑情绪有所缓解。这时,我们再次与家属沟通是否需要将实际病情告知患者本人,对于生命的最后阶段应该有自己的意愿和安排,家属考虑再三,同意将病情告知患者。患者获知自己的诊断后,出现情绪波动,疼痛加重。

经讨论研究后,考虑患者疼痛短期内加剧,与其情绪波动有关,暂不适于升级,故在泰勒宁联合地西泮的基础上给予联合布洛芬,观察疗效,并加强与患者的沟通,进行心理安慰,及对家属的护理指导,患者逐渐接受了自己的病情。

经过详细咨询后,患者自己也拒绝维持性化学治疗,由于病情进展迅速,在1个月后患者疼痛加剧,故镇痛治疗升级为第三阶段,给予吗啡联合地西泮治疗。

(2)转移法:与患者讨论其感兴趣的话题,肯定患者,以兴趣刺激兴奋。通过与患者的交流了解到患者有一4岁的孙子,发现患者聊到自己的孙子时心情会很愉快,所以可以多聊一些有关患者孙辈的事。也可根据患者的爱好,选放一些轻快的音乐,这些都可以达到转移止痛的目的。

(3)中医疗法:因疼痛故患者夜间睡眠欠佳,因此可以帮助患者按摩一些穴位,达到缓解疼痛及有助于睡眠。

(4)心理护理:多和患者交流。通过交流,了解到由于患者是家庭的"主心骨"。加上肿瘤的治疗费用高,经济负担重,怕拖累儿女等,使患者除了身体痛苦外,精神压力也相当大。因此要及时给予相应的心理援助和疏导。经过心理交谈沟通后,发现患者从烦躁渐渐平静下来,接受现实,最后能安详、无憾地走完人生的最后一刻。

(5)家属心理护理:患者的家属处于即将失去亲人的悲哀中,所以他们需要的是更多的关怀和帮助。要协助他们树立正确的生死观,令患者内心宁静地面对死亡。主动说明患者的心理状态及有关知识,可以避免因家属的不安而加重患者的情绪反应,并鼓励家属配合护理工作。有时让家属做一些简单的护理,多与患者接触,让患者心理上感觉自己没有被亲人抛弃,家属仍疼爱我、关心我,感受到亲切感和家庭的温暖。

3个月后,患者去世,家属在悲伤之余仍表示了对医护人员的感谢。本病例特点是老年肿瘤晚期患者、病情恶性度高、进展迅速、预计生存期短、疼痛明显。面对此类临终患者,在遗憾之余,医务人员所能做的是尽力减轻患者的痛苦并尽力帮助他们能够安详地、舒适地度过人生最后的旅程。

参考文献

［1］陈小鲁,罗峪平.中国缓和医疗发展蓝皮书(2019—2020)［M］.北京：中国医药科技出版社,2020：109-111.

［2］谌永毅,吴欣娟,李旭英,等.健康中国建设背景下安宁疗护事业的发展［J］.中国护理管理,2019,19(6)：801-806.

［3］林珊妹,廖少彬,林淑华,等.临终关怀护理对癌症临终期患者疼痛控制及心理状态的影响［J］.护理实践与研究,2016,13(21)：139-140.

［4］鲁月琴,仇蓉,吴琦珣.癌症临终期患者人文关怀护理［J］.医学理论与实践,2013,26(9)：1241-1242.

［5］王丽慧,王丽丽.癌痛护理策略团队模式管理在中重度癌痛患者中的运用［J］.护理实践与研究,2022,19(1)：120-124.

［6］邢益辉,刘曼,杨扬,等.疼痛全程化护理管理在晚期疼痛患者中的应用［J］.医学信息,2021,34(6)：185-186.

［7］于文华,杨红,马晓晓,等.住院癌症病人的疼痛管理结局与医护人员疼痛管理行为的研究［J］.中国疼痛医学杂志,2021,27(5)：393-396.

［8］袁芳,邓婵,徐娟,等.肿瘤科疼痛管理循证实践现状及影响因素分析［J］.中华肿瘤防治杂志,2020,27(23)：1931-1936.

［9］张洁,张旱愉,王宝君,等.规范化癌痛护理联合三阶段止痛治疗对癌痛患者的干预效果观察［J］.中国医学创新,2021,18(10)：109-114.

［10］周思敏,翁惠敏,赵倩倩,等.居家临终癌症患者照顾者支持需求的调查［J］.中国医学伦理学,2020,33(11)：1367-1372.

［11］Haraldstad K，Wahl A，Andenes R，et al. A systematic review of quality of life research in medicine and health sciences［J］. Qual Life Res，2019，28(10)：2641-2650.

［12］Watson M，Campbell R，Vallath N，et al. Oxford handbook of palliative care［M］. London：Oxford University Press，2019：63-618.